AF566059

Haug

Renate Droste

Fotoatlas Antlitzdiagnose

Grundlagen – Therapieempfehlungen – Fallbeispiele

168 Abbildungen

Karl F. Haug Verlag · Stuttgart

Anschrift
Renate **Droste**
Potstiege 16
48161 Münster
Deutschland

Bibliografische Information der Deutschen Nationalbibliothek
Die Deutsche Nationalbibliothek verzeichnet diese Publikation in der Deutschen Nationalbibliografie; detaillierte bibliografische Daten sind im Internet über http://dnb.d-nb.de abrufbar.

Ihre Meinung ist uns wichtig! Bitte schreiben Sie uns unter:
www.thieme.de/service/feedback.html

Wichtiger Hinweis: Wie jede Wissenschaft ist die Medizin ständigen Entwicklungen unterworfen. Forschung und klinische Erfahrung erweitern unsere Erkenntnisse, insbesondere was Behandlung und medikamentöse Therapie anbelangt. Soweit in diesem Werk eine Dosierung oder eine Applikation erwähnt wird, darf der Leser zwar darauf vertrauen, dass Autoren, Herausgeber und Verlag große Sorgfalt darauf verwandt haben, dass diese Angabe **dem Wissensstand bei Fertigstellung des Werkes** entspricht.
Für Angaben über Dosierungsanweisungen und Applikationsformen kann vom Verlag jedoch keine Gewähr übernommen werden. **Jeder Benutzer ist angehalten**, durch sorgfältige Prüfung der Beipackzettel der verwendeten Präparate und gegebenenfalls nach Konsultation eines Spezialisten festzustellen, ob die dort gegebene Empfehlung für Dosierungen oder die Beachtung von Kontraindikationen gegenüber der Angabe in diesem Buch abweicht. Eine solche Prüfung ist besonders wichtig bei selten verwendeten Präparaten oder solchen, die neu auf den Markt gebracht worden sind. **Jede Dosierung oder Applikation erfolgt auf eigene Gefahr des Benutzers.** Autoren und Verlag appellieren an jeden Benutzer, ihm etwa auffallende Ungenauigkeiten dem Verlag mitzuteilen.

Marken, geschäftliche Bezeichnungen oder Handelsnamen werden nicht in jedem Fall besonders kenntlich gemacht. Aus dem Fehlen eines solchen Hinweises kann nicht geschlossen werden, dass es sich um einen freien Handelsnamen handelt.

Karl F. Haug Verlag in Georg Thieme Verlag KG
Rüdigerstr. 14, 70469 Stuttgart, Germany
www.thieme.com

Printed in Germany

Covergestaltung: © Thieme
Bildnachweis Cover: © Thieme/Renate Droste
Redaktion: Marion Drachsel, Berlin
Satz: Druckhaus Götz GmbH, Ludwigsburg
Druck: Westermann Druck Zwickau GmbH, Zwickau

DOI 10.1055/b000000073

ISBN 978-3-13-243278-9 2 3 4 5 6

Auch erhältlich als E-Book:
eISBN (PDF) 978-3-13-243279-6
eISBN (epub) 978-3-13-243280-2

Wo datenschutzrechtlich erforderlich, wurden die Namen und weitere Daten von Personen redaktionell verändert (Tarnnamen). Dies ist grundsätzlich der Fall bei Patienten, ihren Angehörigen und Freunden, z. T. auch bei weiteren Personen, die z. B. in die Behandlung von Patienten eingebunden sind.

Thieme nennt Autorinnen und Autoren konkrete Beispiele, wie sich die Gleichstellung von Frauen und Männern sprachlich darstellen lässt. Wo im Text (z. B. aus Gründen der Lesbarkeit) nur das generische Maskulinum verwendet wird, sind alle Geschlechter gleichermaßen gemeint.

Vorwort

Im Kontakt mit anderen Menschen erfolgt in den ersten fünfzehn Sekunden eine meist implizite Grundeinschätzung – sowohl in privaten als auch professionellen Kontexten. Auch Therapeutinnen und Therapeuten bilden bereits in den ersten Sekunden des Kontakts mit Patientinnen und Patienten intuitiv ihre meist noch unbewusste Diagnose. Diese atmosphärischen Ad-hoc-Diagnosen sind wenig fundiert. Hier ist Antlitzdiagnose eine professionelle und effiziente Lösung: Sie basiert auf der systematischen Analyse von Zeichen im Gesicht und bietet ein Interpretationssystem zur Einschätzung des Gesundheitszustands von Patientinnen und Patienten, das auf jahrtausendelanger medizinischer Tradition beruht. Die Deutung der Hinweise im Gesicht stimmt sowohl mit den Grundannahmen der Naturheilkunde als auch den aktuellen Forschungsergebnissen der Psychosomatischen Medizin überein und wird im Praxisalltag ständig weiterentwickelt. Antlitzdiagnose funktioniert im Gegensatz zu Diagnosekonzepten aus der Traditionellen Chinesischen Medizin und Pathophysiognomik ohne paradigmatisches Vorwissen und theoretische Grundannahmen. Da Zeichen im Gesicht oft schon zu sehen sind, bevor Patientinnen und Patienten Symptome spüren, ermöglicht Antlitzdiagnose über die Diagnose der aktuellen Beschwerden hinaus die frühzeitige Prävention. Als nonverbales Diagnoseverfahren professionalisiert Antlitzdiagnose nicht nur die Ersteinschätzung von Patientinnen und Patienten, sondern erleichtert auch dann die Diagnose, wenn diese sich der Therapeutin oder dem Therapeuten verbal nicht verständlich machen können – sei es als Folge der „Sprachbarrieren" in der multikulturellen Gesellschaft, bestimmter Alltagsrollen, die Patientinnen und Patienten spielen, wie „Männer haben keine Schmerzen", oder weil sie grundsätzlich Schwierigkeiten haben, sich zu öffnen und anderen Menschen (wie z. B. der Therapeutin oder dem Therapeuten) zu vertrauen. In diesem Zusammenhang ist Antlitzdiagnose nicht allein ein sehr wirksames, sondern auch ein leicht zugängliches Verfahren, das die Diagnosepraxis entscheidend professionalisiert.

Das Buch ist wie folgt gegliedert: Der **erste Teil**, die Einführung, führt in die Thematik ein, indem anhand eines Fallbeispiels dargelegt wird, wie durch antlitzdiagnostische Verfahren eine ganzheitliche kausale Diagnose entsteht. Danach folgt ein kurzer geschichtlicher Abriss zur Antlitzdiagnostik.

Im **zweiten Teil** geht es darum, die Grundlagen visueller Diagnostik nachzuzeichnen und das Gesicht als Projektionszone zu beschreiben: Wie funktioniert Wahrnehmung? Wie entstehen Diagnosen? Gibt es bestimmte Regeln, die dabei beachtet werden müssen? Welche Antlitzdiagnose-Modelle gibt es und wovon gehen sie aus? Welche Grenzen hat die Diagnose aus dem Gesicht und welche Möglichkeiten bietet sie?

Der **dritte Teil** befasst sich mit der Deutung der Zeichen im Gesicht. Ausführlich werden die Funktionsstörungen der einzelnen Organsysteme in den Blick genommen, z. B.: Welche Zeichen im Gesicht weisen auf eine Funktionsstörung bestimmter Organe hin? Danach geht es um Funktionsstörungen der Psyche: Wozu dienen Emotionen? Warum sind die meisten Gesichter asymmetrisch? Welche Zeichen deuten auf psychische Funktionsstörungen?

Dieses Buch ist als Praxishandbuch gedacht. Es möchte vor allem Therapeutinnen und Therapeuten, aber auch allen interessierten Menschen Anregungen geben und zu eigenen neuen Erkenntnissen führen.

Münster, im Herbst 2020
Renate Droste

Inhalt

Die Fallbeispiele im Überblick

Die klinischen Fallbeispiele (alphabetisch sortiert).

Abkürzungsverzeichnis

Amp.	Ampulle
AP	alkalische Phosphatase
ASL	Antistreptolysin
BB	Blutbild
BMI	Body-Mass-Index
BSG	Blutsenkungsgeschwindigkeit
CRP	C-reaktives Protein
CT	Computertomografie
d	Tag
DHEAS	Dehydroepiandrosteron
D.S.	*da sigan,* gib und zeichne (bezeichne)
EKG	Elektrokardiogramm
Fe	Ferrum
FSH	follikelstimulierendes Hormon, Fillitropin
FT 3	Trijodthyronin
FT 4	Thyroxin
GGT (= γ-GT)	Gamma-GT, Gamma-Glutamyltransferase(n)
Glob.	Globuli
GOT	Glutamat-Oxalacetat-Transaminase
GPT	Alanin-Aminotransferase, Glutamat-Pyruvat-Transaminase
h	Stunde
HLA-B27	Antigenvariante des Human Leukocyte Antigen-B
IE	Internationale Einheit
IgE	Immunglobulin E
IgG	Immunglobulin G
i. m.	intramuskulär
i. v.	intravenös
Kaps.	Kapsel
LDH	L-Lactatdehydrogenase
LH	luteinisierendes Hormon, Lutropin
M.D.S.	*misce, da, signa,* mische, gib, bezeichne
M.f.spec.	*misce fiat species,* mische und fertige einen Tee an
min	Minute
MRT	Magnetresonanztomografie
PSA	prostataspezifisches Antigen
RF neg.	Rheumafaktor negativ
Rp.	*recipe,* nimm
s. c.	subkutan
Supp.	Suppositorium, Zäpfchen
T 3	Triiodthyronin
T 4	Thyroxin
Tabl.	Tabletten
tgl.	täglich
Tg	Thyreoglobulin
TL	Teelöffel
TPO-AK	Autoantikörper gegen die thyreoidale Peroxidase
TSH	Thyreotropin, thyreotropes Hormon, Thyreoidea-stimulierendes Hormon
Tr.	Tropfen
Trit.	*Trituratio,* Verreiben, Verreibung
µg	Mikrogramm

Autorinnenvorstellung

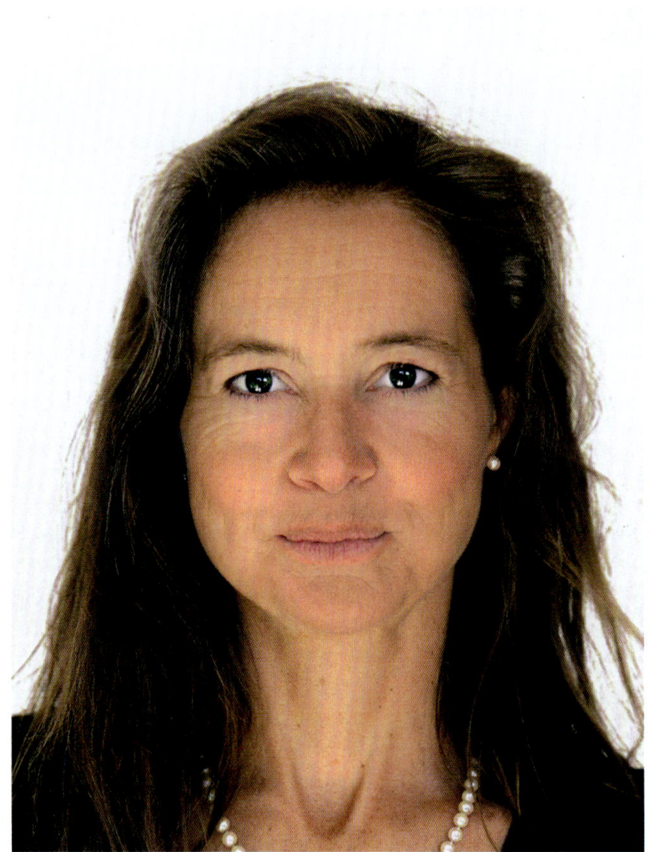

Renate Droste behandelt als Heilpraktikerin seit 1998 in ihrer Praxis in Münster. Ihre Schwerpunkte sind Antlitzdiagnostik, Akupunktur, Homöopathie und Psychotherapie. Im Bund Deutscher Heilpraktiker leitet sie die Arbeitskreise „Antlitzdiagnose" und „Psychotherapie". Seit über zwanzig Jahren hält sie regelmäßig Vorträge auf Fachveranstaltungen wie dem Deutschen Heilpraktikertag, den Dortmunder Naturheilkundetagen und dem Norddeutschen Heilpraktiker Kongress. Darüber hinaus ist sie Autorin zahlreicher Publikationen zu antlitzdiagnostischen und weiteren naturheilkundlichen Themen in einschlägigen Fachzeitschriften wie der Deutschen Heilpraktiker Zeitung und der Naturheilpraxis (u. a. „Die Therapie aus dem Gesicht – Antlitzdiagnose im Kontext von Naturheilkunde und psychosomatischer Medizin", „Zeichen und Spuren im Gesicht – Antlitzdiagnose und der Therapeut als ‚Sherlock Holmes'" oder „Brennen ohne Auszubrennen"). www.renatedroste.de

Teil 1
Einführung

1 Zeichen und Spuren im Gesicht – ein Fallbeispiel

Antlitzdiagnose oder der Therapeut als Detektiv

Patienten sind wie gute Krimis. Ein Blick ins Gesicht heißt Zeichen lesen: Ein prägnantes Zeichen fällt auf, die Fahndung beginnt; weitere Hinweise in die gleiche Richtung kommen dazu – eine heiße Spur! Die äußeren Zeichen sind Ausdruck der inneren körperlichen Funktion. Ein Zeichen ergänzt das andere. Die Fährte wird deutlicher, der Fall konstruiert. Zeichen für psychische Belastungen festigen den Verdacht. Das Zusammenspiel von Aufmerksamkeit, Intuition und wissenschaftlicher Analyse führt über Zeichen im Gesicht zur Auflösung des Rätsels – zur individuellen Diagnose und zur Therapie des Falls. Ein solcher Krimi ist der Fall einer jungen Frau.

„Das perfekte Make-up“

Eine junge Frau kommt wegen starker Schmerzen im Unterleib und Metrorrhagie in die Praxis. Sie leidet seit sechs Wochen unter rezidivierenden Blutungen. Die fraktionierte Abrasio hat keine Verbesserung bewirkt. Die schulmedizinische Diagnose lautet: rezidivierende Endometritis. Eine konservative Hormontherapie mit Östrogenen, Gestagenen und Spasmolytika lehnt sie ab. Sie wünscht sich sehnlichst ein Kind.

Die Patientin ist perfekt geschminkt. Ich bitte sie, sich abzuschminken. Meine Bitte lohnt sich: Ihr ungeschminktes Gesicht offenbart prägnante Zeichen. Die Fahndung beginnt ...

Zeichen der gynäkologischen Erkrankung

Die junge Frau hat bereits ausgeprägte waagerechte Stirnfalten. Diese Querfalten auf der Stirn sind ein dezenter Hinweis auf eine Disposition zu gynäkologischen Erkrankungen. Besonders auffällig ist ein weiterer Hinweis in die gleiche Richtung: Am Kinn der Patientin sind viele Rötungen, Schwellungen und Hautunreinheiten zu erkennen. Diese geröteten und z. T. entzündeten Areale an ihrem Kinn sind Zeichen einer Entzündung im Unterleib, vermutlich auf der Basis einer hormonellen Dysbalance. Ein drittes Zeichen in Richtung gynäkologische Erkrankung sind die bräunlich-gelblichen Pigmentflecken im oberen Wangenbereich. Sie weisen auf chronische gynäkologische Prozesse hin – auf Myome, eine chronische Endometritis oder eine Endometriose.

Zeichen der Leberschwäche

Aber diese charakteristische bräunlich-gelbliche Pigmentierung der oberen Wangen ist nicht nur bei chronischen gynäkologischen Prozessen zu sehen, sondern deutet oft auf eine Funktionsstörung der Leber hin. In der Regel sind gelbliche und bräunliche Hautverfärbungen im Gesicht Ausdruck eines gestörten Fettstoffwechsels durch die Leber. Die dunkle Pigmentierung entsteht durch nicht ausgeschiedene Leberstoffwechselprodukte wie Lipofuszine, die der Körper über die Haut „umleitet“. Über die Haut ausgeschieden, ergeben sie mit Luftsauerstoff und Licht die gelbe oder braune Farbreaktion. Allerdings waren unter dem Make-up noch weitere gelbliche Verfärbungen der Haut verborgen. Auch die Mundwinkel sind gelblich verfärbt. Eine Spur wird deutlich; die Suche nach mehr Beweisen geht weiter! Die „Leber-Spur“ wird sowohl durch eine kleine Schwellung unter der mittleren Unterlippe als auch durch eine rote Kontur der Unterlippe verstärkt. Sogar die äußeren Augenwinkel haben eine gelbbräunliche Färbung als Zeichen der Fettstoffwechselstörung der Leber.

Zeichen der Nierenschwäche

Zusätzlich fällt an den Augenlidern noch ein weiteres Zeichen auf: Sie sind grünlich gefärbt. Die grüne Hautfarbe – wie hier vorwiegend um die Augen lokalisiert – ist ein deutlicher Hinweis auf eine Störung der Nierenfunktion. Meistens wird Harnsäure im Gewebe zurückgehalten.

Zeichen psychischer Belastung

Eine dritte Veränderung der Hautfarbe in der Augenzone stellen deutliche bläuliche Schatten unter den Augen dar. Diese dunklen Augenringe signalisieren Erschöpfung und vermutlich einen Eisenmangel. Auf eine psychische Belastung weist darüber hinaus ihre fehlende bzw. extrem kurze Nasen-Lippen-Falte. Dies ist erfahrungsgemäß ein Indikator für ein sehr empfindliches vegetatives Nervensystem, eine ausgeprägte Sensibilität und die Tendenz, psychosomatische Erkrankungen zu entwickeln.

Die Diagnose

Die Zeichen und Spuren im Gesicht führen zur Auflösung des Rätsels (**Abb. 1.1**): Ursache für die Schmerzen im Unterleib scheint eine chronische Endometritis zu sein – wie auch schulmedizinisch diagnostiziert. Die Zeichen dafür sind in der Abbildungslegende zu **Abb. 1.1** beschrieben.

Basis für diese chronische Erkrankung ist vermutlich eine individuelle „Ausscheidungsschwäche". Sowohl die Leber- als auch die Nierenfunktion sind gestört.

Zeichen für die Leberschwäche sind alle gelblichen Hautfärbungen. Zeichen für die Nierenschwäche ist die grünliche Verfärbung um die Augen herum.

Eine erhebliche psychische Belastung scheint mit an der Entstehung und Aufrechterhaltung der chronischen gynäkologischen Erkrankung beteiligt zu sein, darauf verweisen auch die kurze Nasolabialfalte und die Augenschatten.

Die Therapie

Auf der Grundlage der Diagnose wird eine individuelle Behandlung der Patientin entworfen:

- symptombezogene Therapie mit Synergon Nr. 6 Sepia (3 × tgl. 15 Tr.)
- Ergänzung durch eine Ausleitung über die Leber mit Synergon Nr. 164 Taraxacum und über die Nieren mit Synergon Nr. 58 Solidago (je 3 × tgl. 15 Tr.) als Basistherapie über 3 Wochen
- Stabilisierung des Vegetativums mit Synergon Nr. 14 Platinum (3 × tgl. 15 Tr.)
- Einmalgabe Sepia C 200 nach Repertorisation

Wenige Tage Therapie führen bereits zu Schmerzfreiheit der Patientin. Eine außergewöhnliche Blutung tritt nicht wieder auf. Schon nach 15 Monaten ist die junge Frau stolze Mutter eines gesunden Sohnes.

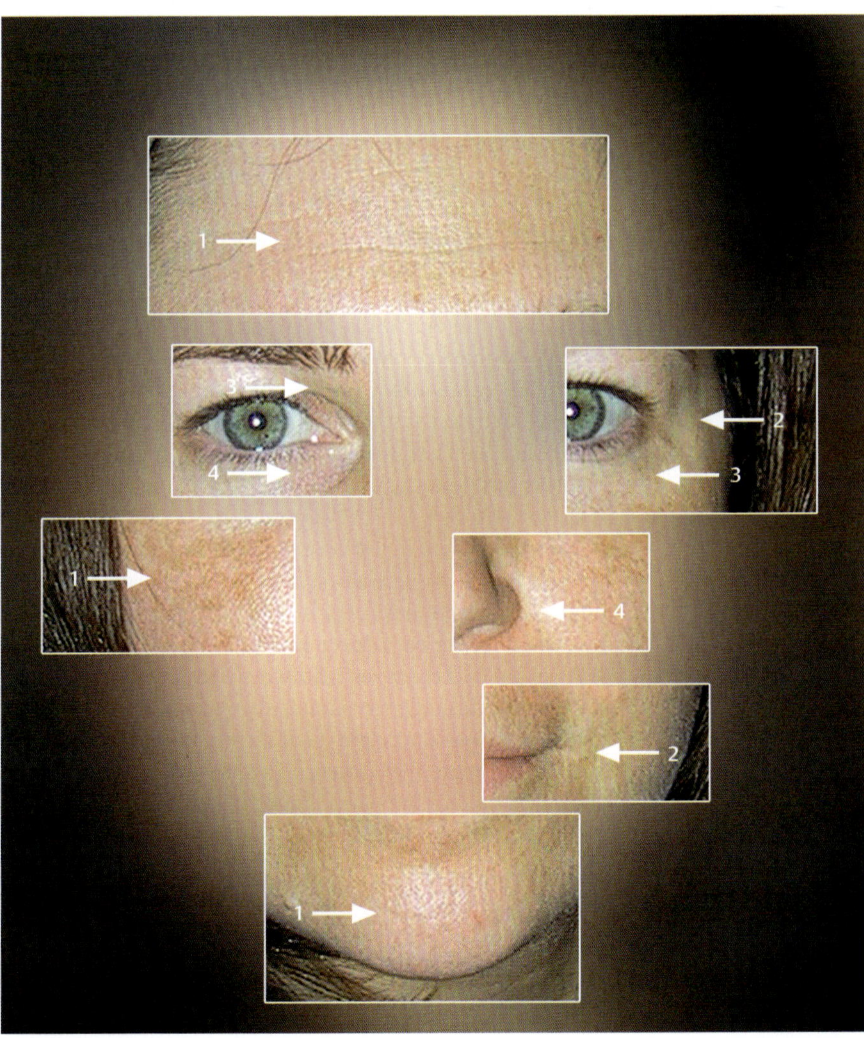

Abb. 1.1 Die Patientin mit einer chronischen Endometritis hat (1) braun pigmentierte Wangen, ein gerötetes Kinn mit vielen Hautunreinheiten und waagerechte Stirnfalten als Hinweise auf die gynäkologische Erkrankung, (2) eine gelbliche Hautfärbung an Augen- und Mundwinkeln als Leberzeichen, (3) als Nierenzeichen eine grünliche Hautfärbung im Augenbereich und (4) als Hinweis auf ihr empfindliches vegetatives Nervensystem bläuliche Schatten unter den Augen und eine extrem kurze Nasen-Lippen-Falte.

2 Geschichte der Antlitzdiagnose

Seit Jahrtausenden versuchen Therapeutinnen und Therapeuten, aus der äußeren Erscheinung eines Menschen auf dessen Gesundheitszustand zu schließen. Der „diagnostische Blick" ins Gesicht ermöglicht, vom sichtbaren Äußeren auf die „unsichtbaren" inneren körperlichen und psychischen Prozesse eines Menschen zu schließen – außen wie innen und innen wie außen.

Nach der Machtübernahme *Mao Zedongs* wurde Siang Mien ebenso wie andere traditionelle Methoden in China verboten. Die alten chinesischen Systeme galten 40 Jahre lang als feudaler Aberglaube. Derzeit sind die Traditionelle Chinesische Medizin, Feng Shui, Tai-Chi, Kung Fu und auch Siang Mien in China wieder populär.

2.1 „Gesichter lesen" in China

Das früheste Antlitzdiagnose-System ist aus China bekannt. Dort wurden schon vor mehr als 2000 Jahren Krankheiten aus dem Gesicht diagnostiziert. Dieses Verfahren wurde „Siang Mien" genannt, was übersetzt etwa „Gesichter lesen" bedeutet. In der Traditionellen Chinesischen Medizin war die Diagnose aus dem Gesicht neben Puls-, Zungen- und Geruchsdiagnose ein sehr wichtiges Instrument, mit dem sich eine Palpation durch den Arzt vermeiden ließ, denn es galt als unschicklich, den weiblichen Körper zu berühren. Patientinnen mussten z. B. an kleinen Elfenbeinstatuen zeigen, wo sie Schmerzen hatten.

Siang Mien war ursprünglich eine Geheimwissenschaft. Die geheimen Siang-Mien-Kenntnisse wurden von taoistischen Mönchen nur mündlich an wenige Schüler weitergegeben. Lediglich in der kaiserlichen Palastbibliothek in Peking sind einige Schriften archiviert. Auf diese alten Werke berufen sich alle neuen Veröffentlichungen. Ein berühmter Siang-Mien-Meister war der Philosoph *Konfuzius* (551–479 v. Chr.). Von ihm ist der Spruch überliefert: „Ein Kind kann nichts für sein Gesicht, jedoch ist der Erwachsene verantwortlich für seine Erscheinung!"

Die Kunst im Gesicht zu lesen wurde in China nicht nur zur medizinischen Diagnose von körperlichen Krankheiten genutzt, sondern auch in persönlichen und geschäftlichen Beziehungen. So wurde z. B. bei Einstellungen, Verkäufen, in internationalen Geschäftsbeziehungen, bei der Partnerwahl und sogar zur Wahrsagerei im Gesicht gelesen. Entsprechend waren auch spätere chinesische Herrscher interessiert, Gesichter zu „lesen". So nutzte u. a. *General Chiang Kai-shek* (1887–1975) Gesichtsanalyse zur Personalauswahl.

2.2 Antlitzdiagnose und Physiognomik in Europa

Auch in der westlichen Welt hat Antlitzdiagnose eine lange Tradition. Schon in der Antike interessierte sie Ärzte und Philosophen. So wählte der Mathematiker und Philosoph *Pythagoras von Samos* (495–400 v. Chr.) seine Schüler nach physiognomischen Kriterien aus. Insbesondere *Hippokrates von Kos* (460–370 v. Chr.), der berühmteste Arzt des Altertums, forschte zur Diagnose aus dem Gesicht. Er beschrieb bereits sehr genau den charakteristischen Gesichtsausdruck sterbender oder schwerkranker Menschen: eine blasse Gesichtshaut, eingefallene Wangen und Augen sowie eine „spitze" Nase als Folge der Erschlaffung der Gesichtsmuskulatur und zunehmender Drosselung der Durchblutung der peripheren Körperteile. Die „Facies hippocratica" ist bis heute ein medizinischer Fachterminus. Außerdem sah Hippokrates einen Zusammenhang zwischen dem Gesicht, dem Körperbau und dem Charakter eines Menschen. Seine Sichtweise prägte die späteren Typenlehren. *Aristoteles* (384–322 v. Chr.) baute auf Hippokrates' Sichtweisen auf und entwickelte in seinem Buch „Physiognomica" die erste systematische Physiognomik.

Bis weit ins Mittelalter hinein beeinflusste die griechische Philosophie Europa. Durch diese Weltanschauung geprägt schrieb die Äbtissin und Universalgelehrte *Hildegard von Bingen* (1098–1179) u. a. eine Vielzahl von medizinischen Werken. Auch sie nutzte Hinweise im Gesicht zu diagnostischen Zwecken und prägte den Satz „Die Augen sind das Tor zur Seele". Im Mittelalter stieß Antlitzdiagnose auf Restriktionen und Ablehnung durch die Kirche, denn die Inquisition lehnte das Lesen im Gesicht als Magie und Aberglauben ab.

Mit Beginn der Neuzeit nahm das Interesse an antiken Lehren wieder zu. Entsprechend interessierten sich auch wieder mehr Gelehrte für die alten überlieferten Schriften zur Physiognomie. Zu ihnen gehörte der Schweizer Arzt *Philippus Theophrastus Aureolus Bombastus von Hohenheim*, besser bekannt als *Paracelsus* (1493–1541). Er fasste seine Kenntnisse der Natur und des Menschen in einem umfangreichen medizinischen Werk zusammen. Seine Thesen besagen sowohl, dass alles, was sich im Innern des Körpers abspielt, auch außen zu erkennen ist, als auch, dass das Erscheinungsbild eines Menschen in direktem Zusammenhang zu seinem Seelenfrieden steht.

Einige Jahre später veröffentlichte der neapolitanische Arzt *Giambattista della Porta* (1535–1615) sein Werk „De humana physiognomia" (1586) über Physiognomie. Seine Methodik beeinflusste auch den niederländischen Mediziner *Peter Camper* (1722–1789). Er versuchte, in seinen physiognomischen Studien die Proportionen der menschlichen Gesichtsform auf bestimmte Prinzipien zurückzuführen. Auch der deutsche Arzt und Begründer der Phrenologie (Deutung von Schädelformen) *Franz Joseph Gall* (1758–1828) trug maßgebliche Arbeiten zur Physiognomie bei. Seine Lehre stellt dar, wie persönliche Charakterzüge über Merkmale im Gesicht, die Schädelform und die Mimik ablesbar sein können. Infolge seines Werkes wurde die Phrenologie im 19. Jahrhundert zeitweise sowohl in der Wissenschaft wie auch in der Laienöffentlichkeit in Europa und Amerika überaus populär. So ist überliefert, dass der 26. Präsident der USA *Abraham Lincoln* (1809–1865) seine Kabinettsmitglieder nach ihren Gesichtszügen auswählte. Weitere einflussreiche physiognomische Forschungen unternahmen der schottische Anatom und Physiologe *Sir Charles Bell* (1774–1842), der italienische Neurologe *Paolo Mantegazza* (1831–1910) und der französische Physiologe und Neurologe *Guillaume-Benjamin Duchenne* (1806–1875). Der zu dieser Zeit sicherlich berühmteste Arzt, der den Zusammenhang zwischen dem Gesundheitszustand seiner Patienten und deren Gesichtsausdruck beschrieb, war *Christoph Wilhelm Hufeland* (1762–1836). Inspiriert vom Wissen über antlitzdiagnostische Zeichen begründete der homöopathische Arzt *Wilhelm Heinrich Schüßler* (1821–1898) die Lehre der Antlitzanalyse. Er ging davon aus, dass Krankheiten durch Störungen des Mineralhaushalts im menschlichen Organismus entstehen und dass sich dieser Mineralstoffmangel im Gesicht widerspiegelt. Daraus leitete er seine Therapie mit Schüßler-Salzen ab. *Kurt Hickethier* (1891–1958) entwickelte die Antlitzanalyse weiter und nannte sie „Sonnerschau".

Im 20. Jahrhundert entstanden weitere Konzepte der Diagnose aus dem Gesicht. Der Maler *Carl Huter* (1861–1912) griff auf die Kenntnisse der alten Physiognomen (*Giambattista della Porta, Peter Camper*), der Phrenologen (*Franz Joseph Gall*) und Mimiker (*Sir Charles Bell, Paolo Mantegazza, Guillaume-Benjamin Duchenne*) zurück, führte sie zu einer Synthese und begründete mit der Psycho-Physiognomik seine eigene Lehre. Darin stellt er eine Verbindung zwischen den Falten eines Menschen, den Verfärbungen, Farbschattierungen und Glanzbildungen im Gesicht und dessen Lebenswandel und Erkrankungen her. Am bekanntesten ist das System der Pathophysiognomik des Schweizer Naturarztes *Natale Ferronato*. Er erkennt in Schwellungen, Einziehungen, Farb- und Strukturveränderungen ganz bestimmter Gesichtsareale organ- und funktionsspezifische Krankheitszeichen. Parallel dazu entwickelten die Heilpraktikerin *Wilma Castrian*, der Mediziner *Anton Markgraf* und der Heilpraktiker *Hans Dieter Bach* weitere eigene Diagnosemodelle.

Heute existieren mehrere Ansätze der Antlitzdiagnose: neben dem chinesischen Siang Mien einerseits und den Physiognomik-Modellen andererseits entwickelt sich mit zunehmendem Forschungsinteresse das Konzept einer eher pragmatisch-integrativen Antlitzdiagnose. Darüber hinaus wird zurzeit „Face-Reading" in Coaching, Mediation, Imageberatung und Selbstmanagement nicht nur zur gesundheitlichen Diagnose genutzt, sondern auch zur Beurteilung und Optimierung von Persönlichkeit, Karriere, Liebe, Lebensaufgabe, Ernährung und Schicksal. Gerade in der Managementliteratur und in Psychologieratgebern für Laien werden oft Anleitungen gegeben, wie auf Basis von Signalen im Gesicht und der „Körpersprache" Menschen nicht nur beurteilt, eingeschätzt und eingeordnet, sondern diese auch dementsprechend „manipuliert" werden können.

Die unterschiedlichen Ansätze differieren sowohl hinsichtlich der Projektionszonen als auch mit Blick auf die diagnostischen Vorgehensweisen. Sie sollten jedoch nicht als konkurrierend betrachtet, sondern vielmehr vor dem Hintergrund des jeweiligen zugrunde liegenden Gedankenmodells und der praktischen Herangehensweise interpretiert werden.

Mein Anliegen

Dieses Buch soll Ihnen keine der vorgenannten Theorien vorstellen – diese finden Sie in den Büchern der jeweiligen Begründer der unterschiedlichen Richtungen der Antlitzanalyse bzw. der Pathophysiognomik. Und ich möchte Ihnen auch kein neues Modell anbieten. Ich möchte Ihnen einen pragmatischen Ansatz der Antlitzdiagnose anhand von Beispielen vorstellen, der auf meiner langjährigen Erfahrung in der Anwendung derselben basiert. Er soll Ihnen helfen, die Zeichen in den Gesichtern Ihrer Patienten zu erkennen, richtig zu interpretieren und die gewonnenen Erkenntnisse für Ihre Behandlungskonzepte zu nutzen.

Teil 2
Grundlagen visueller Diagnostik

3 Diagnosestandards

Unser allererster Blick fällt in das Gesicht eines Menschen – meistens in das unserer Mutter; unser gesamtes Leben lang blicken wir in unzählig viele Gesichter. Sie ermöglichen uns einen Einblick in die körperlichen und seelischen Prozesse sowie Eigenheiten dieser Menschen. Ein allgemeines Wohlgefühl und -befinden können auch Laien bei anderen oftmals ohne spezifische Schulung erkennen. Aber wie können wir spezifizierte Aussagen über die Funktion von inneren Organen machen? Welche Fähigkeiten brauchen wir dafür? Was müssen wir wissen? Welche ethisch-moralische Orientierung benötigen wir dazu?

Die Diagnose von körperlichen und seelischen Funktionsstörungen aus dem Gesicht beruht im Praxisalltag meistens auf einer Synthese aus Aufmerksamkeit, wissenschaftlicher Analyse und Intuition. Dabei ist für uns Antlitz-Diagnostikerinnen und -Diagnostiker ein hoher ethischer Kodex verbindlich.

3.1 Wissen

Die Basis für eine gesicherte Antlitzdiagnose ist ein breit gefächertes Wissen. Zu soliden Kenntnissen der Zeichen im Gesicht sind fundierte medizinische und naturheilkundliche Kenntnisse erforderlich. Wir verknüpfen die Hinweise im Gesicht ständig mit vorhandenem und neuem Wissen über Anatomie, Physiologie, Pathologie und Naturheilkunde. Das bedeutet, unser Wissen über Entwicklung in Wissenschaft und Therapie muss immer up to date sein. Auch die individuelle Lebensgeschichte der Patienten beziehen wir ein. Dafür brauchen wir zusätzlich sowohl ein gutes Gedächtnis als auch ein analytisches Denkvermögen. Erst dann können wir alle Beobachtungen und Kenntnisse optimal miteinander verbinden und sämtliche Teile des Puzzles zusammenfügen.

3.2 Visuelle Wahrnehmung

Um im Gesicht Hinweise auf Funktionsstörungen auch sicher erkennen zu können, ist eine gute visuelle Wahrnehmung wichtig. Dafür ist nicht nur ein gutes Sehvermögen Voraussetzung, sondern es werden auch Fähigkeiten wie Aufmerksamkeit, Konzentration, das Auswählen relevanter Informationen aus der großen Menge an Eindrücken, Perspektivenwechsel sowie das Analysieren, Ordnen und Abspeichern von Informationen benötigt. Denn Sehen beinhaltet weit mehr als die über die Augen stattfindende Aufnahme optischer Reize.

Bei der optischen Wahrnehmung nimmt das Auge den Reiz zunächst wahr. Dieser wird dann an die zuständigen Gehirnareale „weitergeleitet", die schließlich einen Sinneseindruck produzieren. Danach erfolgt die sensorische Integration, also der „Abgleich" mit bereits gespeichertem Wissen, und damit die eigentliche Wahrnehmung. Diese ist von mehreren Faktoren abhängig: Welche Verarbeitungsleistung hat das Gehirn? Welche Erfahrungen hat der Wahrnehmende gemacht – d. h. welche Zeichen im Gesicht hat er „gelernt"? Welche Zeichen hat er schon gesehen und welche waren ihm bis jetzt unbekannt? Welche Grundannahmen haben sich daraus entwickelt und wie fühlt sich dieser Menschen aktuell in der konkreten Situation? Wenn wir uns z. B. gerade mit Schilddrüsenerkrankungen beschäftigen, ist unser Aufmerksamkeitsfokus vor allem auf Schilddrüsenzeichen gerichtet und wir werden diese vermutlich als erste wahrnehmen. Je länger und intensiver wir allerdings dieses Diagnoseverfahren nutzen, umso mehr Zeichen sehen wir auch. Dabei wird unser diagnostischer Blick durch praktische Übung zunehmend sicherer. In diesem Sinne kann das Verfahren im Zeitverlauf sowohl mit der Menge an Patientinnen und Patienten als auch Diagnosen immer optimaler, zielgenauer, fundierter und differenzierter zur Anwendung kommen.

3.3 Nonverbale Kommunikation

Aber Sehen allein reicht nicht. Von zentraler Bedeutung für den Diagnoseprozess, und dennoch vielfach unterschätzt, ist nonverbale Kommunikation bzw. Intuition. In vielen Praxen beruht die Diagnostik in erster Linie auf der verbalen Exploration und auf technischen Untersuchungsverfahren. Implizite, „atmosphärische" Vorgänge in der Beziehung werden weitgehend ausgeblendet oder als innerpsychische Projektionen gedeutet, von vielen Therapeutinnen und Therapeuten „Bauchgefühl" genannt. Demgegenüber sehen und „spüren" Therapeutinnen und Therapeuten viele Diagnosen im Kontakt mit Patientinnen und Patienten schon „atmosphärisch", bevor sie diese befragt oder untersucht haben. Diese atmosphärische Diagnose basiert maßgeblich auf nonverbaler Kommunikation. Wir interpretieren implizit – i. d. R. in Sekundenschnelle unbewusst – Gesichtsausdruck, Mimik, Haltung und Gestik der Patienten.

Merke

In der **intuitiven Wahrnehmung** wird innerhalb von Bruchteilen einer Sekunde unbewusst der gesamte Erfahrungsschatz aus Erfahrungen und Prägungen mit der Wahrnehmung der aktuellen Situation vernetzt und beeinflusst so maßgeblich Einschätzungen und Entscheidungen (LeDoux 2010).

Die meisten dieser Mikroreaktionen laufen aber viel zu schnell ab, um überhaupt bewusst wahrgenommen zu werden. Ob uns jemand sympathisch oder eher unsympathisch ist, hängt zu einem großen Teil von Vorgängen außerhalb unseres Bewusstseins ab – von der „Chemie" zwischen den Beteiligten. Allein im Lauf einer einzigen Therapie-Sitzung tauschen wir mit einem Patienten mehr als eine Million körperlicher Signale aus. Während wir uns auf der bewussten Ebene mit den Inhalten des Gesprächs beschäftigen, wird der Verlauf der Interaktion maßgeblich durch diese Signale bestimmt. Besonders Gesichtsausdruck und Mimik vermitteln uns viele wertvolle Informationen. Die intuitive Wahrnehmung dieser Signale kann durch Bewusstmachung trainiert werden (Fuchs 2000) – insbesondere durch das Erlernen von Antlitzdiagnose.

Allerdings ist Intuition keine konstante Fähigkeit, sondern wird von unterschiedlichen Faktoren beeinflusst. Grundsätzlich kann Intuition geschult werden. Durch jahrelange Übung können Therapeuten schon innerhalb weniger Sekunden des Kontaktes das Befinden eines Patienten einschätzen. Es ist durchaus möglich, das Gefühl für die Schwingungen der Umwelt zu lernen und bewusst sensibler für die feinen Signale des Gegenübers zu werden.

Exkurs

Intuition

Die Intuition steigern

- Gelassenheit
- Ausgeglichenheit
- Entspannung
- Meditation
- Offenheit für Neues
- Kreativität
- in Symbolen denken
- Träume entschlüsseln
- Empathie
- die Wahrnehmung eigener Körperimpulse
- die Fähigkeit, Probleme vorübergehend beiseite zu schieben
- Feedback nutzen zu können

Die Intuition hemmen

- Übermüdung und Erschöpfung
- starke Emotionen, besonders als negativ empfundene Gefühle wie Angst, Ärger, Neid oder Minderwertigkeitsgefühle
- Vorurteile und vorschnelle Interpretationen
- Erwartungen und Wünsche
- übersteigerter Ehrgeiz
- starke rationale Kontrolle
- Übertragungs- oder Gegenübertragungsphänomene und Vernetzungen, die nicht auf die aktuelle Situation zutreffen

(nach Laporte 2006)

3.4 Ethische Prinzipien

Das Gesicht bietet die außerordentliche Möglichkeit, einen Einblick in den Körper und die Psyche eines Menschen zu erhalten. Mit dieser Chance ist untrennbar ein hohes Risiko für Missbrauch und Verletzung verbunden. Hier schützt ein „moralischer Kompass" sowohl die Würde und Integrität der Patientinnen und Patienten als auch unsere eigene professionelle Kompetenz.

3.4.1 Balance zwischen Nähe und Distanz

Jeder diagnostische/therapeutische Prozess stellt strukturell eine sensible Abhängigkeitssituation dar. Einerseits sind Verständnis, Empathie, Unterstützung und Gehaltenwerden bedeutsam, andererseits können aber auch Macht, Gewalt, Autorität und Unterwerfung eine Rolle spielen. In den meisten Fällen beginnt bereits in dem Moment, in dem Patientinnen oder Patienten den Raum betreten, eine Abhängigkeit von Therapeutinnen oder Therapeuten. Die Regression, das Zurückgehen in eine naiv-kindliche Entwicklungsphase, setzt bei vielen fast sofort ein: Sie sind einfach beglückt, dass jemand sie anschaut, ihnen zuhört, sich Gedanken macht und ihnen Hilfe verspricht. Die regressive Situation der Patienten, die Fachkenntnisse des Therapeuten und die ungleiche Verteilung der persönlichen Informationen schaffen eine asymmetrische Beziehung und ein Machtgefälle, das ein guter Therapeut nutzen kann und auch nutzen muss.

Allerdings scheint dieses Machtgefälle viele Kolleginnen und Kollegen auch zu Missbrauch zu verführen. Es gibt unendlich viele mögliche Formen des Machtmissbrauchs. Das sind nicht nur sexuell/erotische Beziehungen, sondern auch private, berufliche und ökonomische Abhängigkeitsverhältnisse. Eine erheblich subtilere Art des Missbrauchs sind narzisstische Übergriffe. Sie entstehen, indem der Therapeut versucht, eigene Bedürfnisse nach Anerkennung, Beachtung und Bewunderung zu befriedigen. Im Voyeurismus, verdeckt als besonderes Interesse an bestimmten Erlebnissen des Patienten, kommt ebenfalls ein Machtmissbrauch zum Ausdruck. Der Patient kann sich dagegen meist schlecht oder gar nicht wehren, denn „die Offenheit ist ja wichtig für die Therapie". So wird der Wunsch des Patienten nach Schutz seiner Intimsphäre und Schamgrenze verletzt, wenn das Nachfragen und Interesse des Therapeuten nicht mehr therapeutisch erforderlich sind, sondern dessen Bedürfnisse befriedigen.

Viele Übergriffe sind schwer fassbar, sehr subtil und meistens spät zu erkennen. Als Therapeuten tragen wir dabei die alleinige Verantwortung für die Einhaltung der therapeutischen Abstinenz, d. h. die angemessene körperliche und emotionale Distanz und den klaren sicheren Rahmen der Behandlung, ganz unabhängig von Methode oder Verfahren. Für unsere Patientinnen und Patienten muss unsere Praxis ein „sicherer Hafen" sein, den sie immer wieder gerne freiwillig „sicher" ansteuern.

3.4.2 Respekt

Die Asymmetrie zwischen dem leidenden Patienten einerseits und dem Therapeuten mit seinem Fachwissen andererseits reizt auf andere, unterschiedliche Art und Weise zu Missbrauch. So sind Therapiebestandteile, die Möglichkeit, eine Metaperspektive einzunehmen, und sinnvoll klingende Deutungen an sich hilfreiche Mittel des Therapeuten, schwierige Situationen zu klären. Sie können sich aber auch in destruktiv und bösartig verabreichtes „Gift" verkehren. Es gibt nahezu keine Äußerung eines Patienten, die nicht zu seinen Lasten gedeutet werden könnte, wenn sie kränkend oder unannehmbar für den Therapeuten war. Oder Therapeuten entlasten sich durch Schuldzuweisungen, z. B. dass ein Patient nicht gesund werden „will" oder einen zu bedeutenden Krankheitsgewinn hat, statt die eigenen Fehler zu bearbeiten, wenn eine Therapie nicht erfolgreich verläuft. Die Möglichkeiten dieses ganz speziellen und noch viel weniger durchschaubaren Missbrauchs sind unendlich vielfältig.

3.4.3 Wertfreiheit durch Empathie

Eine elementare Kompetenz für eine professionelle Diagnose und Therapie ist Empathie. Sie wurde früher einer bedingungslosen Wertschätzung gleichgesetzt (Rogers 1972) – dieser Anspruch scheint unerfüllbar zu sein: Jeder Mensch bewertet ununterbrochen bzw. muss ununterbrochen bewerten. Bewertungen dienen uns nicht nur, archaisch betrachtet, zum Überleben, sondern Bewertungen sind nötig für das Ausbilden jeglicher Identität. Durch das ständige Fällen von Werturteilen positionieren wir uns gegenüber der Welt und positionieren zugleich umgekehrt die Welt gegenüber uns.

Für eine Diagnose lohnt es sich allerdings, eine werturteilsfreie Wahrnehmung zu erlernen. Sie besteht daraus,

- die eigenen Körperempfindungen genau benennen zu können und dabei nicht zu bewerten,
- die eigenen Gefühle genau benennen zu können und dabei nicht zu bewerten,
- die eigenen Gedanken genau formulieren, die eigenen Wünsche genau erkennen, die eigenen Bedürfnisse analysieren zu können und deshalb die eigenen Handlungen zu initiieren und dabei nicht zu bewerten.

Eine gründliche und korrekte Selbstwahrnehmung ist eine Grundvoraussetzung für Empathie, da das Verständnis für einen anderen Menschen darauf basiert, die gleichen neuronalen Systeme (möglicherweise sogenannte Spiegelneurone) zu aktivieren, mit denen z. B. eigene Gefühle erlebbar sind.

Eine weitere Voraussetzung für Empathie ist die bedingungslose Achtung der Würde des Patienten. Diese führt zwangsläufig zur Akzeptanz seiner Schwächen und Stärken sowie seiner persönlichen Wertmaßstäbe. Sie bedeutet, den Patienten möglichst wertneutral und aufgeschlossen zu respektieren, ohne ihm dabei zu nahe zu treten.

3.4.4 Autonomie

Ein wesentliches ethisches Prinzip therapeutischen Handelns ist der Respekt vor der Autonomie eines Patienten. Grundsätzlich hat jeder Patient die Kompetenz, Entscheidungsfreiheit und das Recht auf Förderung der Selbstbestimmungsfähigkeit. Deswegen respektieren wir auch als Therapeuten selbstverständlich den Willen, die Wünsche, Ziele, Wertvorstellungen und den Lebensstil unserer Patienten.

3.4.5 Verschwiegenheit

Ein zentraler, allgemein verbindlicher Grundsatz ist Vertraulichkeit bzw. Geheimhaltungspflicht. Bereits in „normalen“ Therapien vertrauen uns Patienten Tag für Tag nie zuvor geteilte Geheimnisse an. Da das Gesicht in einem besonderen Maß Zugang zu sehr privaten Dingen gewährt, öffnet es manchmal das Fenster zu alten Traumata und früheren Verletzungen. Manche dieser Geheimnisse haben vielleicht ein ganzes Leben durch Scham oder die Unfähigkeit, sich zu verzeihen, unnötig zerstört. Solche Geheimnisse erlauben einen Blick hinter die Kulissen, auf die menschliche Natur, ohne gesellschaftliches Drum und Dran, ohne Rollenspielchen oder Prahlereien. Es ist ein Privileg, Geheimnisse anvertraut zu bekommen – darüber sollten wir uns im Klaren sein. Als stolze Hüter von Geheimnissen bewahren wir diese, natürlich auch über den Tod eines Patienten hinaus, in unserer persönlichen und stets gut verschlossenen „Schatzkiste“ auf.

4 Das Gesicht als Projektionszone

Unser Gesicht – das sind wir; es ist zentral für unsere Identität. Unsere Ausweise, Pässe und Führerscheine tragen ein Foto unseres Gesichts. Sogar unsere digitalen Geräte wie Smartphones und Computer erkennen unser Gesicht unter allen anderen und lassen sich nur durch dieses eine Gesicht entsperren. Gesichter „sprechen ihre eigene Sprache", wir müssen lediglich lernen, sie zu verstehen. Wie kommt es dazu, dass sich Dysfunktionen in unserem Gesicht abzeichnen?

4.1 Somatopie

Allen Antlitzdiagnose-Modellen liegt ein in sich geschlossenes Gedankenmodell zugrunde. Ein Kerngedanke ist hierbei das Konzept der Somatopie.

Definition

Somatopie
Der Begriff ist aus den Worten Soma (gr. = *Körper*) und Topos (gr. = *Ort*) zusammengesetzt und meint die differenzierte Abbildung des Körpers auf ein Areal – hier auf das Gesicht. Oft wird synonym auch der Begriff „Mikrosystem" benutzt.

Jedes Antlitzdiagnose-Modell setzt einen Zusammenhang zwischen den Gesichtszonen einerseits und den inneren Organen sowie Befindlichkeiten andererseits voraus. Die somatotopen Zuordnungen erfolgen i. d. R. nicht relativ zur Größe des abgebildeten Bereichs, sondern entsprechend der Ausprägung der jeweiligen Qualitäten.

In den folgenden Abschnitten werden die **Projektionszonen** körperlicher und psychischer Funktionsstörungen näher erläutert (**Abb. 4.1**).

4.1.1 Die Stirn

Auf der Stirn projizieren sich die Aktivität und Anspannung eines Menschen. Gewiss bilden sich bei vielen Menschen mit zunehmendem Alter durch Mimik und Witterungseinflüsse wie Wind, Kälte und Sonne Falten. Aber ihre Lokalisation, Form und Länge geben darüber hinaus Aufschluss über vegetative Erregbarkeit und die Beschäftigung mit mentalen, psychischen und materiellen Themen.

4.1.2 Die Augenregion

Die Augen eines Menschen offenbaren einerseits seine Gefühle, Aufmerksamkeit und Intelligenz, andererseits erlauben sie auch eine Diagnose seines momentanen Gesundheitszustandes.

Speziell durch eine zusätzliche **Irisdiagnose** ist eine komplementäre Diagnose möglich. Denn farbliche und strukturelle Veränderungen der Iris geben sowohl Hinweise auf den angeborenen konstitutionellen als auch den aktuellen Gesundheitszustand. Antlitzdiagnostisch relevant ist vor allem die Farbe der Sklera. So steht eine gelbliche Farbe des Augapfels mit einer Funktionsstörung der Leber in Verbindung. Ein Lipidhügel (Fettauflagerung) auf der Sklera signalisiert eine Fettstoffwechselstörung. Eine bräunliche Sklera zeigt eine Hepatitis an.

Die **Augenbrauen** sind die Projektionszone der hormonellen Steuerung durch Hypothalamus und Hypophyse. So weisen sehr kurze oder ausfallende Augenbrauen auf eine Hypothyreose hin. Von Natur aus sehr schmale Augenbrauen sind häufig ein Hinweis auf Östrogenmangel.

Die **Augenlider** zeigen die Nervenkraft. Eine tiefe Augenhöhle und eine deutlich sichtbare Vertiefung über dem Oberlid deuten auf eine allgemeine Nervenschwäche.

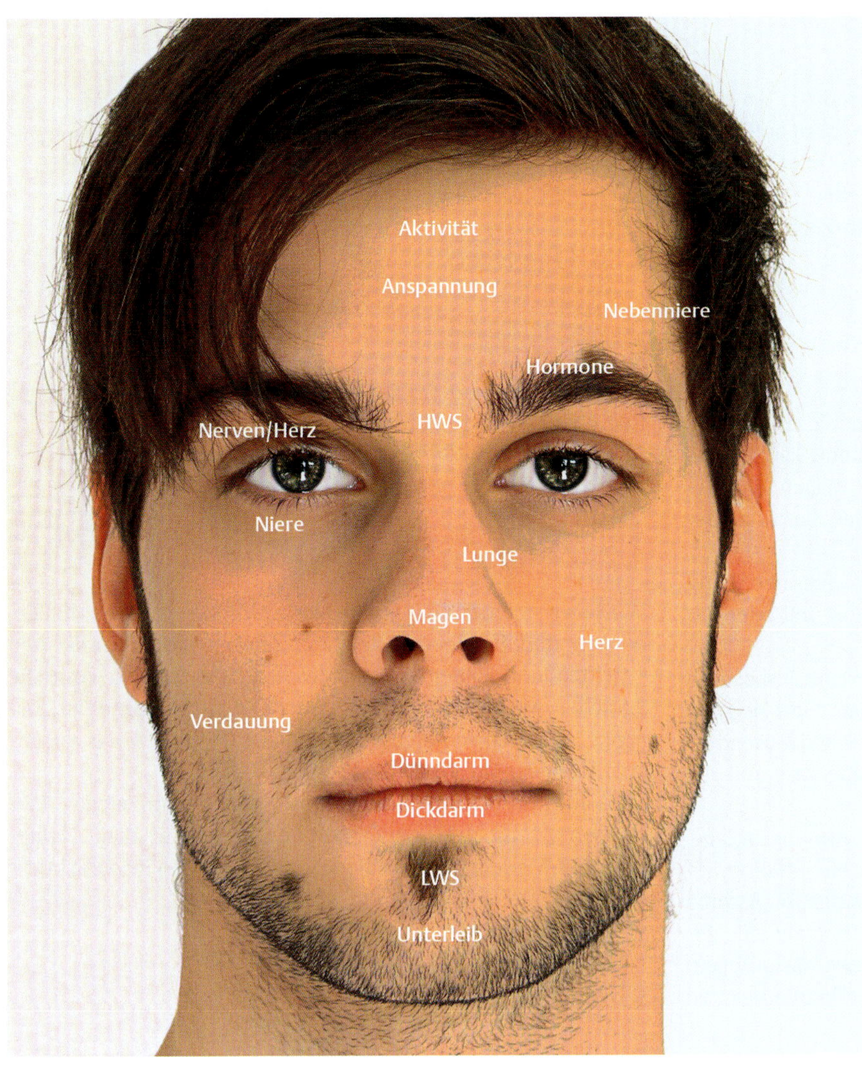

Abb. 4.1 Somatopie – Projektionszonen körperlicher und psychischer Funktionsstörungen.

Besonders das **Oberlid** steht in Zusammenhang mit der nervlichen Belastung. Darüber hinaus projiziert sich hier die Herz- und Nierenfunktion. Ein „Schlupflid", d. h. ein von der Außenseite bis zur Mitte hin verdicktes oder auch hängendes Oberlid, weist auf eine Schwäche der Herzfunktion, Depressionen und Adynamie hin. Auch eine Schwellung dieses Bereichs zeigt eine schwache Förderleistung des Herzens und – daraus resultierend – eine gestörte Nierenfunktion an.

Das **Unterlid** hat Bezug zu Blase und Nieren. Eine Schwellung direkt unter dem Auge ist ein Hinweis auf eine Funktionsstörung der Blase, während eine größere Schwellung 1–1,5 cm unter dem Augenlid meistens Ausdruck einer Nierenfunktionsstörung ist. Sogenannte Tränensäcke unter dem Augenlid zeigen einen Nierenstau.

4.1.3 Die Ohren

Auch zwischen Ohren und Nieren besteht ein starker Zusammenhang – möglicherweise weil die embryonale Entwicklung beider Organe gleichzeitig stattfindet. Darüber hinaus verraten die Ohren viel über die Persönlichkeit eines Menschen. Ein fein geformtes Ohr kennzeichnet eine kultivierte Persönlichkeit, während ein grobes Ohr eher eine ungestalte Persönlichkeit charakterisiert.

4.1.4 Die Schläfen

Die Schläfen sind die Projektionszone der Nebennieren. Sie signalisieren, wie viel Substanz ein Organismus hat, ob er genügend Ruhe und Schlaf bekommt und wie rasch er sich erholen kann.

4.1.5 Die Wangen

Die Farbe der Wangen gibt Hinweise auf die Herzkraft. An einer Zyanose lässt sich eine Herzinsuffizienz erkennen, an auffälliger Wangenröte eine Hypertonie. Aufgedunsene oder schlaffe Wangen deuten auf eine gestörte Protein- oder Fettverdauungsleistung. Eingefallene Wangen sind oft Zeichen chronischer Erkrankungen.

4.1.6 Die Nase

Die Nase ist Ausdruckszone für viele Organe. In diesem Bereich finden sich Zeichen auf vegetatives Nervensystem, Schilddrüse, Halswirbelsäule, Bronchen und Lunge, Herz, Magen und Leber. Krankheiten können im wahrsten Sinne des Wortes an der Nasenspitze abgelesen werden.

Ist auf der **Nasenwurzel** eine Querfalte zu erkennen, kann dies auf eine Störung der Schilddrüsenfunktion und/oder der Halswirbelsäule hindeuten.

An einem schmalen **Nasenrücken** ist häufig eine Disposition zu Nervosität zu erkennen. Oft besteht dadurch eine Neigung zu nervösen Herzbeschwerden oder zu einer Schilddrüsendysfunktion. Ebenso sind das Skelettsystem häufig zart und die Wirbelsäule empfindlich.

Die **Nasenflügel** spiegeln den Zustand der Atmungsorgane. Gerötete Nasenflügel zeigen entzündete Bronchien. Kleine Gefäßreißer auf den Nasenflügeln sind ein Indikator für Asthma oder Verschleimung. Verdickte Nasenflügel weisen auf eine geblähte Lunge hin und an spannungslosen flachen Nasenflügeln ist eine Disposition zu Bronchial- und Lungenerkrankungen zu erkennen.

Auf die **Nasenspitze** projizieren sich die Magenfunktion und der Blutdruck. Gefäßzeichnungen stehen in Zusammenhang mit der Magendurchblutung. Besonders die Farbe der Nasenspitze ist aufschlussreich. Eine gerötete Nasenspitze kann Ausdruck einer Magenschleimhautentzündung sein. Ist die Nasenspitze blass, ist der Magen schlecht durchblutet, atonisch und meistens anazid. Sogar die Größe der Nasenspitze gibt Hinweise auf den Magen. Eine dicke Nasenspitze signalisiert einen großen erweiterten Magen. Oft essen diese Menschen große Mengen und leiden unter Blähungen, Verdauungsbeschwerden und Übergewicht.

4.1.7 Die Nasen-Lippen-Falte

Auch die Nasolabialfalte hat Bezug zu Verdauung und Herz. Eine gedunsene Nasen-Lippen-Falte weist schon sehr früh auf eine Pankreopathie hin. Eine verlängerte Nasolabialfalte ist ein Indikator für eine Dysfunktion von Herz und Kreislauf.

4.1.8 Der Mund

Die Lippen sind die Projektionszone des Darms. Während das Volumen der Lippen die Verdauungsleistung spiegelt, signalisiert die Lippenfarbe die Durchblutung des Darms.

4.1.9 Das Kinn

Das Kinn ist die Ausdruckszone des Unterleibs. Hier finden sich Hinweise auf Funktionsstörungen der Fortpflanzungsorgane, des Darms und der Lendenwirbelsäule. Darüber hinaus offenbart das Kinn die Willensstärke eines Menschen.

4.2 Zeichen im Gesicht

Wir leben in einer Welt von Zeichen. Wir sehen, hören, fühlen, denken und handeln in Zeichen. Zeichen sind überall: Alle Schriften und Bilder können Zeichen sein, ebenso Formeln, Sprachen, Musik, Verkehrszeichen oder ein bestimmtes körperliches Verhalten von Menschen wie eine Geste (z. B. das Augenzwinkern, der Fingerzeig).

Auch in unserem Gesicht gibt es eine Fülle an Zeichen. Wir müssen sie nur richtig erkennen und deuten. In allen Antlitzdiagnose-Modellen gibt es die folgenden Zeichen im Gesicht:

- Falten
- Schwellungen
- Einziehungen
- Hautfarbe

Diese Zeichen sind z. T. zwar ganz natürliche Alterserscheinungen, aber darüber hinaus auch konkrete Hinweise auf körperliche Beschwerden und innere Erkrankungen, seelische Stimmungen, psychische Prozesse und die Persönlichkeit eines Menschen. Sie ermöglichen sogar eine prophylaktische Einschätzung von zu erwartenden Erkrankungen, bevor sich organische Krankheitssymptome manifestieren oder Laborbefunde es wiedergeben.

Info

An dieser Stelle ist anzumerken, dass die **Haut des Gesichts** vorrangig Gesichtshaut und erst zweitrangig eine Projektionszone für Antlitzzeichen ist. Entsprechend kann die Haut selbst erkranken, ohne dass die erkennbaren Veränderungen in Formen und Färbungen einen Bezug zu inneren Organen haben. Sowohl die Struktur als auch die Farbe der Haut werden durch das Alter, die Ethnie und das momentane Befinden eines Menschen bestimmt. Zwar gelten die Antlitzzeichen für Menschen aller Hautfarben, jedoch lassen sich bei hellhäutigen Menschen die pathologischen von den Normfarben sehr viel leichter unterscheiden. Meistens ist die Hautstruktur eher feinporig, die Spannung je nach Alter unterschiedlich.

4.2.1 Falten

Selbstverständlich sind Falten eine ganz natürliche Begleiterscheinung des Älterwerdens. Dickere, eher fettige Haut neigt weniger zu Falten als dünne, zarte Haut. Und auch meteorologische Einwirkungen – vor allem Sonne und Wind – fördern wetterbedingte Falten. Außerdem hinterlässt eine immer wiederkehrende Mimik, also Angewohnheiten wie z. B. Stirnrunzeln, Blinzeln oder Hochziehen der Augenbrauen, Falten im Gesicht. Routinehafte mimische Bewegungen verfestigen sich in Form von Falten. Aber viele Falten werden auch durch akute bzw. mehr oder weniger langjährige Dysfunktionen bestimmter Organe oder psychische Störungen verursacht.

Exkurs

Welche Antifaltenbehandlungen wirken wie?

- **Antifaltencremes** wirken nur von außen. Sie konservieren die vorhandene Feuchtigkeit und sind lediglich eine Schutzschicht. Wichtiger ist die Feuchtigkeit von innen.
- **Gesichtsgymnastik** fördert sogar die Faltenbildung, da die Muskeln und die Haut noch mehr beansprucht und dadurch geschwächt werden.
- **Kollagen-, Hyaluronsäure- und Botox-Injektionen** verursachen oft Allergien und Entzündungen an der Einstichstelle:
  - Hyaluronsäure wird innerhalb von 3–9 Monaten im Körper abgebaut, sodass die Behandlung nach 6–12 Monaten wiederholt werden muss.
  - Kollagene dürfen in der EU nicht mehr legal verkauft werden.
  - Botox schädigt das Nerven- und Immunsystem. Die Haut sieht wie erstarrt und „gefroren" aus. Manchmal bleibt sogar eine Lähmung der Gesichtsmuskeln. Außerdem verlangsamt Botox selektiv das emotionale Verständnis- und Reaktionsvermögen. Dadurch haben die Patientinnen weniger Empathie (Havas et al. 2009). Überdies ist Botox noch bis zu 6 Monaten später in Nervenzellen, Hirnstamm und Hippocampus nachzuweisen (Rossi et al. 2008).
- **Gore-Tex-(Lippen-)Implantate** bestehen aus Silikon-Gummifäden. Vielfach machen sie die Lippen hart und schmerzhaft. Zusätzlich lösen sie oft Fremdkörperreaktionen aus; manchmal bleiben Knoten zurück. Ansonsten besteht das Risiko, dass Teilchen in andere Körperteile wandern.
- **Facelifting** muss erfahrungsgemäß nach 5–7 Jahren wiederholt werden, da die typischen mimischen Routinen i. d. R. unverändert bleiben.

4.2.2 Schwellungen

Schwellungen innerhalb eines Gesichtsareals weisen auf Stauungen in dem entsprechenden Organ hin. Die Projektionszone im Gesicht ist ebenso wie das Körperorgan vergrößert und geschwollen. Hier besteht also ein Zusammenhang der Ähnlichkeit oder – semiotisch formuliert – Ikonizität.

4.2.3 Einziehungen

Gewebseinziehungen im Gesicht wie z. B. eingefallene Wangen deuten hingegen auf überdurchschnittlichen Zelluntergang hin. Entsprechend sind sie meistens ein Signal für chronische Erkrankungen und maligne Prozesse.

4.2.4 Hautfarbe

Eine **gesunde Hautfarbe** ist überall fast gleich, nur die Wangen sind rosa und die Lippen rosa bis kräftig rosa. Bereits leichte Verfärbungen der Haut geben, unabhängig von ihrer Lokalisation, erste wichtige Informationen zu Funktionsstörungen. Oft sind Hautverfärbungen im Bereich um die Augen oder den Mund lokalisiert (**Tab. 4.1**).

Eine **rote Hautfarbe** deutet auf eine Hyperämie, Entzündungen oder einen Stau in einem bestimmten Organ hin. Die Projektionszone wird ebenso stark durchblutet wie das Körperorgan.

Im Gegensatz dazu ist **Blässe** das Kennzeichen einer schlechten Durchblutung und damit Ausdruck einer Organschwäche oder Insuffizienz. Die Mangeldurchblutung des Organs spiegelt sich in der Zyanose des Gesichtsareals wider.

Tab. 4.1 Hautfarbe und Informationen zu Funktionsstörungen.

Hautfarbe	Organbezug
rötlich	Hyperämie, Entzündung, Stau
blass	Mangeldurchblutung, Insuffizienz
gelblich	Leber: Bilirubinämie
bräunlich	Leber: Fettstoffwechselstörung
gräulich	Niere
grünlich	Niere: Harnsäureretention
bläulich	Neurasthenie
schwärzlich	Schlafmangel

Gelbliche und bräunliche Hautverfärbungen sind unabhängig von ihrer Lokalisation ein Indiz für eine Leberfunktionsstörung. Bereits ein geringfügig gelbliches Hautkolorit weist auf einen zumindest zeitweise erhöhten Bilirubinspiegel im Blut hin – auch wenn sich die Laborwerte noch in der Norm befinden. Darüber hinaus bringen alle gelben, braunen oder schwärzlichen Pigmente, d. h. sowohl Sommersprossen, Muttermale und „Leberflecken" als auch „Altersflecken", die gestörte Leberfunktion zum Ausdruck. Die dunkle Pigmentierung entsteht durch nicht ausgeschiedene Leberstoffwechselprodukte wie Lipofuszine, die der Körper über die Haut „umleitet". Über die Haut ausgeschieden entsteht durch die fotochemische Reaktion mit dem Sauerstoff der Luft und dem Licht die gelbe oder braune Färbung.

Eine **graue Hautfarbe** zeigt sehr oft eine Nierenfunktionsschwäche an, meistens in Verbindung mit Müdigkeit und Antriebsschwäche.

Grünliche Hautfärbungen weisen auf Harnsäureretention und chronische Übersäuerung durch eine gestörte Nierenfunktion hin.

Eine **Blaufärbung der Augenlider und der Augenhöhle** signalisiert Erschöpfung, ebenso wie eine **schwärzliche Tönung** in diesem Bereich. Vielfach fehlt einfach Schlaf.

4.3 Neuroanatomische und neurophysiologische Grundlagen

Eine Hypothese für die Projektion von körperlichen und psychischen Funktionsstörungen als Zeichen auf ganz bestimmte Gesichtsareale basiert auf der Funktion der Hirnnerven. Zwölf Hirnnerven versorgen den Kopfbereich, den Hals und die Organe im Rumpfbereich (**Abb. 4.2**). Hauptsächlich der **V., VII. und X. Hirnnerv** leiten die **Informationen über körperliche und psychische Funktionen** an das Zwischenhirn, wo sie verschaltet werden, und von da aus an die **Projektionszonen im Gesicht** weiter. Diese drei Hirnnerven werden aufgrund ihrer embryologischen Entwicklung auch als **Kiemenbogennerven** bezeichnet. Ihre motorische Faserqualität bezeichnet man als speziell viszeromotorisch bzw. branchiomotorisch (d. h. die Muskeln versorgend, die sich aus den Kiemenbogen entwickelt haben). Die „Kiemenbogenmuskulatur" ist im Gegensatz zur quergestreiften Muskulatur nicht völlig dem Willen unterworfen.

4.3.1 Nervus vagus

Der **Nervus vagus** („umherschweifender" Nerv) ist der **X. Hirnnerv**. Er ist der Hauptnerv des Parasympathikus und an der Regulation der Tätigkeit fast aller inneren Organe beteiligt. Neben seiner vegetativen Funktion erreichen seine sensiblen Fasern die inneren Organe in Brust- und Bauchraum. Diese sensiblen Fasern projizieren aus der Peripherie zum Nervus trigeminus und Nervus facialis.

4.3.2 Nervus trigeminus

Der **Nervus trigeminus** (Drillingsnerv) ist der **V. Hirnnerv**. Er gliedert sich in den Augennerv (Nervus ophthalmicus), den Oberkiefernerv (Nervus maxillaris) und den Unterkiefernerv (Nervus mandibularis). Dadurch kann er sensible Informationen aus dem ganzen Gesichtsbereich zum Gehirn und die Impulse des Nervus vagus an die Gesichtshaut von Stirn, Nase und Kinn weiterleiten.

4.3.3 Nervus facialis

Der **Nervus facialis** (Gesichtsnerv) ist der **VII. Hirnnerv**. Er innerviert die mimische Muskulatur des Gesichts. Die ca. 100 mimischen Gesichtsmuskeln setzen als einzige quergestreifte Muskeln im Körper nicht an einem Knochen an, sondern bewegen die Haut und haben keine Muskelfaszien. Dadurch sind Veränderungen der Spannung und Durchblutung der mimischen Muskeln unmittelbar auf der Gesichtshaut zu erkennen. Durch ihre langfristige und wiederholte Anspannung bilden sich charakteristische Falten. Ebenso werden so Funktionsstörungen der Organe in Form von Rötungen, Blässe und Anspannung auf den Projektionszonen im Gesicht wiedergegeben.

4.4 Grenzen und Möglichkeiten der Antlitzdiagnose

Die Physiognomie ist ebenso wie die körperliche Konstitution genetisch festgelegt und meistens mit einem bestimmten Charakter verbunden. Jedoch wird das Aussehen eines Menschen in ganz erheblichem Maß durch das Leben und „Schicksal" sowie die ganz individuelle Art und Weise, damit umzugehen, geprägt. Denn die Mimik – insbesondere die Muskeln des Gesichts, die aufgrund lang anhaltender Gefühle dauerhaft angespannt sind – verändert nach und nach das Gesicht selbst und es entstehen Falten. Darüber hinaus zeigen sich auch veränderte Stoffwechselprozesse und gestörte Organfunktionen als Falte, Schwellung, Einziehung oder veränderte Hautfärbung.

4.4.1 Grenzen

Da stets ungewiss ist, ob ein Zeichen geerbt oder erworben wurde oder eine Disposition ist, darf es nur als Hinweis gewertet werden. Vor diesem Hintergrund ist jede Antlitzdiagnose lediglich eine komplementäre Diagnose – eine Arbeitshypothese – und muss selbstverständlich weiter belegt werden.

Ebenso ist es unerlässlich, vor Beginn einer Behandlung, spätestens jedoch in einer frühen Behandlungsphase, bei primären Schwierigkeiten in der Diagnosefindung analog eine schulmedizinische Diagnose zu stellen, um schwere Erkrankungen rechtzeitig einer – wenn möglich – kausalen Therapie zuzuführen.

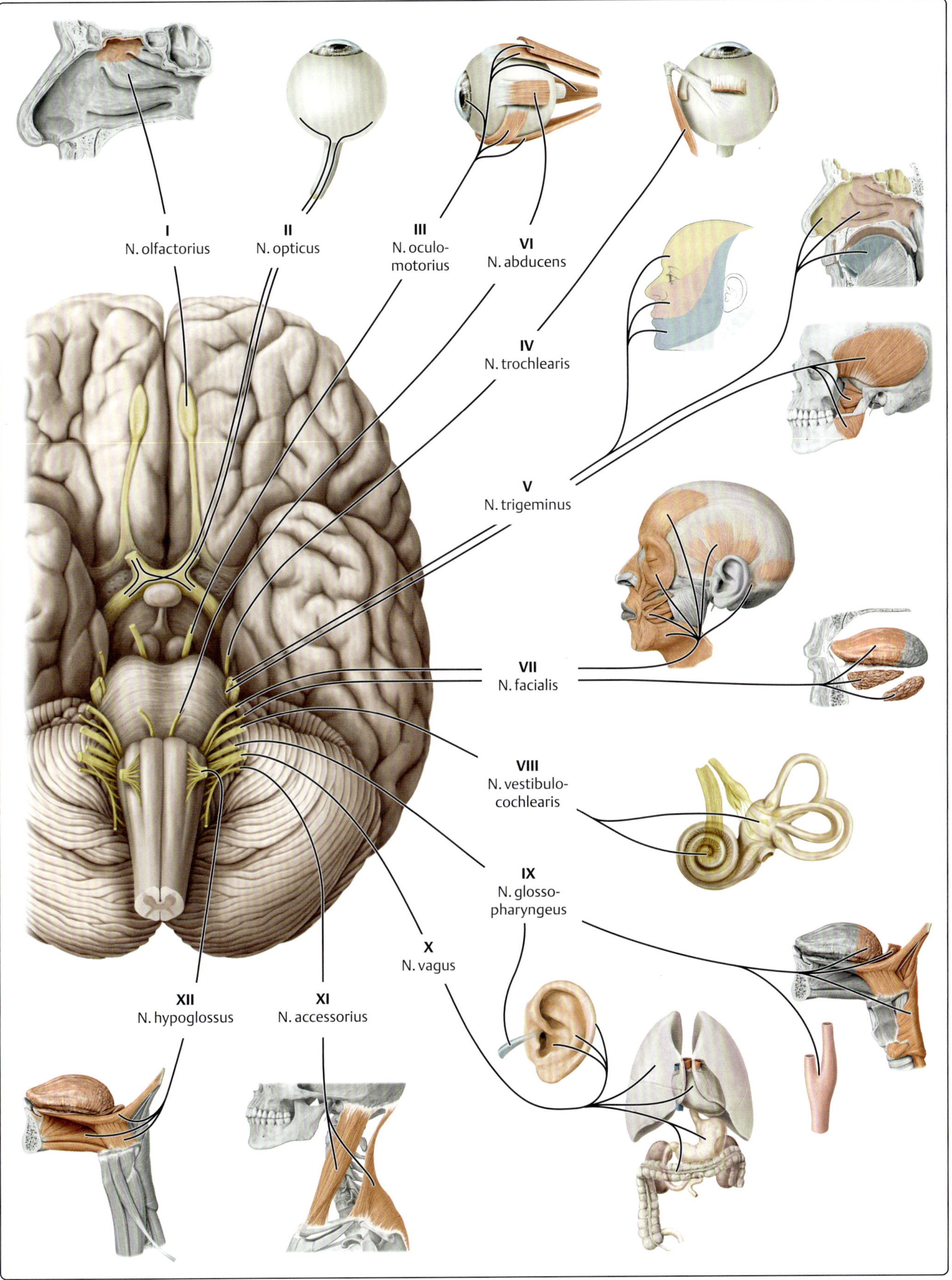

Abb. 4.2 Die Projektion körperlicher Funktionsstörungen und Erkrankungen auf ganz bestimmte Gesichtszonen lässt sich durch die nervale Versorgung durch den V., VII. und X. Hirnnerv – die sogenannten Kiemenbogennerven – erklären. Nervus vagus (X.), Nervus trigeminus (V.) und Nervus facialis (VII.) leiten die Informationen über körperliche und psychische Funktionen an das Zwischenhirn. Dort werden sie verschaltet und an die Projektionszonen im Gesicht weitergeleitet. (Quelle: Schünke M, Schulte E, Schumacher U. Prometheus. LernAtlas der Anatomie. Kopf, Hals und Neuroanatomie. Illustrationen von M. Voll und K. Wesker. 5. Aufl. Stuttgart: Thieme; 2018)

Des Weiteren ist zu berücksichtigen, dass Antlitzdiagnose nur die Diagnose von Projektionszonen ist und sich keinesfalls auf eine konkrete Diagnose, z. B. Colitis ulcerosa, reduzieren lässt.

Außerdem dürfen Gesichter von Kindern und Jugendlichen noch nicht diagnostiziert werden. Deren Zeichen sind allenfalls angedeutet. Erst ab dem 24. Lebensjahr ist eine vollständige Antlitzdiagnose möglich. Dann ist gemäß der aktuellen Hirnforschung das Gehirn voll entwickelt. Auch in China ist traditionell erst dann die Diagnose aus dem Gesicht üblich.

Ebenso sind der Diagnose aus dem Gesicht Grenzen durch die ethnische Herkunft gesetzt. Bei hellhäutigen Menschen sind gelbliche, bräunliche und bläuliche Hautverfärbungen gut zu erkennen. Je stärker die Haut pigmentiert ist, umso schlechter sind derartige Farbveränderungen wahrzunehmen. Auch ethnische Besonderheiten wie mandelförmige Augen bei Asiaten oder voluminöse Lippen bei Farbigen können selbstverständlich diagnostisch nicht interpretiert werden.

4.4.2 Möglichkeiten

Demgegenüber eröffnet Antlitzdiagnose eine Vielzahl von Optionen.

Im Kontakt mit anderen Menschen erfolgt in den ersten fünfzehn Sekunden eine meist implizite Grundeinschätzung. So nehmen auch Therapeutinnen und Therapeuten bereits in den ersten Sekunden des Kontakts mit Patientinnen und Patienten intuitiv ihre meist noch unbewusste Ad-hoc-Diagnose vor. Schon an dieser Stelle bietet Antlitzdiagnose eine professionelle und überaus effiziente Möglichkeit, da sie auf der bewussten Wahrnehmung nonverbaler Signale basiert und ein Interpretationssystem zur Einschätzung des Gesundheitszustandes von Patientinnen und Patienten bietet, das auf jahrtausendelanger Erfahrungsmedizin basiert. Die Deutung der Hinweise im Gesicht orientiert sich dabei sowohl an den Grundannahmen der Naturheilkunde als auch an den aktuellen Forschungsergebnissen der Psychosomatischen Medizin.

Wo wir mit Worten und Sprache nicht weiterkommen, geht es mit Antlitzdiagnose weiter voran. Als nonverbales Diagnoseverfahren professionalisiert Antlitzdiagnose nicht nur die Ersteinschätzung von Patientinnen und Patienten, sondern erleichtert auch dann die Diagnose, wenn diese sich der Therapeutin oder dem Therapeuten verbal nicht verständlich machen können. Dies kann vielfältige Gründe haben. Da wir in einer multikulturellen Gesellschaft leben, haben wir es im Praxisalltag oftmals mit einfachen „Sprachbarrieren" zu tun. Menschen „spielen" i. d. R. im Alltag „Theater" und nehmen bestimmte Alltagsrollen ein, die über lange Zeit eingelebt und ausgefeilt sind. Ein gutes Beispiel ist hier die typische „Männerrolle", die auch Verhaltensrichtlinien wie „Männer haben keine Schmerzen" umfasst. Viele Menschen haben auch einfach generell Probleme, sich anderen Menschen gegenüber zu öffnen und ihnen zu vertrauen (wie z. B. der Therapeutin oder dem Therapeuten).

Antlitzdiagnose ist sehr präzise und aufmerksam für kleine „Details". Bereits kleinste Veränderungen der Gesichtshaut deuten auf Veränderungen des Stoffwechsels oder einer Organfunktion. Zeigt das Gesicht nur einen einzigen Hinweis, liegt i. d. R. „nur" eine Disposition vor. Einer Erkrankung kann dann oft durch eine rechtzeitige, angemessene Umstellung der Lebensweise vorgebeugt werden. Sind jedoch mehrere Hinweise im Gesicht zu erkennen, wird eine Erkrankung immer wahrscheinlicher, auch wenn sie noch nicht durch äußere Symptome in Erscheinung getreten oder an Laborbefunden zu erkennen ist. Vor diesem Hintergrund werden präventive Behandlungen durch eine richtige Antlitzdiagnose möglich.

Durch eine fundierte Antlitzdiagnose kann eine Vielzahl von Signalen in eine Ordnung gebracht werden. Zeichen im Gesicht treten selten solitär auf. Fast immer gibt es eine Fülle von Zeichen. In der Regel weisen sie sowohl auf die Symptome als auch auf die möglichen Ursachen hin, z. B. auf die Funktionsstörung anderer Organe, wodurch diese Erkrankung entstanden ist oder aufrechterhalten wird. Dadurch kann Antlitzdiagnose zu einer kausalen Therapie führen.

Antlitzdiagnose funktioniert nicht allein als Diagnoseinstrument und Therapiefinder, sondern kann darüber hinaus der Erfolgskontrolle einer Therapie dienen. Greift die Therapie, so bilden sich die pathologischen Zeichen im Gesicht zurück oder verschwinden oftmals sogar. Verfärbungen verblassen und Falten polstern auf. Schreitet die Krankheit fort, werden auch die Zeichen im Gesicht deutlicher: Verfärbungen werden größer und intensiver, Falten werden plastischer und die Zahl der Hinweise nimmt zu.

Teil 3
Deutung der Zeichen im Gesicht

5 Zeichen für eine Funktionsschwäche der Organe im Gesicht

Funktionsstörungen eines bestimmten Organs können sich durch sehr viele unterschiedliche Zeichen im Gesicht zeigen. Je mehr Zeichen in Richtung desselben Organs deuten, desto wahrscheinlicher ist eine akute Störung. Die Kenntnis davon, welche Hinweise spezifische Zeichen im Gesicht geben, gestattet, Krankheitssymptome auf einen Blick analytisch zu erkennen und die Ursachen von Erkrankungen zu ermitteln. Bei Beschwerden dienen antlitzdiagnostische Verfahren so zur komplementären Diagnose. Antlitzdiagnose kann jedoch noch mehr: Bevor Symptome überhaupt auftreten, können sich im Gesicht Fehlfunktionen, Schwächen und Veranlagungen abzeichnen. In solchen Fällen erlaubt antlitzdiagnostisches Wissen, „in die Zukunft zu blicken" und durch präventive Behandlungen Erkrankungen vorzubeugen.

Dieses Kapitel gliedert sich nach den einzelnen Organen in 13 Abschnitte. Für jedes Organ werden zunächst die spezifischen Aufgaben im menschlichen Körper skizziert. Darauf aufbauend werden organspezifische Zeichen in den unterschiedlichen Projektionszonen des Gesichts eingehend beschrieben und erklärt. Die Systematiken der spezifischen Zeichen im Gesicht werden um die Möglichkeiten einer weiterführenden Diagnostik ergänzt. Nach der für jedes Organ spezifischen Diagnostik werden Vorschläge komplementärer Therapieansätze geliefert; hierbei ist allerdings anzumerken, dass diese Therapieansätze lediglich als Anregungen zu verstehen sind. Zum Abschluss jeden Abschnitts wird anhand eines authentischen, „aus dem Leben gegriffenen" Fallbeispiels der Weg vom Blick ins Gesicht zur erfolgreichen Therapie anschaulich illustriert.

5.1 Vegetatives Nervensystem

Funktionsstörungen des vegetativen Nervensystems können sich durch sehr viele verschiedene Zeichen im Gesicht äußern. Die Kenntnis dieser Zeichen ermöglicht sowohl Beschwerden auf einen Blick zu erkennen als auch eine komplementäre Diagnose bei bereits bestehenden Beschwerden. Sie gestattet, vor allem Fehlfunktionen des Vegetativums als Ursache oder Begleiterscheinung körperlicher Erkrankungen zu erkennen. Dadurch wird eine kausale Behandlung psychosomatischer Erkrankungen wie Asthma, Colitis ulcerosa oder eines Prämenstruellen Syndroms (PMS) möglich.

Merke

Im Gesicht fast jedes Menschen sind Hinweise auf vegetative Belastungen zu sehen.

5.1.1 Aufgaben des vegetativen Nervensystems

Das vegetative Nervensystem (Synonyme: autonomes/viszerales/idiotropes Nervensystem, Vegetativum) steuert und kontrolliert zusammen mit dem endokrinen System die inneren Organe des Körpers. Durch die Innervation von glatter Muskulatur, Herz und Drüsen „überwacht" es alle lebenswichtigen Funktionen („Vitalfunktionen") wie Blutdruck, Herzfrequenz, Körpertemperatur, Atmung, Verdauung, Stoffwechsel, Flüssigkeits- und Elektrolythaushalt, Schwitzen, Blasenentleerung, Defäkation und sexuelle Reaktionen. Es besteht aus zwei gegensätzlich wirkenden Anteilen:

- dem sympathischen Teil (Sympathikus)
- dem parasympathischen Teil (Parasympathikus)

Während der Sympathikus für die schnelle Reaktion auf Umweltreize und die Mobilisierung des Körpers für Anspannung, z. B. in Gefahrensituationen, bei Angst und Stress, verantwortlich ist (fight or flight), sorgt der Parasympathikus für die Dämpfung der nach außen gerichteten Aktivität, nämlich für Entspannung, Ruhe und Regeneration (rest and digest).

Es gibt zahlreiche Faktoren, die das vegetative Nervensystem be- oder auch überlasten können:

- **Psychische Belastung** beeinflusst unbewusst und automatisch vegetative Organe und das Immunsystem. Die physiologische Stressreaktion führt über die Amygdala (Mandelkerne) zu Hypothalamus, Hirnstamm, präganglionären Sympathikusfasern, Adrenalin produzierendem Nebennierenmark und zum peripheren Sympathikus. Auf diesem Weg werden z. B. Blutdruck und Herzfrequenz beeinflusst. Viel spricht derzeit dafür, dass auf diesem Weg auch psychosomatische Erkrankungen wie Hypertonie und Tachykardien entstehen.

> **Info**
> Nicht nur Emotionen wie Ärger und Trauer stellen eine psychische Belastung dar, sondern auch positiv erlebte „Life-Events" wie eine Hochzeit, die Geburt eines Kindes oder das Ende der Ausbildung. Als besonders starke psychische Belastungen gelten die Pflege von Familienangehörigen, Arbeitslosigkeit und Armut.

- **Bewegungsmangel** führt zu einer Sympathikus-Überaktivität. Ausgeschüttete Stresshormone wie Adrenalin und Cortisol können über Bewegung nicht „verarbeitet" werden.
- Auch **Schlafmangel** führt zu einer Überaktivität des Sympathikus. Der Parasympathikus kann seine anabolen Funktionen für Ruhe, Entspannung und Erholung nicht erfüllen.
- **Lärm**, insbesondere nächtlicher Verkehrs- und Fluglärm, aktiviert das autonome Nervensystem und das hormonelle System. Die Folge sind sowohl Veränderungen des Blutdrucks, der Herzfrequenz und anderer Kreislauffaktoren als auch Schlafstörungen. Dies äußert sich in einer veränderten Schlafstruktur, häufigeren Aufwachreaktionen, einer vermehrten Ausscheidung von Stresshormonen sowie einem erhöhten Risiko für Herz-Kreislauf-Erkrankungen.

> **Info**
> Bei Menschen, die an Hauptverkehrsstraßen wohnen, verdoppelt sich das Risiko für Bluthochdruck und einen Herzinfarkt.

- **Infraschall**, z. B. von Windkraftanlagen, führt zu vegetativen Beschwerden wie Schlaflosigkeit, Angst, Depressionen, Hypertonie und Tinnitus.
- **Smartphones und Tablets** verwenden genauso wie klassische Mobiltelefone hochfrequente elektromagnetische Felder für die Übertragung von Sprache und Daten. Das Ausmaß der Strahlung drückt sich in der spezifischen Absorptionsrate (SAR) eines Gerätes aus. Nach aktuellem Stand der Wissenschaft und Technik verursacht eine erhöhte Exposition mit elektromagnetischen Feldern („Elektrosmog") vegetative Dystonie mit Schlafstörungen, Kopfschmerzen, Unruhe und psychische Dysbalancen.
- Sehr **fett- und eiweißreiche Ernährung** kann zu depressiven Verstimmungen und zu Erschöpfungssyndromen führen.
- Vegetative Nebenwirkungen treten bei **Medikamenten** wie Psychopharmaka (z. B. Neurocil, Truxal), Antikonzeptiva und H_2-Blockern auf, ebenso bei Medikamenten gegen Demenz, Hypertonie, benigner Prostatahyperplasie und Inkontinenz.
- Eine **Blockierung/Subluxation der oberen Halswirbelsäule** mit ihrer Verbindung zum Hirnstamm kann die Funktion des vegetativen Nervensystems stören und zu psychoemotionalem Stress führen.

Diese Belastungsfaktoren – einzeln oder kombiniert – bedeuten chronischen Stress für das vegetative Nervensystem. Das kann dazu führen, dass das Vegetativum seiner Hauptaufgabe – die Vitalfunktionen zu steuern und zu kontrollieren – nur unzureichend nachkommen kann. Der größte Teil der Muskulatur verkrampft sich. Die Verspannungen der großen Muskeln des Bewegungsapparates führen zu Schmerzen im Nacken, im Rücken und an den Schultern. Die Verkrampfung der Innenwände der Arterien führt zu Gefäßspasmen; durch die übermäßige Kontraktion der Muskelfasern des Herzens entstehen Bandnekrosen. Durch den chronischen Stress bleiben Adrenalin- und Noradrenalinspiegel im Blut erhöht und verursachen Ängste, Schlaflosigkeit, Koronarspasmen und schnellere Blutgerinnung. Da auch Cortisol und andere Steroide verstärkt ausgeschüttet werden, kommt es zu einer Schädigung des Immunsystems, zu Ablagerungen in den Arterien, zu Depressionen, Impotenz, Akne usw. – unabhängig von der Ernährung und anderen Faktoren.

> **Info**
> 80–90 % aller Erkrankungen beim Menschen sind auf Stress und damit auf vegetative Belastungen zurückzuführen (RKI 2016).

5.1.2 Zeichen im Gesicht

Das Gesicht als Projektionsfeld für die Organfunktionen bildet die Schwäche des vegetativen Nervensystems differenziert und häufig schon frühzeitig ab.

Die Zeichen für eine Funktionsstörung des vegetativen Nervensystems sind nicht in einer bestimmten Projektionszone im Gesicht lokalisiert, sondern äußern sich über viele verschiedene Zeichen im gesamten Gesicht. Signale für eine Funktionsschwäche des Vegetativums sind insbesondere:

- spezielle Färbungen im Augenbereich
- typische Stirnfalten
- charakteristische Falten auf den Wangen
- bestimmte Formen der Nasen-Lippen-Falte

Allgemeiner Eindruck

Empirisch signalisiert oft bereits der erste Eindruck ein empfindliches vegetatives Nervensystem: Die Haut wirkt überspannt. Eine Nasen-Lippen-Falte ist nicht zu erkennen. Diese Menschen sind „nervös". Viele ihrer Beschwerden sind u. a. auf psychische Belastungen zurückzuführen.

Die Stirn

Kurze, unterbrochene und **wellenförmige horizontale Stirnfalten** (**Abb. 5.1**) sind meistens ein Hinweis auf vegetative Hyperaktivität. Diese vegetative Übererregbarkeit begünstigt psychosomatische Beschwerden insbesondere da, wo individuelle Schwächen bestehen. Solche Beschwerden treten häufig im Herz-Kreislauf-System auf, z.B. in Form von Hypertonie, aber auch im Verdauungssystem durch eine Gastritis oder ein Reizdarmsyndrom oder als psychische Erkrankungen wie Depressionen oder Ängste.

Bereits die Lokalisation der Falten kann weitere Anhaltspunkte geben. So deuten die oberen waagerechten kurzen geschwungenen Falten oft auf seelisch bedingte Spannungen, während die unteren auf materielle Sorgen hinweisen.

Vertikale Stirnfalten (**Abb. 5.2**) sind vielfach mimisch bedingt. Sie bilden sich oft bei **kritischen** oder **grüblerischen Menschen** durch die anhaltende Muskelspannung oder die häufige **intensive Konzentration**. Eine einseitig rechts verlaufende steile Falte auf der Stirn kann ein Hinweis auf **viel Ärger** ein.

> **Differenzialdiagnostischer Hinweis**
> Senkrechte Stirnfalten können auch ein Indikator für eine chronische Sinusitis, Kopfschmerzen oder eine Funktionsstörung der Halswirbelsäule sein.

Die Augen

Besonders am oberen Augenlid ist die nervliche Belastung gut zu erkennen.

Bläulich gefärbte Augenlider (**Abb. 5.3**, 1) sind fast immer ein deutliches Zeichen von **Erschöpfung**.

Sind die **Augenlider blauschwarz** (**Abb. 5.4**) getönt, beruht die Erschöpfung meistens auf Schlafmangel.

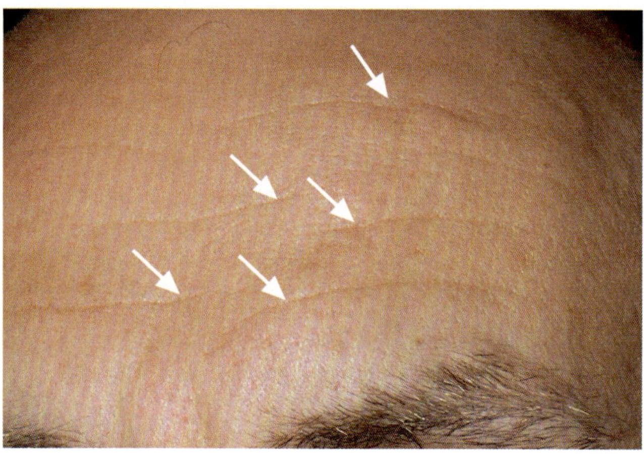

Abb. 5.1 Kurze, unterbrochene und wellenförmige waagerechte Stirnfalten signalisieren eine vegetative Hyperaktivität mit der Neigung zu vegetativer Dystonie und psychosomatischen Erkrankungen.

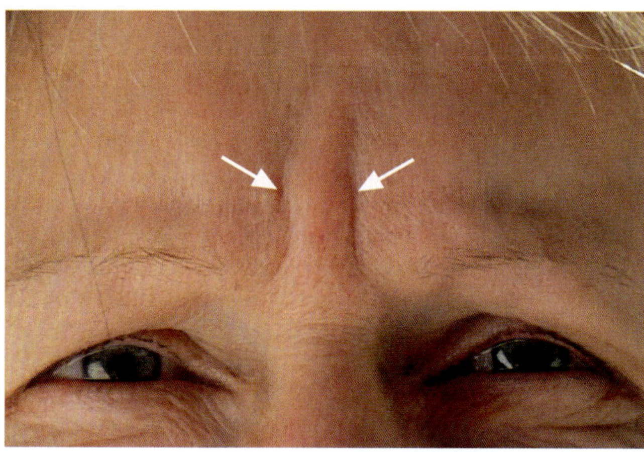

Abb. 5.2 Steile Falten über der Nasenwurzel können sowohl auf einen kritischen oder grüblerischen Menschen als auch auf eine chronische Sinusitis, Migräne sowie eine Funktionsstörung der Halswirbelsäule (HWS) hinweisen.

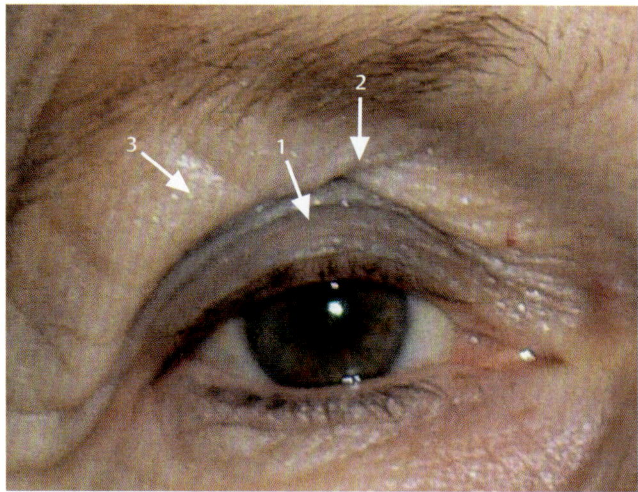

Abb. 5.3 Bläulich gefärbte Oberlider (1) und eingefallene Oberlider (2) signalisieren Neurasthenie. Außen hängende Oberlider (3) deuten auf Depressionen und Antriebsschwäche.

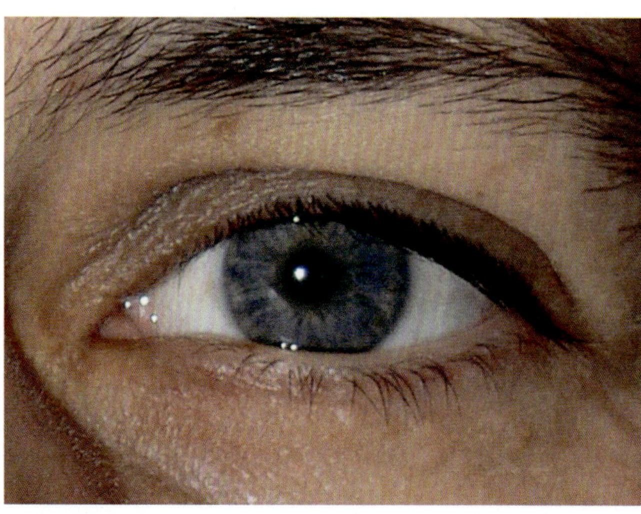

Abb. 5.4 Blauschwarze Augenlider signalisieren Neurasthenie und Insomnia.

Ebenso sind **dunkle Ringe um die Augen** (**Abb. 5.5**) oder auch **dunkle Schatten unter den Augen** – die typischen „Ferrumschatten“ aus der Biochemie – oft ein Ausdruck von **Erschöpfung**.

Differenzialdiagnostischer Hinweis
Dunkle Ringe und Schatten der Augen können auch ein Hinweis auf einen niedrigen Blutdruck sein.

Ein **eingefallenes Oberlid** (**Abb. 5.3**, 2) deutet häufig auf eine **Nervenschwäche** hin.

Hingegen ist ein **außen hängendes Oberlid** (**Abb. 5.3**, 3) vielfach ein Zeichen von **Depression** und **Adynamie**. Überspitzt formuliert: Das Augenlid ist ebenso kraftlos wie der ganze Mensch.

Differenzialdiagnostischer Hinweis
Gleichermaßen kann ein herabhängendes Oberlid auch ein Hinweis auf eine geschwächte Herzfunktion oder ein Roemheld-Syndrom sein.

Schmale Augenbrauen (**Abb. 5.6**) können Konzentrationsmangel, Gedächtnisschwäche und Reizbarkeit signalisieren.

Differenzialdiagnostischer Hinweis
Schmale Augenbrauen können auch Östrogenmangel und/oder Kreislaufschwäche offenbaren.

Lange Wimpern zeigen die große Sensibilität eines Menschen.

Viele kleine Falten unter den Augen (**Abb. 5.7**) können ein dezentes Signal für zu viel Alkohol sein. Das Gewebe schwillt regelmäßig an und schnell wieder ab.

Merke
Oft liegt bei vielen kleinen Falten unter den Augen eine Histamin-Intoleranz vor.

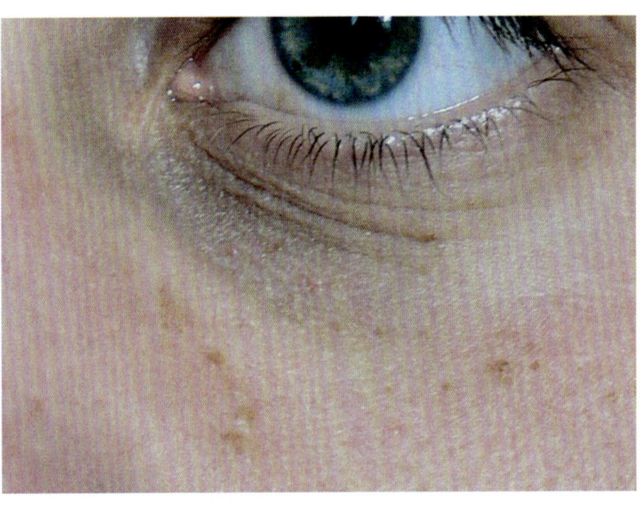

Abb. 5.5 Dunkle Augenschatten oder -ringe können auf Neurasthenie oder Hypotonie deuten.

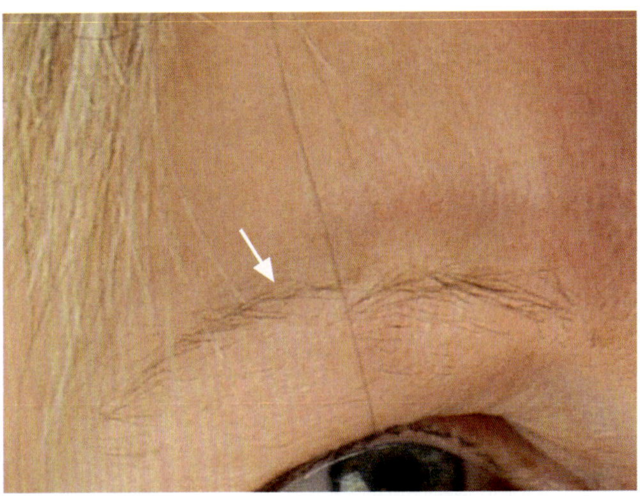

Abb. 5.6 Sehr dünne Augenbrauen können sowohl auf Vergesslichkeit, Konzentrationsmangel oder leichte Erregbarkeit als auch auf eine Schwäche der Herz-Kreislauf-Funktion oder Östrogenmangel hinweisen.

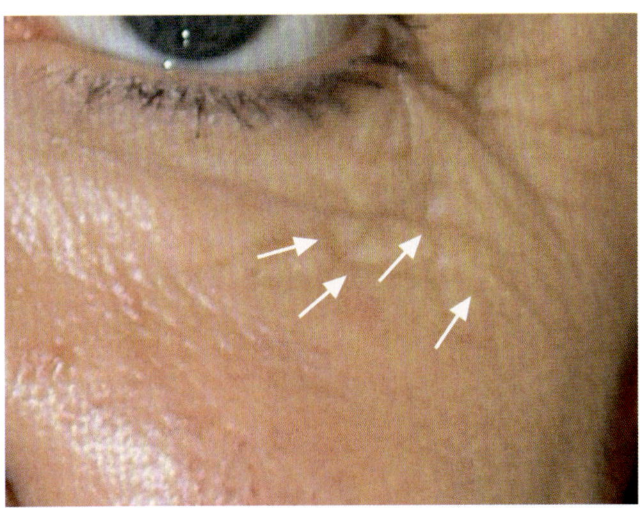

Abb. 5.7 Viele kleine würfelförmige Falten im oberen äußeren Wangenbereich können auf Alkoholabusus oder eine Histamin-Intoleranz hinweisen.

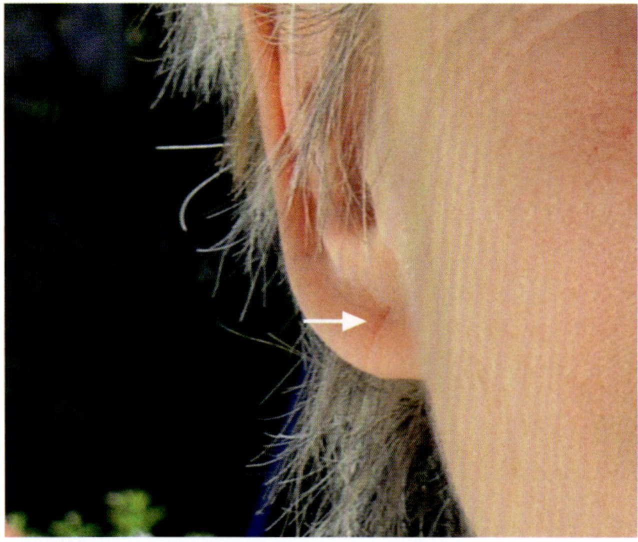

Abb. 5.8 Eine Diagonalfalte auf dem Ohrläppchen ist ein Anzeichen für akuten Stress.

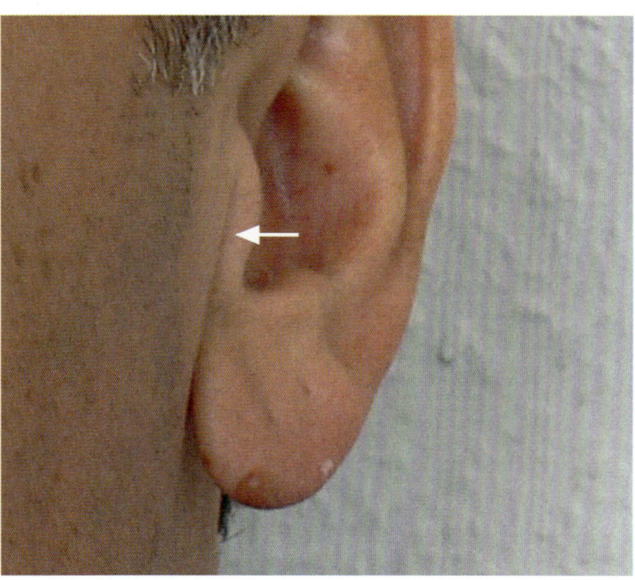

Abb. 5.9 Eine Sucht kann an einer senkrechten Falte vor dem Ohr zu erkennen sein.

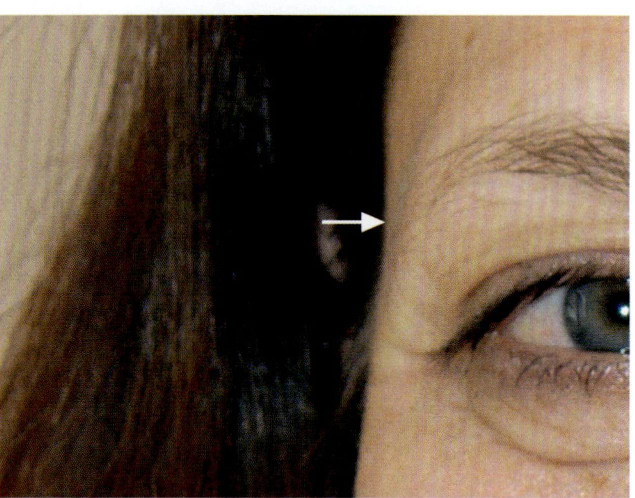

Abb. 5.10 Eingefallene Schläfen weisen auf Erschöpfung hin. Meistens ist die Funktion der Nebennieren geschwächt.

Die Ohren

Eine **Diagonalfalte auf dem Ohrläppchen** (**Abb. 5.8**) signalisiert **Stress**. Sie kann sich in einer Ruhe- und Erholungsphase zurückbilden, wenn der Körper genug Regenerationsvermögen besitzt.

> **Differenzialdiagnostischer Hinweis**
> Eine diagonale Falte auf dem Ohrläppchen kann ein Warnhinweis für ein erhöhtes Herzinfarktrisiko sein.

Eine **vertikale Falte vor dem Ohr** (**Abb. 5.9**) offenbart die Tendenz zu **Sucht**. Dabei ist es unwichtig, um welche Form oder Substanz der Sucht es sich handelt. Sowohl materielle Süchte wie Alkohol-, Nikotin-, Medikamenten- und Süßigkeiten-Abhängigkeit als auch nicht materielle Süchte wie Spiel- oder Internet-Abhängigkeit können durch eine senkrechte Falte vor dem Ohr zum Ausdruck kommen.

> **Differenzialdiagnostischer Hinweis**
> Oft weist eine Steilfalte vor dem Ohr auch auf Diabetes hin.

Die Schläfen

Ein deutliches Signal für **Erschöpfung, Schlafmangel** und **zu wenig Ruhe** sind **eingefallene Schläfen** (**Abb. 5.10**). Sie sind Ausdruck von Substanzverlust und lassen sich vielfach bei Menschen beobachten, die an konsumierenden Erkrankungen wie Krebs, Diabetes oder dialysepflichtigen Nierenerkrankungen leiden. Entsprechend lange dauert die Rekonvaleszenz. Erfahrungsgemäß ist die Substitution vieler Vitalstoffe erforderlich.

> **Differenzialdiagnostischer Hinweis**
> Häufig zeigen eingefallene Schläfen auch eine Funktionsschwäche der Nebennieren an.

Die Wangen

Eine **kurze Nasolabialfalte** (**Abb. 5.11**) ist ein Kennzeichen für sensible Menschen mit einem empfindlichen vegetativen Nervensystem. Psychische Belastungen wie Ärger, Aufregung, Schreck und viele andere Emotionen verursachen oft körperliche Beschwerden. Die kurze Nasen-Lippen-Falte „verrät" eine Disposition zu psychosomatischen Beschwerden. Dies betrifft insbesondere die Verdauungsorgane, z. B. in Form eines Reizmagens oder Reizdarms.

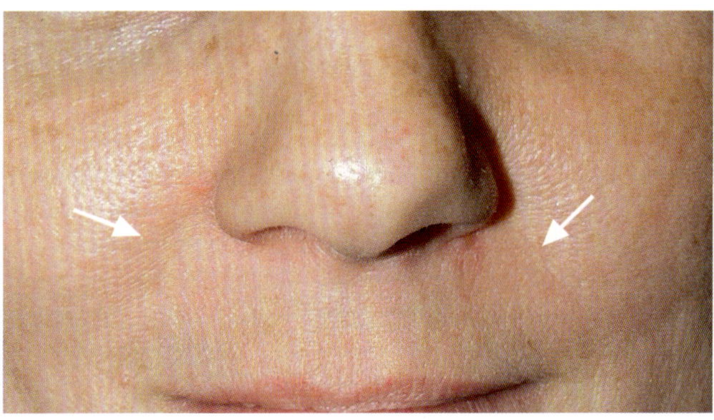

Abb. 5.11 Ist die Nasen-Lippen-Falte kaum zu erkennen oder nur sehr kurz, ist das Vegetativum meistens wenig belastungsfähig. Oft besteht eine Disposition zu vegetativen Beschwerden des Verdauungssystems.

> **Merke**
> Menschen mit kurzer Nasolabialfalte reagieren oft auch auf zu viel, zu hastiges, zu fettes, zu heißes und/oder zu kaltes Essen mit schmerzhaften Magenkrämpfen.

Pergamentartige Falten auf den Wangen (**Abb. 5.12**) können als Signal für **Angst**, **Wehmut** und **Trauer** gedeutet werden. Es besteht eine Beziehung zwischen den Zeichen und dem Gefühl; einfach gesprochen: Die Haut der Wangen ist ebenso ausgelaugt und zerknittert, wie sich dieser Mensch fühlt.

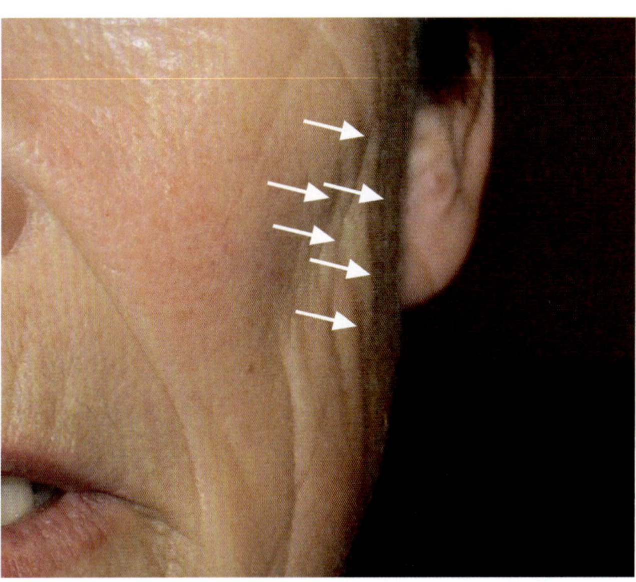

Abb. 5.12 Pergamentfalten sind ein Anzeichen für Ängste und Depressionen. Häufig sind auch die Funktionen der Milz, Nieren und Nebennieren gestört.

> **Differenzialdiagnostischer Hinweis**
> Pergamentfalten weisen vielfach auf Funktionsstörungen von Nieren, Nebennieren und Milz hin.

Die Nase

Ein **schmaler Nasenrücken** (**Abb. 5.13**) ist ein häufiger Hinweis auf **hochgradige Nervosität**.

> **Differenzialdiagnostischer Hinweis**
> Ebenfalls kann ein schmaler Nasenrücken ein Anzeichen für funktionelle Herzbeschwerden oder eine Hyperthyreose sein.

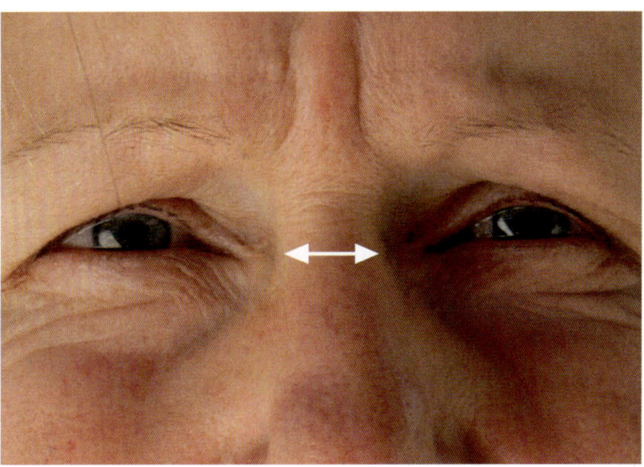

Abb. 5.13 Ein schmaler Nasenrücken zeigt eine mögliche Disposition zu Nervosität, funktionellen Herzbeschwerden oder einer Schilddrüsenüberfunktion.

Der Mund

Besonders das Volumen der Lippen zeigt vegetative Belastungen an.

Extrem schmale Lippen (**Abb. 5.14**) können **Verzicht** signalisieren. Sowohl eigene Gefühle als auch eigene Wünsche werden nicht geäußert. So bekommen sowohl Menschen in Mobbingsituationen als auch Asketen häufig schmale Lippen.

Das Lippenvolumen ist reversibel. Werden Gefühle und Wünsche gelebt, werden auch die Lippen voller. Entsprechend verraten voluminöse Ober- und Unterlippen meistens lebensfrohe Menschen; sie wissen ihr Leben zu genießen.

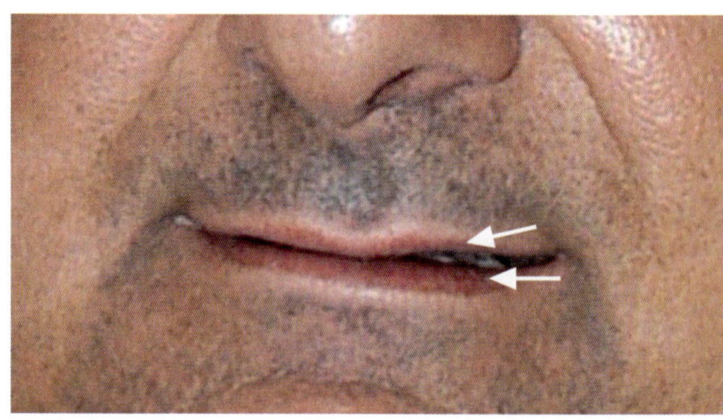

Abb. 5.14 Schmale Lippen können sowohl Askese als auch eine Verdauungsschwäche offenbaren.

Differenzialdiagnostischer Hinweis
Sehr schmale Lippen können auch auf einen Mangel an Magen- und Pankreasfermenten und damit auf eine Funktionsschwäche des Dünndarms deuten.

Eine **schmale Oberlippe** kann ein Hinweis sein, dass **keine Gefühle gezeigt** werden.

Eine **schmale Unterlippe** kann hingegen ein Zeichen dafür sein, dass ein Mensch sich seine **materiellen Wünsche nicht erfüllt**.

Das Kinn

Eine **Kinnsteilfalte** (**Abb. 5.15**) und ein **Grübchen** am Kinn sind Hinweise auf eine **empfindliche Psyche**.

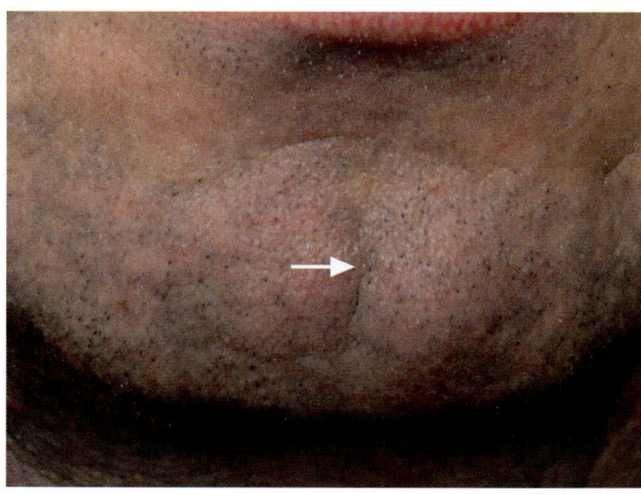

Abb. 5.15 Ein Grübchen oder eine senkrechte Falte am Kinn offenbaren einen sensiblen Menschen mit einer Disposition zu einer Funktionsstörung der Lendenwirbelsäule.

Differenzialdiagnostischer Hinweis
Eine vertikale Falte oder ein Grübchen auf dem Kinn können ansonsten auch auf Beschwerden der Lendenwirbelsäule (LWS) hindeuten.

Menschen mit einem **nach unten überstehenden Kinn** sind oft sehr sensibel. Häufig neigen sie zu Hypochondrie und anderen Ängsten.

5.1.3 Weiterführende Diagnostik

Anamnese Eine **Steilfalte vor dem Ohr** ist ein Hinweis auf eine Sucht. Entsprechend wichtig ist hier die Frage nach Drogen (Alkohol, Zigaretten, Medikamente, Schokolade, Internet o. Ä.). Eine **Diagonalfalte auf dem Ohrläppchen** weist auf Stress hin. Hier muss der Lebensstil thematisiert werden, d. h. psychische Belastungen (Job, Familie usw.), Schlaf und Erholung, Lärm sowie körperliche Aktivität. Eine **kurze Nasolabialfalte** signalisiert einen sensiblen Menschen mit einem empfindlichen Magen. In solchen Fällen ist es notwendig, die Lebensführung anzusprechen. Dies umfasst Themen wie die Akzeptanz der eigenen Sensibilität mit allen Vor- und Nachteilen bis hin zu Strategien, damit umzugehen.

Da Antlitzdiagnose nur eine komplementäre Diagnose ist, müssen die Hinweise im Gesicht durch weitere Diagnoseverfahren erhärtet werden.

5.1.4 Komplementäre Therapie

In der Naturheilpraxis beginnt jede Therapie damit, Patientinnen und Patienten zu einer gesunden Lebensführung zu motivieren. Darauf aufbauend kann die Regenerationsfähigkeit des vegetativen Nervensystems auf vielfältige Weise sehr wirkungsvoll unterstützt werden. Die hier aufgelisteten Therapievorschläge sind als Anregungen zu verstehen.

Exkurs

Gesunde Lebensführung

Eine gesunde Lebensführung basiert maßgeblich auf fünf Faktoren: Ernährung, Flüssigkeitszufuhr, Bewegung, Schlaf/Erholung und psychisch-emotionales Wohlergehen.

Essen

Für ein gesundes und vitales Leben scheint es wichtig zu sein, bestimmte Nahrungsmittel zu essen und gleichzeitig andere zu reduzieren oder sogar zu meiden.

Als „gesund" gilt schon seit Längerem mediterrane Vollwerternährung (Leitzmann 2009) mit einem hohen Anteil an Getreide, Gemüse und Obst.

- **Getreide, Hirse, Amarant, Quinoa, Reis**; vorzugsweise Vollkornprodukte fördern die Verdauung durch Ballaststoffe. Eine gute Verdauung ist wichtig für die Entgiftung des Körpers. Die Ballaststoffe binden Schadstoffe, wirken positiv auf die Darmflora, regulieren den Stuhlgang und senken das LDL-Cholesterin.
- **Gemüse, Hülsenfrüchte** und **Nüsse** enthalten viele Vitamine, Mineralien und sekundäre Pflanzenfaserstoffe. Sie gelten als „Heilpflanzen".
- **Obst** „liefert" Vitamine, Mineralien und sekundäre Pflanzenfaserstoffe.
- **Milchprodukte** sollen nur wenig gegessen werden. Sie dienen der Kalziumzufuhr für Knochen und der Eiweißzufuhr für Muskeln. Der Nachteil ist, dass sie die Nieren mit der Ausscheidung der Eiweiße belasten und häufig Allergien auslösen.
- **Bio-Eier, hochwertiges Fleisch und Fisch (am besten kein Wildfisch, sondern aus Aquakulturen, da dieser i. d. R. weniger schwermetallbelastet ist)** sollten ein- bis zweimal wöchentlich gespeist werden. Fleisch liefert Zink und Eisen und Fisch Omega-3-Fettsäuern mit positiver Wirkung auf Gefäße, Herz und Cholesterinwerte.
- **Kaltgepresste Öle und Fette** wie Olivenöl, Kokosöl und Leinöl versorgen mit Omega-3- und -6-Fettsäuren.

Gemieden werden sollten schnell verfügbare Kohlenhydrate (Zucker) wie Softdrinks, natürliche Fruchtsäfte, Süßigkeiten, Speiseeis und Gebäck. Dasselbe gilt für raffinierte, gehärtete Fette sowie die meisten Margarinesorten, denaturierte Nahrungsmittel, künstliche Süßstoffe und Zusatzstoffe (Farbstoffe, Konservierungsstoffe usw.).

Auch der **Essensmodus** ist wichtig. Drei Mahlzeiten am Tag sind optimal. Die letzte Mahlzeit sollte gegen 18 Uhr, spätestens jedoch 3 Stunden vor dem Schlafengehen genossen werden. Die Verdauung wird unterstützt, wenn jeder Bissen gut gekaut und wenig dazu getrunken wird. Ganz wichtig ist Ruhe beim Essen ohne Ablenkung durch Fernsehen, Radio, Smartphone oder Laptop.

Trinken

Die beste Flüssigkeit für den menschlichen Körper ist **stilles Wasser** aus Glasflaschen. Als optimal gelten 0,035 l/kg Körpergewicht. Bei einem Erwachsenen mit 80 kg Körpergewicht sind das täglich 2,4 l Wasser. Der „Start in den Tag" sollte ein Glas warmes Wasser sein. Maximal 2 Tassen **Kaffee** pro Tag sind gestattet. Die Schwellenwerte für riskanten Alkoholkonsum in Gramm/Tag sind für Frauen 10–12 g und für Männer 20–24 g (0,25 l Bier [4,8 Vol.-%]: 10 g; 0,1 l Wein [11 Vol.-%]: 9 g; 0,1 l Sekt: 9 g; 0,04 l „Schnaps" [33 Vol.-%]: 11 g).

Bewegung

Ein Hauptfaktor für ein gesundes Leben ist körperliche Aktivität. Optimal ist z. B. eine Kombination aus Ausdauertraining wie Walking oder Radfahren und Körpertraining durch Yoga oder Tanzen. Ein minimales, aber effektives Körpertraining besteht darin, dreimal in der Woche mindestens eine halbe bis eine Stunde lang spazieren zu gehen. Das aktiviert Herz und Kreislauf, stärkt die Muskulatur, reguliert den Stoffwechsel sowie die innere Anspannung, verbessert die Stresswiderstandsfähigkeit und verringert Ängste sowie depressive Gestimmtheit.

Schlaf und Erholung

Ein biologisch angepasster Schlaf-Wach-Rhythmus ist für die Gesundheit und ein glückliches, vitales Leben existenziell. Ein Mensch benötigt durchschnittlich 7–9 Stunden Schlaf, vorzugsweise an einem dunklen Schlafplatz. Federbetten und Federkernmatratzen mindern ebenso die Schlafqualität wie elektronische Geräte im Schlafzimmer (Fernsehbildschirm, Laptop, WLAN-Router, Smartphone). Zum Schutz vor elektromagnetischen Strahlungen ist es ratsam, Smartphones und WLAN auszuschalten. Ein frisch gelüfteter Schlafraum mit einer Temperatur zwischen 16 und 18 °C und einer Luftfeuchtigkeit zwischen 45 und 65 % fördert einen erholsamen Schlaf.

Psychisch-emotionales Wohlergehen

Damit Menschen sich wirklich wohlfühlen, müssen über die biologischen Bedürfnisse hinaus spezifische psychische Grundbedürfnisse erfüllt sein. Am wichtigsten ist das Bedürfnis nach Nähe bzw. Bindung. Aber auch der Bedürfnisse nach Kontrolle, Lustgewinn und Selbstwerterhöhung sind von elementarer Bedeutung. Instrumente wie Achtsamkeitstraining, Meditation, Coaching oder auch Psychotherapie können dabei unterstützen.

Ernährung

Nahrungsunverträglichkeiten können vegetative Symptome auslösen. Gelegentlich bemerken die Patienten schon von sich aus, dass sie sich schlechter fühlen, nachdem sie gegessen haben. Meistens handelt es sich um eine „maskierte Allergie“: Das unverträgliche Nahrungsmittel führt zunächst zu einer Stimmungssteigerung, anschließend fallen die Patienten in ein „Loch“. Um das abzufangen, essen sie rasch wieder das unverträgliche Nahrungsmittel und begeben sich dadurch in einen Circulus vitiosus. Hier hilft oft ein Ernährungstagebuch.

Ordnungstherapie

Atemübungen

Da der Atem die Verbindung zwischen dem sympathischen und parasympathischen Nervensystem herstellt, kann durch Atemtechniken wie Bauch-, Tiefen- und Wechselatmung das vegetative Nervensystem harmonisiert werden.

> **Übung**
>
> **Wechselatmung**
>
> Wechselatmung bringt den Atemrhythmus ins Gleichgewicht und ist eine sehr wirkungsvolle Methode, das vegetative Nervensystem und dadurch Geist und Körper zur Ruhe zu bringen.
>
> So führen Sie die Übung aus:
>
> - Setzen Sie sich bequem hin und schließen Sie die Augen.
> - Atmen Sie voll aus.
> - Verschließen Sie das rechte Nasenloch mit dem Daumen und atmen Sie langsam durch das linke Nasenloch ein.
> - Verschließen Sie jetzt das linke Nasenloch mit dem Ringfinger und atmen Sie langsam durch das rechte Nasenloch aus.
> - Atmen Sie durch das rechte Nasenloch ein.
> - Verschließen Sie das rechte Nasenloch mit dem Daumen und atmen Sie durch das linke Nasenloch aus.
>
> Setzen Sie dieses Muster fort, wechseln sie nach jeder Einatmung das Nasenloch. Wenn Ihnen das leichtfällt, üben Sie, bis die Ausatmung doppelt so lange dauert wie die Einatmung. Setzen Sie die Übung 30 Sekunden bis 2 Minuten fort.

Hydrotherapie

Kneipp-Anwendungen wie ein warmes Fußbad, Teilwaschungen, Bürstungen und Waschungen dienen der Roborierung.

Phytotherapie

Bei Schlafstörungen und nervöser Unruhe hat sich ein Beruhigungstee bewährt.

> **Rezeptur**
>
> **Beruhigungstee**
>
> **Rp.**
>
> - Valerianae radix conc. (Baldrianwurzel) 40,0 g
> - Lupuli strobulus conc. (Hopfenzapfen) 20,0 g
> - Melissae folium conc. (Melissenblätter) 15,0 g
> - Menthae piperitae folium conc. (Pfefferminzblätter) 15,0 g
> - Aurantii pericarpium conc. (Pomeranzenschalen) 10,0 g
>
> *M.f.spec. sedativae D.S.:*
>
> 1 gehäuften TL mit 150 ml kochendem Wasser übergießen und bedeckt 10 min ziehen lassen. Abseihen und täglich bis zu 5 Tassen trinken (v. a. 2 Tassen ½ Stunde vor dem Schlafengehen).

Homöopathie

Einzelmittel

Acidum phosphoricum, Ambra, Arsenicum album, Aurum, China, Kalium phosphoricum, Zincum, Zincum valerianicum

Komplexmittel

Bei nervöser Erschöpfung regeneriert Presselin Nervenkomplex in einer Dosierung von 3 × tgl. 1 Tbl.

Bei nervösen Unruhezuständen und Schlafstörungen wirken

- Calmvalera Hevert: 3 × tgl. 1 Tbl./3 × tgl. 40 Tr.
- Nervoregin H: 3 × tgl. 1 Tbl.
- Dysto-Loges S: 3 × tgl. 1 Tbl./10 Tr.)
- Synergon Nr. 168 Avena sativa: morgens und abends 20 Tr.
- bei Frauen Synergon Nr. 14 Platinum: 3 × tgl. 20 Tr.
- bei Männern Synergon Nr. 18b Nuphar: 3 × tgl. 30 Tr.

Biochemie nach Dr. Schüßler

Nr. 5 Kalium phosphoricum D 6 (3 × tgl. 2 Tbl.) wirkt sowohl auf das zentrale als auch das vegetative Nervensystem („Kalium statt Valium!"). Dies gilt insbesondere bei nervösen, überreizten und geschwächten Menschen.

Auch Nr. 7 Magnesium phosphoricum D 6 beruhigt das vegetative Nervensystem und beeinflusst die Herz-Kreislauf- und Verdauungsfunktion. Es fördert einen ausgewogenen Tag-Nacht-Rhythmus und einen erholsamen Schlaf.

Zusammen mit Kalium phosphoricum hilft es, Erregungszustände zu lösen. In Gabe zusammen mit Calcium phosphoricum D 6 wirkt es als Stärkungsmittel.

Anthroposophische Medizin

Neurodoron (3–4 × tgl. 1 Tbl.) harmonisiert und stabilisiert bei Nervosität, Unruhe, Angst und depressiven Verstimmungen.

Lavendelöl 10 % (2–3 × tgl. 3–5 Tr.) in die Haut im linken Brustbereich einreiben. Konsolidiert bei vegetativen Gleichgewichtsstörungen, nervöser Unruhe, Einschlafstörungen und funktionellen Herz-Kreislauf-Störungen.

Ohrakupunktur

Französische Punkte Vegetativum II; Punkte auf der postantitragalen Furche: Reise und Nausea (29a), Polster (29), Point de Jérôme (29b), Punkt der Begierde (29c); Antidepression, Antiaggression, Angst, Freude/Kummer, Omega, R-Punkt, Thalamus (26a), Valium, Barbituratanaloger Punkt, Frustration.

Chinesische Punkte Hirnstamm (25), Hirnanhang (26a), Graue Substanz (34), Vegetativum (51), Shen Men (55), Herzpunkt (100).

Ein Fallbeispiel: LWS-Syndrom

Anamnese

Eine 36-jährige Frau kommt aufgrund ihrer heftigen Rückenschmerzen in meine Praxis. Seit Monaten leidet sie an einem rezidivierenden LWS-Syndrom. Die junge Mutter ist erschöpft. Sie schläft schlecht und fühlt sich völlig überfordert, Kinder und Haushalt zu koordinieren. Für ihre Tätigkeit in ihrer Medienagentur fehlen ihr sowohl die Ideen, die Inspiration als auch die Kraft. Das deprimiert sie sehr.

Diagnose

Ihr Gesicht (**Abb. 5.16**) zeigt deutlich, dass sie Schmerzen hat. Allerdings ergibt sich in der Antlitzdiagnose nur ein dezenter Hinweis auf ihre Wirbelsäulenbeschwerden – eine kleine Querfalte am Kinn. Die auffälligsten Zeichen im Gesicht der jungen Mutter weisen jedoch auf eine starke psychische Belastung hin: schwarze Augenlider, dunkle Schatten unter ihren Augen, eingefallene Schläfen und eine extrem kurze Nasen-Lippen-Falte. Die außerordentliche Empfindlichkeit der Patientin für psychische Belastungen zeigen auch ihre Augen an. Sie hat eine blaue Iris mit straffem feingegliedertem Irisstoma, d. h. eine lymphatisch-neurogene Iriskonstitution, einen schmalen, rötlich gefärbten Ring direkt um die Pupille (den Asthenikerring), Neurolappen und Neuronetze. Auffällig ist auch ein Hinweis auf eine gestörte Nierenfunktion: Die Unterlider der Augen sind geschwollen. Darüber hinaus gibt es mehrere Signale einer gestörten Leberfunktion: Die Patientin wirkt müde, niedergedrückt und depressiv, ihre Augen sind glanzlos. Ihr Gesicht scheint nahezu unbeweglich. Augen- und Mundwinkel sind gelblich getönt. Das Areal unter der Lippe ist leicht geschwollen und gerötet. An ihrem Kinn wächst ein schwarzes Haar.

Schlussfolgerung

Das rezidivierende LWS-Syndrom der Patientin scheint vor allem durch starke psychische Belastung ausgelöst zu sein und dadurch stetig aufrechterhalten zu werden. Eine Selbstregulation wird zusätzlich durch die Funktionsstörung der Ausleitung über Leber und Nieren erschwert.

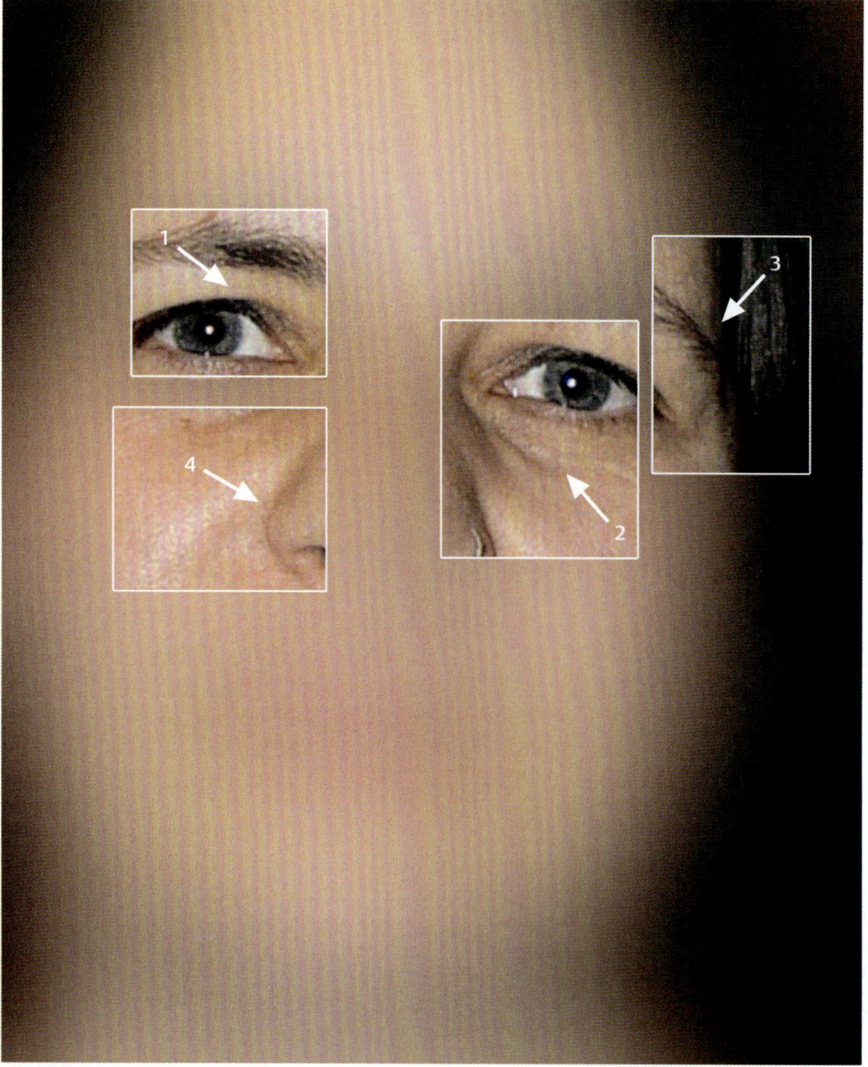

Abb. 5.16 Hinweise auf eine Funktionsstörung des vegetativen Nervensystems im Gesicht der Patientin sind: (1) blauschwarze Augenlider, (2) dunkle Schatten unter den Augen, (3) eingefallene Schläfen und (4) eine kurze Nasen-Lippen-Falte.

Behandlung
Um die Regulationsfähigkeit der Patientin zu unterstützen, werden neben der Lendenwirbelsäule auch ihre momentanen individuellen Schwächen gestärkt, insbesondere ihr Vegetativum und die Entgiftungsfunktion ihrer Nieren und Leber.

Die Beschwerden der Lendenwirbelsäule lassen sich mit Ohrakupunktur therapieren. Die druckdolenten Punkte ISG, L 2, L 3 und L 4 werden 3 Tage lang 2 × tgl. für je 30 min akupunktiert. Die Akupunktur von Shen Men (55) und Point de Jérôme (29b) sowie die Einnahme von Synergon Nr. 14 Platinum (30 Tr. tgl.) fördern ihre psychische Belastbarkeit.

Was sie aber vor allem braucht, ist eine Veränderung ihres Lebensstils, um ihre Gesundheit zu fördern. Sie beginnt regelmäßiger und ausgewogener zu essen, zur Kita und zum Supermarkt zu Fuß zu gehen und entdeckt das Achtsamkeitstraining für sich.

Zur konstitutionellen Unterstützung und gleichzeitigen Förderung der Ausleitung trinkt sie täglich 1–2 l Ausleitungstee.

Nach wenigen Akupunkturbehandlungen ist die Patientin frei von Rückenschmerzen. Ihr Gesicht wirkt deutlich gelöster. Für die Veränderung ihrer Lebensgestaltung braucht sie allerdings mehrere Jahre. Zwischenzeitlich bedarf sie immer wieder therapeutischer Unterstützung bei verschiedensten psychosomatischen Beschwerden.

Rezeptur

Ausleitungstee
Rp.
- Cardui mariae hb. (10,0 g)
- Meliloti hb. (10,0 g)
- Verbasci flor. (7,0 g)
- Taraxaci rad. (6,0 g)
- Millefolii hb. (10,0 g)

M.D.S.:
1 TL auf 1 l, 10 min.

5.2 Leber

Im Gesicht können sich Funktionsstörungen der Leber durch sehr viele unterschiedliche Zeichen zeigen. Die Kenntnis dieser Zeichen dient nicht nur der komplementären Diagnose bei Beschwerden und hilft, diese auf einen Blick zu erkennen. Sie ermöglicht darüber hinaus, eine Fehlfunktion zu erfassen, bevor Symptome auftreten. Dadurch ist eine frühzeitige Behandlung möglich und es kann protektiv Folgeerkrankungen wie Herz-Kreislauf-Störungen, Diabetes oder einem metabolischen Syndrom vorbeugt werden.

Merke

Im Gesicht fast jedes Menschen sind Hinweise auf eine geschwächte Leberfunktion zu sehen.

5.2.1 Aufgaben der Leber

Die Leber ist das größte Entgiftungsorgan im menschlichen Körper. Sie eliminiert sowohl toxische Stoffwechselprodukte (z. B. Ammoniak aus dem Eiweißstoffwechsel oder Fuselalkohole als Folge von Gärung im Darm) als auch von außen zugeführte Giftstoffe, die ausgeschieden werden müssen. Darüber hinaus hat die Leber im Stoffwechsel weitere wichtige Aufgaben: Neben der Sekretion von Gallensäuren für den Fettstoffwechsel verarbeitet und speichert sie mit der Nahrung zugeführte Stoffe, insbesondere Glykogen, Eiweiß und Vitamine (B_{12}, A). Außerdem bildet die Leber sowohl Hormonvorstufen wie Cholesterin als auch Plasmaproteine, u. a. Albumine, α- und β-Globuline, Fibrinogen, Prothrombin und verschiedene Gerinnungsfaktoren.

Es gibt zahlreiche Faktoren, welche die Leber be- und überlasten können:

- Eine **Dysbiose** als Folge nährstoffarmer Ernährung und ungenügenden Kauens begünstigt die Bildung von Fuselalkoholen im Darm. Diese gelangen so in den Blutkreislauf und müssen von der Leber entgiftet werden.
- Die meisten **Medikamente** werden in der Leber metabolisiert, entgiftet und zur Ausscheidung gebracht, u. a. über den Darm und die Galle. Werden über längere Zeit und/oder viele Medikamente eingenommen, belastet das die Leber entsprechend.
- **Giftstoffe** wie Umweltgifte, Chemikalien, Alkohol, Nikotin, Konservierungsstoffe oder Amalgam aus Zahnfüllungen werden über die Leber entgiftet und ausgeschieden. Mit ihnen ist unser Körper mehr oder minder täglich konfrontiert und die Leber ist entsprechend gefordert.
- Im Frühjahr ist die Leber phasenweise überbeansprucht, denn dann produziert der Körper vermehrt **Hormone**, insbesondere Endorphine, Testosteron und Östrogen. Durch den erhöhten Stoffwechsel entstehen auch vermehrt Stoffwechselabfallprodukte, die entsorgt werden müssen.
- **Stresssituationen** wirken sich i. d. R. negativ auf die Leberfunktion aus. Psychische Belastungen wie Ärger, Angst und Trauer führen via Amygdala (Mandelkern) über das autonome Nervensystem und das Neuroendokrinum zu Leberfunktionsstörungen. Jede Form von Stress bringt einen erhöhten Bedarf an Cholesterin für die Synthese der Steroidhormone mit sich.

Diese Faktoren können allein oder auch kombiniert, sozusagen „im Team“, die Leber überlasten. Dies kann dazu führen, dass das Organ seiner Hauptaufgabe, Stoffwechselabbauprodukte und von außen zugeführte Giftstoffe zu eliminieren, nur noch unzureichend nachkommen kann. Diese Giftstoffe lagern sich an unterschiedlichsten Stellen im Körper ab – in den Gelenken, im Gewebe, in der Darmschleimhaut, in den Gefäßen, Organen usw. Solche „Giftmülldepots“ im Körper sind der Nährboden für Allergien, chronische Infekte, rheumatische Erkrankungen, Diabetes mellitus, Gicht, Neurodermitis oder die Schuppenflechte.

Eine Leistungsminderung der Leber kann auch zu einer verminderten Hormon- oder Hormonvorstufenbildung führen, z. B. zu hormonellen Dysbalancen und Erkrankungen wie Endometritis oder Myomen. Eine weitere Folge können ein reduzierter Fett- und Kohlenhydratstoffwechsel sowie eine verminderte Nährstoffeinlagerung sein. Daraus resultieren dann z. T. Erkrankungen wie chronische Gelenkbeschwerden.

5.2.2 Zeichen im Gesicht

Entsprechend bildet das Gesicht als Projektionsfeld für die Funktion innerer Organe die Schwäche der Leberfunktion häufig, differenziert und frühzeitig ab.

Funktionsstörungen der Leber sind nicht auf einer einzigen Projektionszone im Gesicht zu erkennen, sondern sie äußern sich über viele verschiedene Zeichen auf mehreren Gesichtszonen. Eine Funktionsschwäche der Leber signalisieren in erster Linie:

- Gelb- und Braunfärbungen
- rechtsseitige Zeichen
- Fetteinlagerungen
- Schwellungen und Rötungen in bestimmten Bereichen

Allgemeiner Eindruck

„Der Schmerz der Leber ist die Müdigkeit." So lautet eine Hypothese der Traditionellen Chinesischen Medizin (TCM). Empirisch signalisiert oft schon der erste Eindruck eine **geschwächte Leberfunktion**:

- Die Menschen wirken **entkräftet, niedergedrückt** und **depressiv**.
- Die **Augen sind ohne Glanz** und die **Gesichtszüge unbeweglich**.

> **Info**
> Wenn die Leber geschwächt ist und die Energie nicht ausreicht, wachen „Leberpatienten" nachts zwischen 1 und 3 Uhr oft auf. Denn dann ist nach der chinesischen Organuhr die Zeit der größten Aktivität der Leber.

Haut und Hautfarbe

Die **Gesichtshaut** von Patienten mit einer Leberfunktionsstörung ist eher **großporig** (**Abb. 5.17**). Dies steht im Gegensatz zu „Nierenpatienten", deren Haut oft sehr feinporig wirkt. Solche großen Poren sind meistens angeboren und verweisen auf die konstitutionelle Neigung zu Leberbeschwerden.

Kennzeichnend für Funktionsstörungen der Leber ist eine **gelblich-bräunliche Farbe** der Haut (**Abb. 5.17**). Schon ein geringfügig gelbliches Hautkolorit weist auf einen zumindest zeitweise erhöhten Bilirubinspiegel im Blut hin – auch wenn sich die Laborwerte noch in der Norm befinden.

Bei vielen Menschen entwickeln sich mit zunehmendem Alter hellbraune Pigmente der Haut. Teils sehen sie Sommersprossen ähnlich, teils eher Muttermalen. Auch „Leberflecke" gehören dazu. Die Größe reicht von Millimeter- bis Zentimetergröße. Oft werden diese braunen Flecken irrtümlich als **Altersflecken** bezeichnet. **Gelbliche, braune**, manchmal sogar **schwarze Pigmente** sind jedoch vielmehr Ausdruck einer gestörten Leberfunktion (**Abb. 5.18**). Die dunkle Pigmentierung entsteht durch nicht ausgeschiedene Leberstoffwechselprodukte wie Lipofuszine, die der Körper über die Haut „umleitet". Über die Haut ausgeschieden führt die fotochemische Reaktion mit Licht und dem Sauerstoff der Luft zu der gelben oder braunen Hautfärbung.

> **Merke**
> Auch Hormonpräparate wie die Antibabypille und andere Medikamente wie Schmerzmittel können bräunlich gelbe Hautfärbungen verursachen.

In vielen Fällen sind gelbliche und bräunliche Verfärbungen der Haut reversibel. Sie verblassen häufig durch eine Lebertherapie und zeigen so den Therapieerfolg an.

Auch andere **gelbliche und bräunliche Hautfärbungen im Gesicht** sind Indikatoren für einen gestörten Fettstoffwechsel der Leber. Dazu zählt ein gelb-bräunlich gefärbter Hof um die Augen (**Abb. 5.19**).

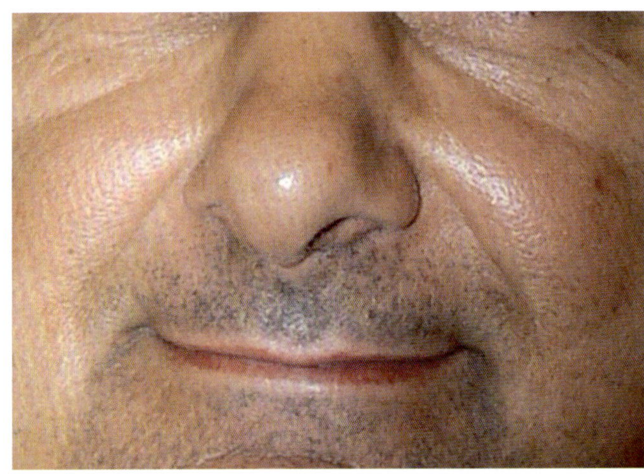

Abb. 5.17 Sowohl eine großporige Haut als auch eine gelblich-bräunliche Hautfarbe sind erste Hinweise auf eine Funktionsstörung der Leber.

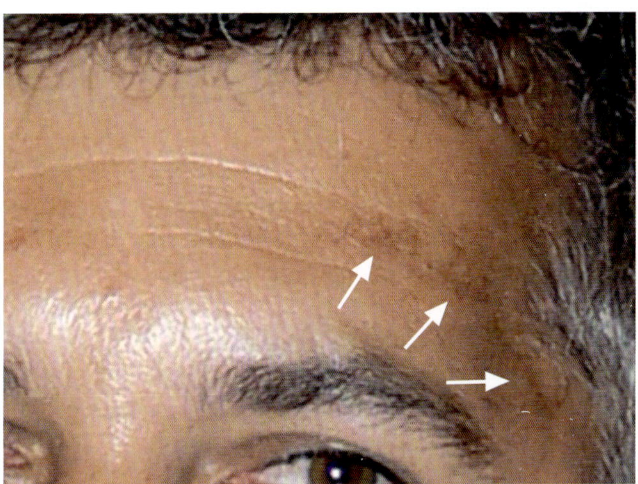

Abb. 5.18 Gelbe und braune Pigmente sind Ausdruck einer schwachen Leberfunktion.

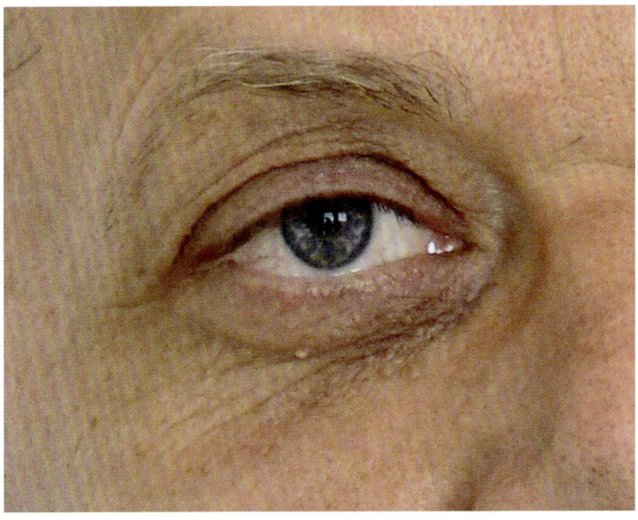

Abb. 5.19 Ein gelb-bräunlich gefärbter Hof um die Augen signalisiert einen verminderten Fettstoffwechsel.

Gelbliche oder bräunliche Augenwinkel (**Abb. 5.20**, 1) und ein gelbliches Oberlid (**Abb. 5.20**, 2) sowie gelblich getönte Mundwinkel (**Abb. 5.30**) signalisieren einen gestörten Leberfettstoffwechsel. Diese lokalen Gelb- und Braunfärbungen entstehen durch die Reaktion toxischer Leberstoffwechselprodukte wie Lipofuszin mit Sauerstoff. Je dunkler diese Färbung, desto stärker und chronischer ist die Autointoxikation.

Exkurs

Die große Häufigkeit von gelblichen Hautverfärbungen im Gesicht als Zeichen für eine Fettstoffwechselstörung entspricht sowohl den aktuellen Studienergebnissen als auch dem gegenwärtigen Diskurs. Zwei Drittel der Erwachsenen in Deutschland leiden an einer Fettstoffwechselstörung, wovon weniger als die Hälfte erkannt wird (RKI 2016). Dyslipidämien gehören zu den wichtigen bekannten Risikofaktoren für Herz-Kreislauf-Erkrankungen und sind zusammen mit Adipositas, Bluthochdruck und Störungen des Blutzuckerstoffwechsels Teil des metabolischen Syndroms.

Merke

Gelbliche Hautfärbungen im Gesicht offenbaren schon sehr früh und gut sichtbar den reduzierten Fettstoffwechsel – auch wenn sich die Blutfettwerte noch im Normbereich befinden.

Rechtsseitige Zeichen

Alle Zeichen wie **Falten, Schwellungen und Verfärbungen**, die nur rechtsseitig zu sehen oder rechts erheblich stärker ausgeprägt sind, signalisieren eine verminderte Funktion der Leber. Die Leber befindet sich in der rechten Körperseite und spiegelt entsprechend besonders in der rechten Gesichtshälfte ihre Funktionsstörungen.

Im Gegensatz dazu weisen alle Zeichen, die entweder nur einseitig links oder linksseitig viel auffälliger zu erkennen sind, auf eine Funktionsstörung von Magen und Milz hin, die sich links im Körper befinden.

Patientinnen mit einer Leberfunktionsstörung ziehen oft die **rechte Augenbraue** hoch. Häufig leiden sie auch an Gallenbeschwerden.

Als dezenter Hinweis auf eine Leberschwäche befindet sich häufig auch **rechts** eine 1–2 cm lange **Steilfalte oberhalb der Nasenwurzel** auf der Stirn (**Abb. 5.21**).

Differenzialdiagnostischer Hinweis

Eine rechtsseitige senkrechte Falte über der Nasenwurzel kann auch ein Indikator für Migräne auf dieser Seite oder eine Störung der Halswirbelsäule sein. Manchmal weist diese senkrechte Falte aber lediglich auf einen kritischen Menschen hin oder jemanden, der häufig grübelt.

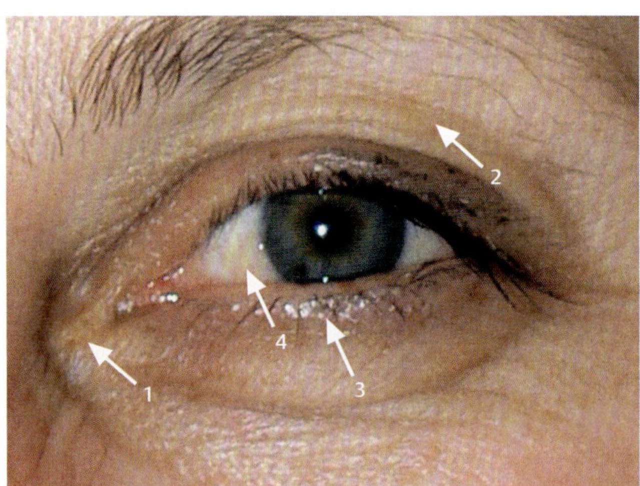

Abb. 5.20 Gelbliche Augenwinkel (1), ein gelbliches Oberlid (2), ein schmierig glänzender Unterlidrand (3) und eine Lipidauflagerung auf der Sklera (4) weisen auf eine Fettstoffwechselstörung hin.

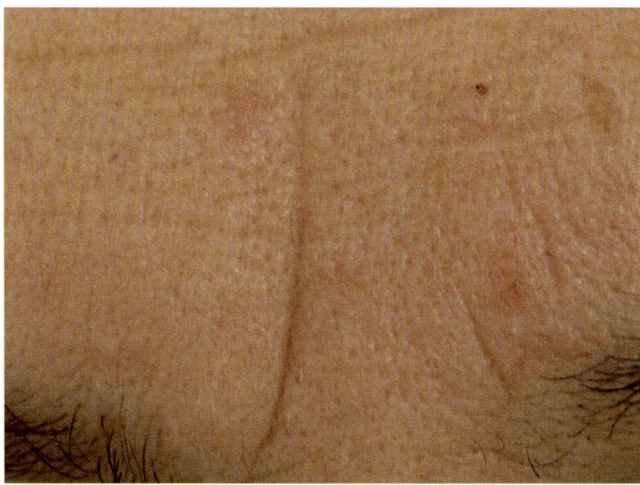

Abb. 5.21 Eine rechtsseitige senkrechte, tiefe Falte oberhalb der Nasenwurzel ist ein Hinweis auf eine verminderte Leberfunktion, Migräne und/oder Beschwerden der Halswirbelsäule.

Außerdem zeigt eine **ausgeprägte rechtsseitige Nasolabialfalte** eine Leberfunktionsschwäche an (**Abb. 5.22**). In der Regel leiden diese Patienten an Gallestau und Gallensteinen.

Auch wenn die **rechte Wange eingefallenen** (**Abb. 5.23**) ist, kann dies auf eine Leberinsuffizienz hindeuten.

Die Augen

So können **ödematöse Schwellungen** im inneren oberen **Augenwinkel** Ausdruck einer Störung der Leberfunktion sein, besonders wenn sie nur rechtsseitig zu erkennen sind (**Abb. 5.24**).

Differenzialdiagnostischer Hinweis

Meistens weisen diese Schwellungen darüber hinaus auch auf eine Funktionsschwäche des Herzens hin.

Auch ein **schmierig glänzendes** Unterlid kann Hinweis auf eine Fettstoffwechselstörung sein (**Abb. 5.20**, 3). Hier leitet die Haut Fettstoffwechselverbindungen aus, die das „zuständige" Ausleitungsorgan nicht ausleiten konnte. Diese „Umleitung" ist offensichtlich dann notwendig, wenn die Leber in ihrer Funktion geschwächt ist.

In vielen Fällen stellen **Xanthelasmen** gut erkennbare Zeichen einer Fettstoffwechselstörung der Leber dar (**Abb. 5.25**). Xanthelasmen sind umschriebene gelbliche Ablagerungen. Meistens sind sie über oder unter den Augenlidern oder im inneren Augenwinkel zu entdecken. Sie bestehen aus Cholesterin oder anderen Fettverbindungen. Diese Ablagerungen befinden sich nicht nur in Augennähe; hier stellen sie allenfalls ein kosmetisches Problem dar. Vielmehr sind Xanthelasmen ein Anzeichen für Ablagerungen auf der Innenschicht der Gefäße, die letztlich zu Arteriosklerose führen.

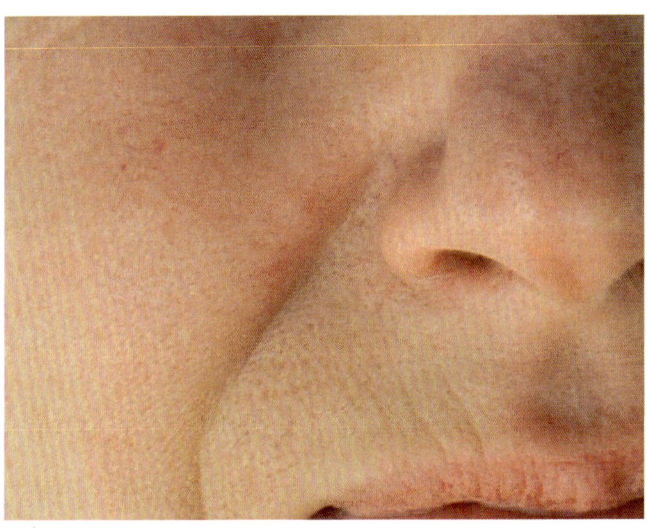

Abb. 5.22 Ist die Nasolabialfalte nur einseitig rechts zu sehen oder voluminöser, liegt oft eine Leberschwäche vor.

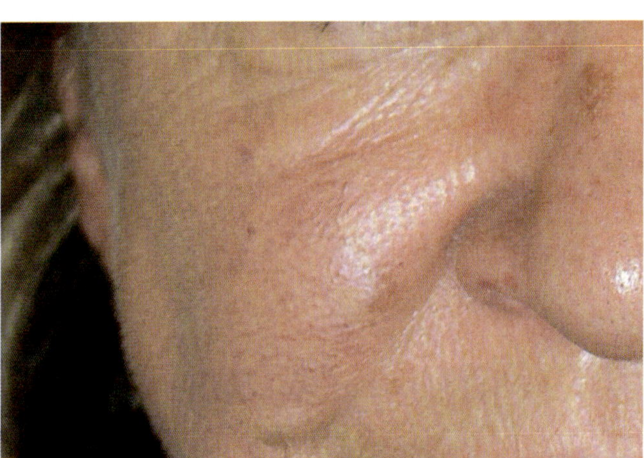

Abb. 5.23 Eine einseitig rechts eingefallene Wange deutet auf eine Leberschädigung hin.

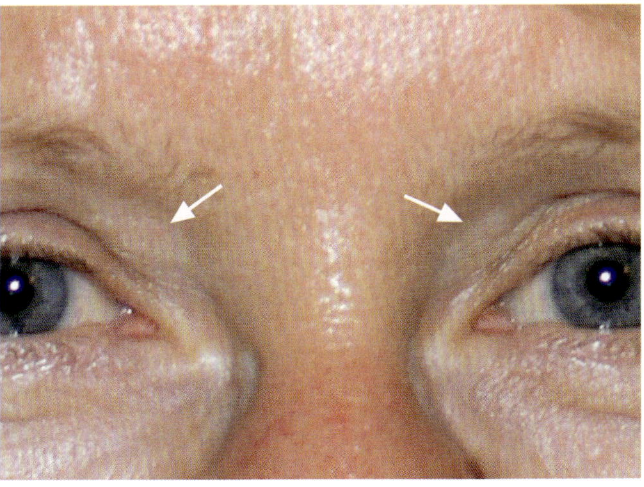

Abb. 5.24 Kleine ödematöse Schwellungen im inneren oberen Augenwinkel können sowohl eine Schwäche der Leber- als auch der Herzfunktion signalisieren.

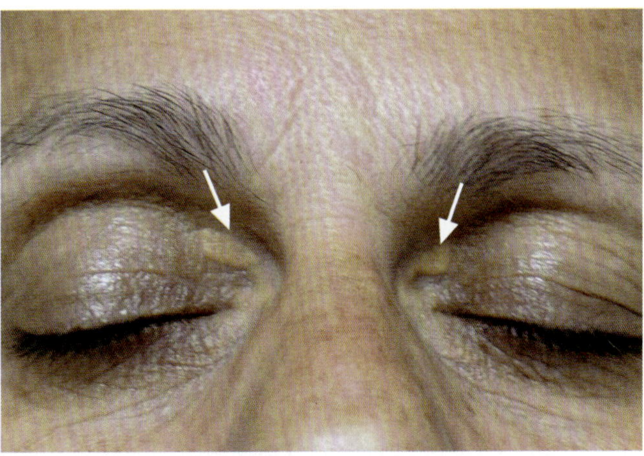

Abb. 5.25 Xanthelasmen weisen auf eine Fettstoffwechselstörung, Koronarsklerose, Diabetes und/oder eine Hypothyreose hin.

Differenzialdiagnostischer Hinweis

Xanthelasmen können auch Ausdruck eines Diabetes, einer Koronarsklerose oder einer Hypothyreose sein.

Im Auge selbst sind **Lipidauflagerungen auf der Sklera** ein weiteres häufig anzutreffendes Signal für eine Fettstoffwechselstörung der Leber (**Abb. 5.20**, 4). Diese Fettauflagerungen zeigen ebenso wie die Xanthelasmen außen, was auch innen im Körper zu finden ist, nämlich Fettablagerungen.

Eine **braune Verfärbung der Bindehaut** deutet ebenfalls auf eine Störung der Leberfunktion hin (**Abb. 5.26**, 1). Die Braunfärbung entsteht durch die Einlagerung von Bilirubin – oft im Zusammenhang mit einer Hepatitis.

Ist die **Zone um die Pupille** herum **bräunlich gefärbt**, besteht i. d. R. eine Disposition zu Leberfunktionsstörungen (**Abb. 5.26**, 2). Die zentrale Heterochromie entsteht durch eine fotochemische Reaktion von Lipofuszin, Skatol und Indikan in der Iris.

Auch sind **bräunliche Pigmente auf der Iris** (**Abb. 5.27**) ein guter Indikator für Leberfunktionsstörungen und bedeuten in vielen Fällen v. a. eine chronische Überbelastung der Leber mit Fuselalkoholen.

Die Schläfen

Ein sehr häufiges „Lebersignal" sind **eingefallene Schläfen** (**Abb. 5.28**). Sie sind Ausdruck einer ausgeprägten Belastung des Leberstoffwechsels. Dies trifft z. B. bei Patienten mit malignen Erkrankungen und konsumierenden Prozessen wie Krebserkrankungen, Niereninsuffizienz oder Diabetes zu. In jedem Fall signalisieren eingefallene Schläfen deutlich Erschöpfung, Substanzverlust und eine langsame Rekonvaleszenz.

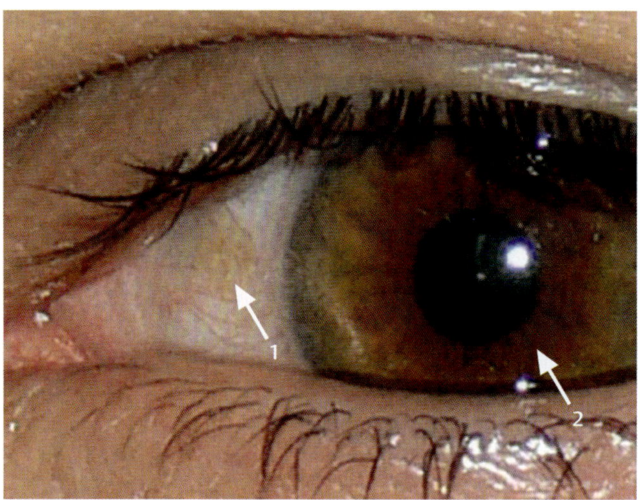

Abb. 5.26 Braune Verfärbungen der Bindehaut (1) und eine braune Färbung um die Pupille (2) deuten auf eine geschwächte Leberfunktion.

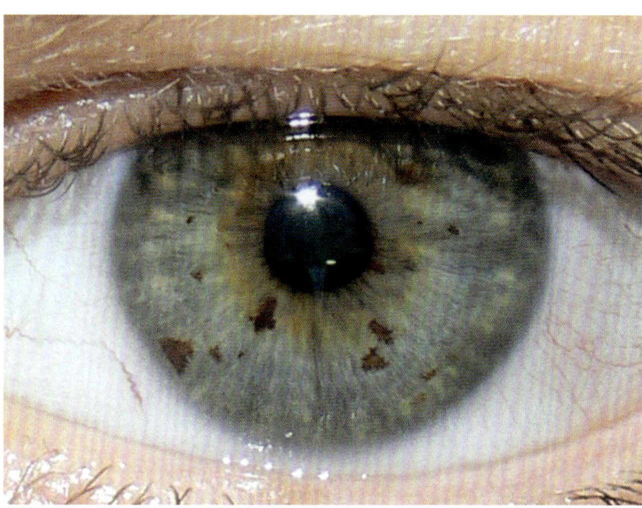

Abb. 5.27 Bräunlich schattierte Pigmente auf der Iris weisen auf eine Leberstoffwechselbelastung hin.

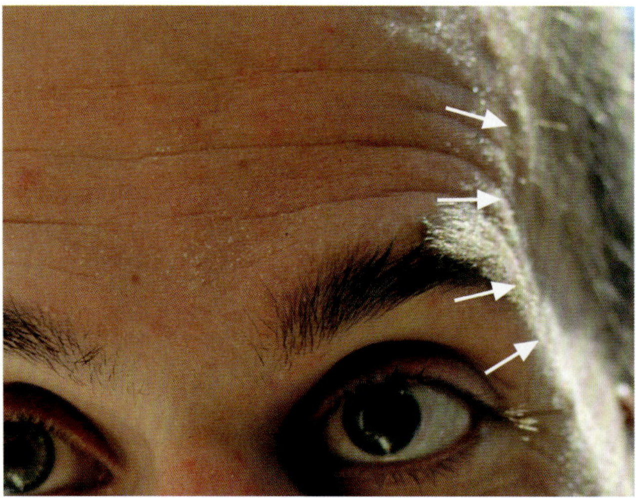

Abb. 5.28 Eingefallene Schläfen sind ein Hinweis auf eine schwere Leberstoffwechselbelastung, Substanzverlust, massive Erschöpfung und nur langsame Rekonvaleszenz.

Die Wangen

Auch die peripheren Bereiche im Antlitz sind Projektionszonen.

Gefäßerweiterungen auf den Wangen können eine **Stauung der Leber** signalisieren. Wenn sie **weit auseinander liegen**, ist meistens die **Pfortader gestaut** und es besteht eine Neigung zu Varikosis (**Abb. 5.29**, 4)

Eine **geschwollene Nasolabialfalte** (**Abb. 5.22**) ist ein Hinweis darauf, dass die **Leber** vermutlich **zu wenig Galle produziert**.

> **Merke**
> Erfahrungsgemäß signalisiert eine geschwollene Nasolabialfalte zusätzlich eine geschwächte Bauchspeicheldrüsenfunktion. Sie ist eine Art „Frühwarnzeichen" und bereits lange vor exkretorischer und inkretorischer Pankreasinsuffizienz zu erkennen – auch wenn die Laborwerte sich noch in der Norm befinden.

Die Nase

Ein **verdickter und breiter Nasenrücken** ist Ausdruck einer ererbten konstitutionellen Neigung zu Lebererkrankungen (**Abb. 5.29**, 1).

Eine **rote Nase** – im Volksmund als „Schnapsnase" bezeichnet – ist ein weiterer allgemeiner Hinweis auf eine Störung der Leberfunktion (**Abb. 5.29**). Natürlich bewirkt ein regelmäßiger Alkoholkonsum eine enorme Leberbelastung, aber das gleiche Ergebnis zeigen alle anderen Gärungsstoffe auch: Süßigkeiten, Zucker, Rohkost, unverdünnte Fruchtsäfte usw., denn nicht nur Spirituosen, sondern auch Gärgifte aus der Nahrung bilden fuselartige Toxine und belasten so die Leber.

> **Differenzialdiagnostischer Hinweis**
> Differenzialdiagnostisch kann eine rote Nase auch Zeichen einer Gastritis, einer Varikosis oder Anzeichen von Hypertonie sein.

Viele rote oder dunkle Punkte auf der Nase sind ebenfalls ein Hinweis auf eine verminderte Leberfunktion (**Abb. 5.29**, 2).

> **Differenzialdiagnostischer Hinweis**
> Dunkle Punkte auf der Nase können ebenso auf eine geschwächte Funktion von Magen und/oder Milz hindeuten.

Teleangiektasien auf den Nasenflügeln signalisieren, dass die **Leber gestaut** ist und eine Tendenz zur Varikosis besteht (**Abb. 5.29**, 3).

Der Mund

Sehr viele Menschen haben als Ausdruck des reduzierten Fettstoffwechsels **gelbliche Mundwinkel** oder sogar einen **gelben Hof um den Mund** herum (**Abb. 5.30**).

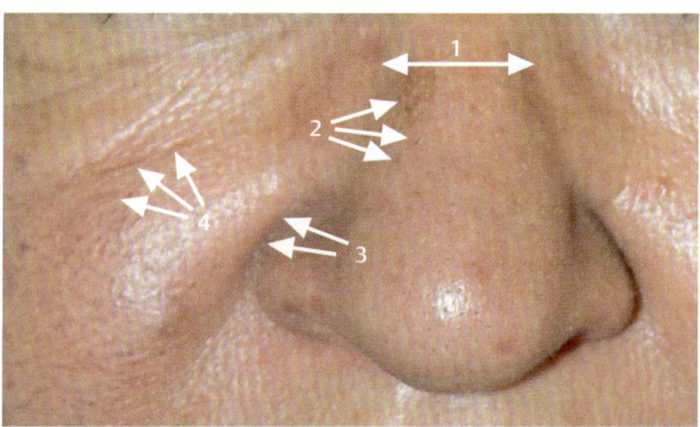

Abb. 5.29 Ein verdickter Nasenrücken (1), dunkle Punkte auf der Nase (2) sowie kleine Gefäßerweiterungen auf den Nasenflügeln (3) und Wangen (4) weisen auf eine Leberstörung hin.

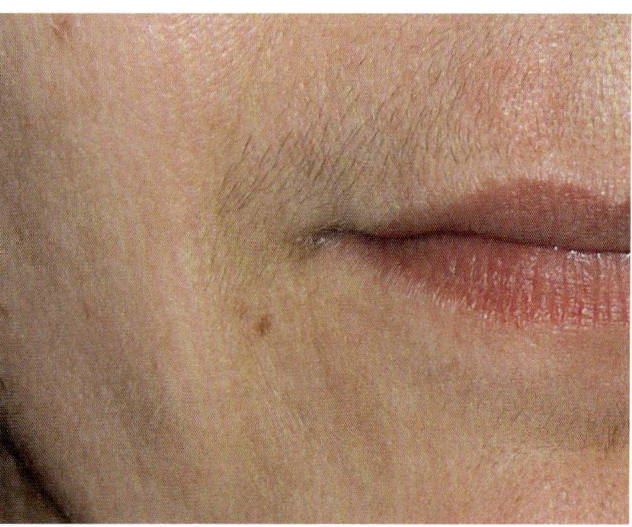

Abb. 5.30 Gelbliche Mundwinkel deuten auf eine Fettstoffwechselstörung hin.

Eine **Schwellung unterhalb der Unterlippe** (**Abb. 5.31**) ist oft Ausdruck einer **Fettleber**. Vergleichbar mit einer Reflexzone ist die Zone unter der Lippe ebenso wie die Leber geschwollen und vergrößert.

Info

Ein Drittel der Erwachsenen in Deutschland hat eine Fettleber (Robert Koch-Institut 2016). Die Ursache der Fettleber liegt vermutlich in ungesunder Lebensweise. Sie ist assoziiert mit Übergewicht, Diabetes und mangelnder körperlicher Aktivität.

Differenzialdiagnostischer Hinweis

Eine Schwellung unter der Unterlippe nur in der Mitte deutet darüber hinaus auf die Mitbeteiligung der Bauchspeicheldrüse.

Bereits eine **sehr voluminöse Unterlippe** kann ein Zeichen für eine vergrößerte, „geschwächte" Leber sein.

Wiederholt ist auch die **Kontur der Unterlippe gerötet** (**Abb. 5.32**). Diese rote Linie unterhalb der Unterlippe signalisiert eine **Entzündungsbereitschaft der Leber**. Die Hyperämie der Leber durch die Entzündung spiegelt sich in der roten Lippenkontur im Gesicht wider.

Differenzialdiagnostischer Hinweis

Eine Schwellung unter der Unterlippe mit einer roten Kontur ist ein Hinweis auf eine entzündliche Fettleber mit dem Risiko einer Leberzirrhose.

Das Kinn

Wenn einer Patientin **am Kinn schwarze Haare** wachsen, besteht vielfach eine Schwäche der Leberfunktion.

Merke

Schwarze Haare am Kinn einer Frau stehen oft in Zusammenhang mit einer hormonellen Disharmonie. Da die Leber gleichzeitig als Hormonspeicher dient, kann eine Leberschwäche auch zu einem Hormonmangel führen.

5.2.3 Weiterführende Diagnostik

Anamnese Gelbliche und bräunliche Hautfärbungen, z. B. braune Pigmente auf der Stirn, den Wangen oder im Augen- bzw. Mundwinkel, sind ein Hinweis auf eine Leberschwäche als Folge einer verminderten Entgiftungsleistung des Organs. Entsprechend wichtig ist hier die Frage nach vielen und starken Medikamente (Schmerzmittel, Abführmittel usw.), Giftstoffen aus der Umwelt oder im Körper (z. B. Amalgam, Silikon). **Eine Schwellung unter der Unterlippe, Lipidauflagerungen auf der Sklera und Xanthelasmen** signalisieren eine Fettleber. Hier muss der Lebensstil thematisiert werden: Ernährung, Alkoholkonsum, Übergewicht, Diabetes und mangelnde körperliche Aktivität.

Blutuntersuchung GOT, GPT, γ-GT, AP, Bilirubin, Gesamteiweiß, Fibrinogen.

Bildgebende Verfahren Sonografie.

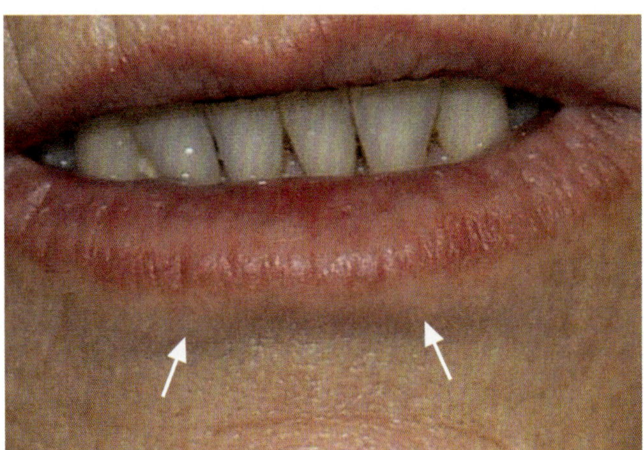

Abb. 5.31 Eine Schwellung unter der Unterlippe ist Hinweis auf eine vergrößerte Leber, meistens eine Fettleber. Oft ist auch die Funktion der Bauchspeicheldrüse reduziert.

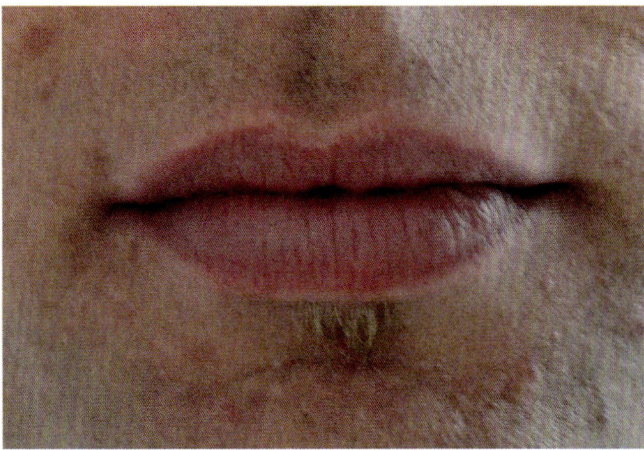

Abb. 5.32 Eine rote Kontur der Unterlippe weist auf eine Entzündung der Leber hin.

5.2.4 Komplementäre Therapie

Die Motivation zu einer gesunden Lebensführung sollte der Anfang jeder Lebertherapie sein. Dann kann besonders in einem frühen Stadium die Regenerationsfähigkeit der Leber sehr wirkungsvoll unterstützt werden. Die folgenden aufgelisteten Therapievorschläge sind als Anregung zu verstehen.

Ernährung

Häufig werden heutzutage Mahlzeiten in Eile eingenommen. Wir leben in diesem Sinne in einer „To-go-Gesellschaft“. Aufgrund von Verpflichtungen im Beruf liegen oft auch sehr große Abstände zwischen den Mahlzeiten. Viele Menschen essen lediglich morgens eine Kleinigkeit, gönnen sich den Tag über nur kleine Snacks und nehmen erst spät abends eine richtige Mahlzeit ein. Meist sind die Mengen, die dann verzehrt werden, viel zu groß. Ratsam sind regelmäßige (durchaus kleine) Mahlzeiten, die ganz bewusst und in Ruhe genossen werden. Als Diät eignen sich sowohl vorwiegend laktovegetabile als auch mediterrane Vollwertkost. Empfehlenswert sind kein Alkohol, wenig Käse, Wurst und Schokolade und hauptsächlich pflanzliche Eiweiße mit hoher biologischer Wertigkeit wie z. B. Kartoffeln und Getreide. Die ballaststoffreiche Kost bindet Toxine des bakteriellen Eiweißabbaus und beschleunigt die Darmpassage.

Ordnungstherapie

Regelmäßige körperliche Bewegung (z. B. 20–30 min täglich zu Fuß gehen) fördert auch die Regulation der Leberfunktion.

Phytotherapie

Mariendistel (Cardui mariae fructus) ist die wichtigste „Leberpflanze“ v. a. bei toxischen Leberschädigungen. Der Wirkstoffkomplex Silymarin stimuliert die Regeneration der Leberzellen, stabilisiert die Lipidstrukturen der Leberzellmembranen und verhindert so das Eindringen lebertoxischer Verbindungen. Silymarin verringert Meteorismus, wirkt protektiv und kurativ als Radikalenfänger und dient als Begleittherapie bei chronisch entzündlichen Lebererkrankungen sowie zur Aszitesentwässerung bei Leberzirrhose.

Steckbrief

Mariendistel-Präparate

- Legalon 2 × 1 Kaps.
- Legalon forte 3 × 1 Kaps.
- Silymarin-Loges 3 × 1 Kaps.
- Hepatos 3–4 × 1 Tbl.
- Silimarit Kapseln 3 × 1–2 Kaps.
- Hepar-Pasc 3–4 × 1 Tbl. 3 Monate lang

Info

Bei Dialyse-Patienten nur in dialysefreien Intervallen geben, da Mariendistel dialysierbar ist.

Homöopathie

Einzelmittel

Bestimmend für die Arzneimittelwahl sind die organotrope Wirkung auf die Leber und den Verdauungstrakt sowie die spezifischen Modalitäten der Begleitsymptome. Bewährte Mittel sind Arsenicum album, Chelidonium, China, Lycopodium, Magnesium muraticum, Natrium sulfuricum, Nux vomica, Phosphorus und Sulfur.

Als „Lebertiefentherapie“ hat sich Lycopodium LM 18, 7 Glob. alle 3 d, bewährt.

Komplexmittel

Zur Anregung der Entgiftung, bei Hypercholesterinämie, erhöhten Transaminasen, Hyperbilirubinämie sowie Leber- und Pankreasstau eignen sich

- Synergon Nr. 164 Taraxacum: 3 × 20 Tr.
- Gelum-Tropfen: 3 × 2 ml

Bei chronischen Lebererkrankungen hat sich Synergon Nr. 120 Leptandra, 3 × 1 Tbl., bewährt.

Die Cholerese lässt sich wirksam mit Synergon Nr. 55 Chelidonium, 4 × 1 Tbl., anregen.

Als Leberzellschutztherapie dient Carduokatt, 3 × 30 Tr.

Biochemie nach Dr. Schüßler

Das Grundmittel zum Schutz des Leberparenchyms ist Nr. 6 Kalium sulfuricum D 6, abends 4 Tbl.

Nr. 9 Natrium phosphoricum D 6 im Wechsel mit Nr. 10 Natrium sulfuricum D 6, je 3 × 2 Tbl., regen die Stoffwechselleistung der Leber an.

Anthroposophische Medizin

Zum Schutz der Leberzellen hat sich Hepatodoron, 3 × 2 Tbl., bewährt.

Choleodoron, 3 × 10–20 Tr., regt die Bildung von Gallenflüssigkeit an.

Ohrakupunktur

Französische Punkte nervaler Leberpunkt (Ärger), Nullpunkt, BWK2, BWK5, BWK6

Chinesische Punkte Shen Men (55), Leber (97)

Die Behandlung sollte über einen längeren Zeitraum 1 × /Woche erfolgen.

Ein Fallbeispiel: Rezidivierende Infekte

Anamnese

Eine 65-jährige Patientin kommt zu mir in die Praxis, weil sie seit Monaten „krank“ ist. Sie hat seit vier Monaten ununterbrochen entweder eine Sinusitis, Bronchitis oder eine Infektion des Verdauungstraktes. Ihre Selbstbehandlung mit viel Obst, Hausmitteln, Vitamin C und Zink sowie die Therapie des Hausarztes mit Antibiotika haben keinerlei nachhaltigen Erfolg. Zudem musste sie sich einer Hüftoperation unterziehen und ist danach nicht wieder richtig – wie sie sagt – „auf die Beine gekommen“. Die Operation ist zwar komplikationslos verlaufen, aber während der Rehabilitation hat sie unter sehr starken Schmerzen gelitten und selbst maximal dosierte Schmerzmittel haben diese nicht gelindert.

Diagnose

In der Antlitzdiagnose (**Abb. 5.33**) zeigen sich eindeutige Hinweise auf eine gestörte Funktion der Leber. Die Patientin wirkt müde, niedergedrückt und depressiv; ihre Augen sind glanzlos. Die Mundwinkel sind nach unten gezogen und das Gesicht scheint nahezu unbeweglich. Ihre Haut hat große Poren. Ganz besonders auffällig ist, dass ihr Gesicht mit gelblichen Pigmenten geradezu „übersät“ ist. Wie die Patientin mir mitteilt, hat sie diese „Sommersprossen“ während der Rehabilitation bekommen. Ebenso ist ihre Sklera gelblich verfärbt. Darüber hinaus hat ihre Unterlippe eine rote Kontur. Auf ihrer Stirn ist rechts eine steile Falte zu sehen.

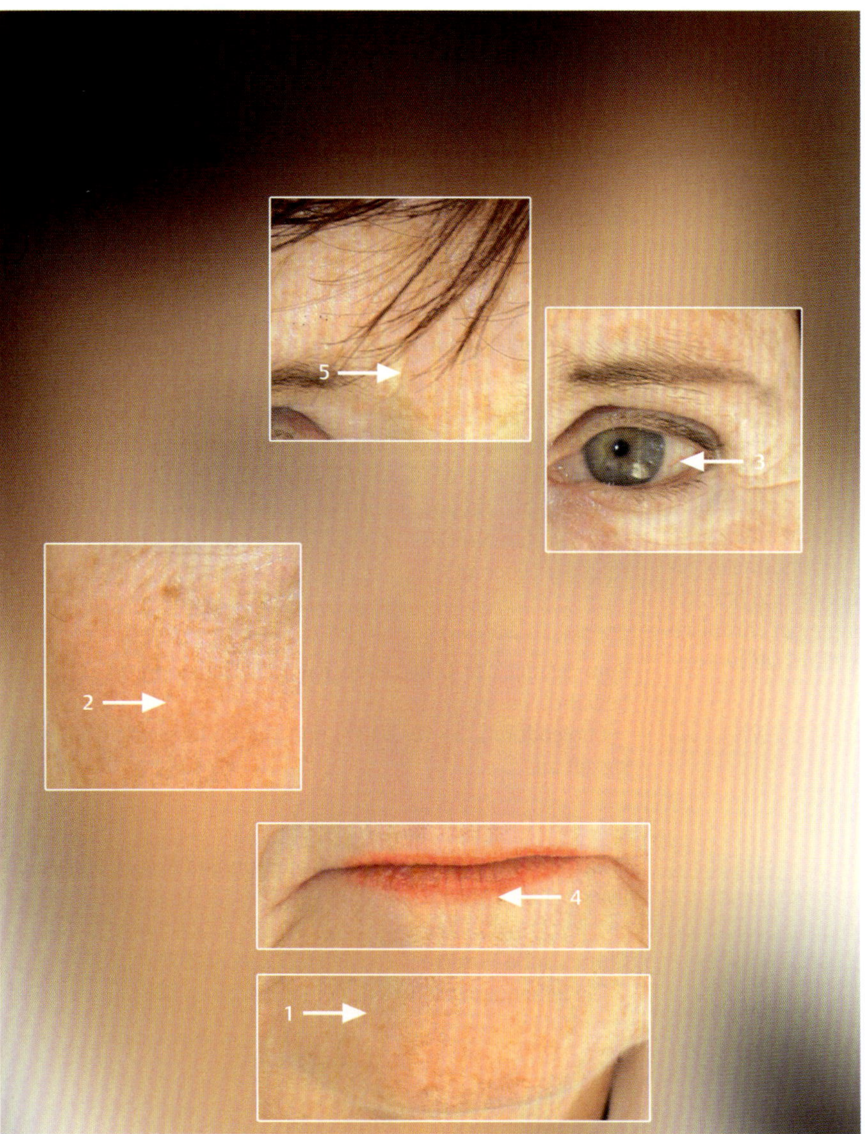

Abb. 5.33 Die Patientin mit rezidivierenden Infekten hat eine großporige Haut (1), viele gelbliche Pigmente (2), eine gelbe Sklera (3), eine rote Kontur der Unterlippe (4) und eine rechtsseitige steile Stirnfalte (5) als Hinweise auf eine Funktionsstörung der Leber.

Schlussfolgerung

Auch wenn die Patientin über keine leberspezifischen Beschwerden klagt: Die Zeichen im Gesicht verweisen augenfällig auf eine momentane Schwäche der Leberfunktion. Dies ist damit zu erklären, dass ihre Leber höchstwahrscheinlich mit der Ausleitung der Schmerzmittel schlichtweg überfordert ist.

Behandlung

Um die Regulationsfähigkeit der Patientin zu unterstützen, werden ihre individuellen momentanen Schwächen gestärkt – insbesondere die Leber- und Darmfunktion sowie ihre Entgiftung.

Als Lebertherapie nimmt sie Synergon Nr. 164 Taraxacum (3 × 20 Tr.). Zusätzlich ist eine Darmsanierung sinnvoll, da ein großer Teil des Immunsystems mit dem Darm assoziiert ist und erfahrungsgemäß bei rezidivierenden Infektionen und besonders nach Antibiotikatherapie eine Unterstützung braucht.

Die mikrobiologische Therapie zur Unterstützung der entgleisten Darmflora erfolgt mit Mutaflor (1.–4. Tag 1 × 1 Kaps., dann 2 × 1 Kaps.). Eine basische Kost mit wenig tierischen Fetten und Alkoholkarenz entlasten die Leber und beschleunigen die Selbstregulation.

Zur Förderung der Ausleitung trinkt sie täglich eine Teemischung.

Die Therapie aus dem Gesicht beendet ihre Infektionsserie. Bereits nach 2 Wochen ist die Patientin nicht nur infektfrei, sondern hat auch erheblich mehr Energie. Das ist auch in ihrem Gesicht zu sehen: Die Skleren sind wieder weiß; die Gelbfärbungen der Haut und die Rötung unter der Unterlippe sind verblasst.

Rezeptur

Lymphtee

Rp.

- Echinacea rad. (10,0 g)
- Cardui mariae hb. (10,0 g)
- Meliloti hb. (10,0 g)
- Verbasci flor. (7,0 g)
- Taraxaci rad. (6,0 g)
- Millefolii hb. (10,0 g)

M.D.S.:

1 TL auf 1 l, 10 min.

5.3 Nieren

Viele unterschiedliche Zeichen im Gesicht können auf Funktionsstörungen der Nieren hinweisen. Die Kenntnis dieser Zeichen ermöglicht, Dysfunktionen der Nieren mit einem Blick zu erkennen. Das ist sowohl für eine komplementäre Diagnose bei bestehenden Nierensymptomen von Bedeutung, aber auch um zu erfassen, dass z. B. bei einer Hypertonie oder bei Gelenkbeschwerden eine Störung der Nierenfunktion entweder die Ursache oder eine Begleiterscheinung der Erkrankung ist. Dadurch wird eine kausale Therapie möglich. Außerdem offenbaren die „Nierenzeichen" eine Fehlfunktion, bevor Symptome auftreten oder Laborbefunde es wiedergeben. Durch eine rechtzeitige angemessene Lebensweise oder eine präventive Therapie kann dann einer Erkrankung vorgebeugt werden.

5.3.1 Aufgaben der Nieren

Die Nieren erfüllen eine komplexe Aufgabe im menschlichen Körper. Sie fungieren sowohl als Ausscheidungsorgan als auch als Hormonproduzent. Jeden Tag durchströmt die gesamte Menge des Blutes des menschlichen Organismus mehrmals die Nieren. Dadurch werden pro Tag ca. 1500 l Blut gefiltert; in 24 Stunden entstehen ca. 150 l Primärharn. Letztlich werden täglich etwa 1–1,5 l Harn ausgeschieden. Darin gelöst sind harnpflichtige Substanzen (wie Kreatinin, Harnstoff, Harnsäure), Abbauprodukte und Medikamente, die sonst zur Vergiftung führen würden. Gleichzeitig regulieren die Nieren den Wasser- und Elektrolythaushalt (z. B. Phosphor, Kalium, Natrium). Überschüssige Flüssigkeit und Elektrolyte gelangen über die Nieren aus dem Körper. Außerdem balancieren die Nieren das Säure-Basen-Gleichgewicht, um den pH-Wert des Blutes im Normbereich zu halten. Die Nieren produzieren das Hormon Renin für die Regelung des Blutdrucks, bilden das aktive Vitamin D für den Knochenstoffwechsel und die Gerinnung, regen durch die Freisetzung des Hormons Erythropoetin (EPO) die Bildung der roten Blutkörperchen an und sind auch an der Produktion von Prostaglandinen, Kininen und Cholecalciferol beteiligt.

Für eine normale Nierenfunktion ist ein gesunder Blutdruck unerlässlich: Ein zu hoher Blutdruck schädigt auf Dauer die Nierengefäße und kann folglich Nierenerkrankungen verursachen. Umgekehrt kann Bluthochdruck allerdings auch die Folge einer Nierenerkrankung darstellen.

Eine eingeschränkte Nierenfunktion kann zu anderen Krankheiten führen wie Wasseransammlungen im Gewebe (Ödeme), Herzschwäche, Herzrhythmusstörungen, Herzinfarkt und Schlaganfall. Ebenso ist es möglich, dass dadurch Störungen des Nervensystems und Knochenstoffwechsels sowie Blutarmut (durch Erythropoetin-Mangel) ausgelöst werden.

Zahlreiche Faktoren können die Nieren be- und überlasten:

- Vielfach ist **Hypertonie** sowohl Ursache als auch Folge einer chronischen Nierenschwäche. Einerseits schädigt ein hoher Blutdruck die Nierenkörperchen (Glomeruli), sodass diese nach und nach ausfallen. Auf der anderen Seite werden bei nachlassender Nierenfunktion vermehrt blutdrucksteigernde Hormone gebildet. Außerdem verbleiben so zu viel Salz und Wasser im Körper, wodurch der Blutdruck ebenfalls ansteigt. Eine gestörte Nierenfunktion und Bluthochdruck bedingen und verstärken sich also gegenseitig. In vielen Fällen sind Bluthochdruckpatienten deshalb gleichzeitig auch Nierenpatienten und umgekehrt.
- **Diabetes** kann die Ursache einer chronischen Nierenschwäche sein. Bleibt der Blutzuckerspiegel längere Zeit erhöht, besteht die Gefahr einer chronischen Nierenerkrankung. Ein erhöhter Blutzucker schädigt auf Dauer die Wände der Blutgefäße. Dies behindert den Blutfluss und damit den Nährstofftransport zu den Organen.
- Als wichtiges Ausscheidungsorgan des Körpers filtern die Nieren auch viele Medikamente oder deren Abbauprodukte. **Medikamente**, die solche Nierenschäden hervorrufen können, sind beispielsweise Schmerzmittel (z. B. Paracetamol, Ibuprofen und Diclofenac). Auch freiverkäufliche Schmerzmittel können bei dauerhafter Einnahme die Nieren schädigen. So kann der Wirkstoff Paracetamol ab einer Gesamtdosis von 1000 g nierenschädigend wirken – eine Menge, die bei der Einnahme von 2 × tgl. 500-mg-Tbl. nach etwa 3 Jahren erreicht wird. Auch bei der Dauereinnahme von Pantoprazol und anderen Blockern der Magensäure (Protonenpumpeninhibitoren, PPIs) wird eine Nierenschädigung aktuell vermehrt diskutiert. Ebenso belasten Antibiotika, z. B. Aminoglykoside (Amikacin, Gentamycin, Neomycin oder Streptomycin), Chemotherapeutika und iodhaltige Kontrastmittel die Nieren. Bei unsachgemäßer Anwendung oder falscher Dosierung können auch Bluthochdruckmittel und harntreibende Medikamente (Diuretika) die Nieren schädigen.
- **Übermäßiger Alkoholkonsum** wirkt wie ein Gift für Leber und Nieren. Es überlastet beide Organe, dehydriert den Körper und stört die Funktion der Nieren. Alkohol sorgt außerdem dafür, dass Harnsäure in den Nierentubuli gelagert wird. Dies kann wiederum die Röhren verschließen und somit schließlich das Risiko von Nierenversagen maßgeblich erhöhen.
- **Rauchen** stellt eine Gefahr für den gesamten Körper dar. Nikotinkonsum erhöht den Blutdruck und die Herzfrequenz, verengt aber gleichzeitig auch die Blutgefäße in den Nieren und reduziert die Durchblutung. In der Regel verstärkt Nikotinkonsum eine eingeschränkte Nierenfunktion und verschlimmert so bestehende Nierenerkrankungen.
- Zu viel **Koffein** erhöht die Gefahr von Bluthochdruck, was wiederum die Nieren stark belastet. Koffein fördert auch die Kalziumausscheidung im Urin und erhöht das Risiko von Nierensteinen. Um Nierenerkrankungen vorzubeugen, sollte ein übermäßiger Koffeinkonsum reduziert werden. Koffein ist u. a. in Kaffee, Softdrinks, Energydrinks, Schokolade und einigen Medikamenten enthalten.
- Durch eine **unzureichende Wasseraufnahme** werden das Blut konzentrierter und der Blutfluss zu den Nieren verringert. Dies stört die Fähigkeit der Nieren, Giftstoffe aus dem Körper zu eliminieren. Die Folge: Im Körper sammeln sich immer mehr Giftstoffe an.
- Das **Aufschieben des Harndrangs** für eine lange Zeit gehört zu den Hauptursachen für Nierenschäden.

- Während des **Schlafs** finden verschiedene Regenerationsprozesse statt. Das Immunsystem arbeitet auf Hochtouren und Organgewebe wird erneuert. Zu wenig Schlaf stört den Erneuerungsprozess und kann so zu Schäden, u. a. an den Nieren, führen. Außerdem erhöht Schlafmangel das Risiko von Arteriosklerose und Bluthochdruck. Diese belasten wiederum die Nieren.
- Ein **übermäßiger Verzehr von rotem Fleisch und anderen proteinreichen Lebensmitteln** kann das Risiko von Nierenerkrankungen erhöhen, denn während der Verdauung werden die aufgenommenen Proteine in Aminosäuren gespalten und daraufhin in Harnstoff umgewandelt. Harnstoff wird wiederum über die Nieren ausgeschieden. Bei einer erhöhten Proteinzufuhr wird die metabolische Belastung der Nieren erhöht. Die Konsequenz: Die Nieren sind oft nicht mehr in der Lage, das Abbauprodukt aus dem Blut zu filtern und auszuscheiden.

5.3.2 Zeichen im Gesicht

Die Zeichen für eine Funktionsstörung der Nieren sind nicht auf eine bestimmte Projektionszone im Gesicht beschränkt, sondern äußern sich über viele verschiedene Zeichen auf mehreren Gesichtszonen. Hinweise auf eine Funktionsschwäche der Nieren geben in erster Linie:

- bestimmte Schwellungen und Färbungen im Augenbereich
- charakteristische Falten auf den Wangen
- Formveränderungen der Ohren

Allgemeiner Eindruck

Menschen mit einer schwachen Nierenfunktion wirken oft antriebsschwach, blass und mürrisch – manchmal sogar „giftig“.

Haut und Hautfarbe

Die **Gesichtshaut** von Patienten mit Nierenfunktionsstörung ist eher **feinporig** – im Gegensatz zu „Leberpatienten“, deren Haut oft sehr großporig wirkt. Die feinen Poren sind meistens angeboren und zeigen die konstitutionelle Neigung zu Nierenbeschwerden.

Bereits ein **schmutzig-fahles Hautkolorit** („Café au Lait“) zeigt eine Funktionsstörung der Nieren an – auch wenn die Laborwerte dies noch nicht indizieren.

Ebenso können **Ödeme** auf eine verminderte Nierenfunktion hindeuten.

Darüber hinaus weisen auch Zeichen von **Blutungsneigung**, wie **Hämatome** und **Petechien**, auf eine eingeschränkte Nierenfunktion hin.

Die Augen

Insbesondere **Schwellungen unter den Augen** (**Abb. 5.34**), die umgangssprachlich oft als Tränensäcke bezeichnet werden, aber auch **Schwellungen des Augenhofs und der Augenlider** können auf eine Funktionsstörung der Nieren hinweisen. In der Regel sind dann die Nieren gestaut oder entzündet. Vergleichbar einer Reflexzone ist die Augenregion ebenso wie das Nierengewebe geschwollen. Eine **Verfärbung dieser Schwellung** kann ein Indiz für die Ursache der Störung sein.

> **Differenzialdiagnostischer Hinweis**
> Farblos transparent geschwollene Unterlider können auch Ausdruck einer Allergie sein.

Ist die **Schwellung rosa** (**Abb. 5.35**) gefärbt, besteht vielfach eine **Zystitis** und/oder **Nephritis**. Bei Männern ist häufig die Prostata beteiligt. Die Augenlider oder auch nur das Unterlid sind ebenso gerötet und geschwollen wie das Blasen-, Nieren- und Prostatagewebe.

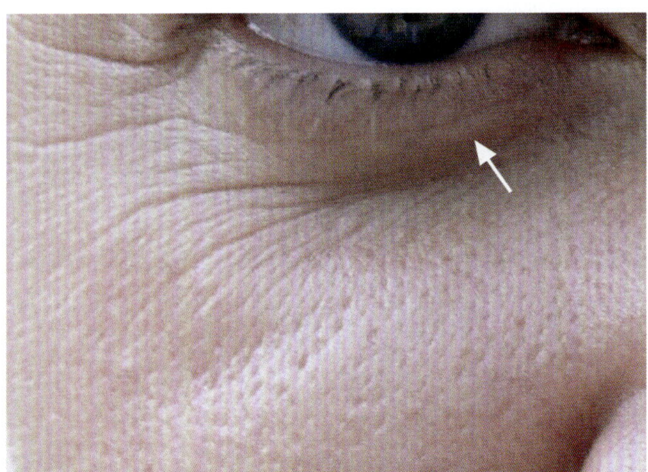

Abb. 5.34 Geschwollene Unterlider signalisieren eine Funktionsstörung der Nieren.

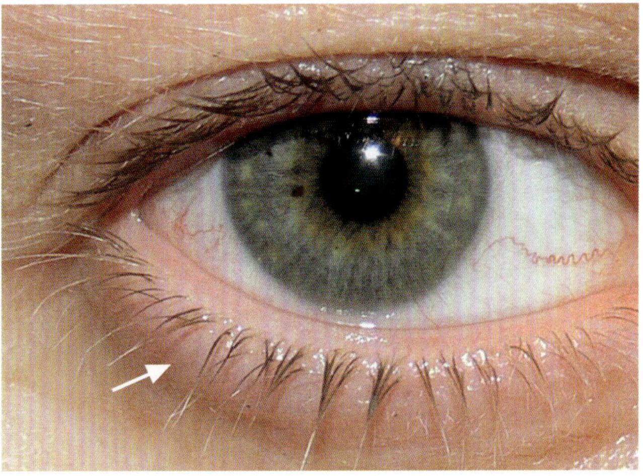

Abb. 5.35 Ein rötlich geschwollenes Unterlid weist auf eine entzündliche Funktionsstörung der Blase, Nieren und Prostata hin.

Ein **grünlich geschwollener Bereich unter den Augen** signalisiert in vielen Fällen eine **Harnsäureretention**. Die Grünfärbung entsteht durch nicht ausgeschiedene Harnsäuren, die über die Haut ausgeleitet werden und dort mit Luft und Sauerstoff farblich reagieren.

Aber auch **morgens geschwollene Oberlider** (**Abb. 5.36**) können auf eine Funktionsstörung der Nieren hinweisen.

Differenzialdiagnostischer Hinweis

Am Abend geschwollene Oberlider signalisieren fast immer eine Herzinsuffizienz. Sind die Augenlider ständig geschwollen, sind erfahrungsgemäß sowohl Nieren- als auch Herzfunktion geschwächt.

Warzenartige Veränderungen (Fibrome) an den Augenlidern (**Abb. 5.37**) sind vielfach Ausdruck einer **Ausscheidungsstörung der Nieren**. Die Fibrome entstehen durch nicht ausgeschiedene, meist toxische Nierenstoffwechselprodukte, die der Körper über die Haut auszuleiten versucht und in diesen kleinen Bindegewebsgeschwüren „zwischenlagert“. Meistens haben Patienten Fibrome nicht nur an den Augenlidern, sondern auch an anderen Körperstellen, z. B. in den Leisten, unter den Armen und am Hals.

Die Ohren

Zwischen den Ohren und den Nieren gibt es einen ganz besonderen Zusammenhang: So deuten **Formveränderungen der Ohren** erfahrungsgemäß auf eine angeborene Disposition zu Nierenerkrankungen hin.

Sowohl ein **eingerollter Ohrrand** als auch **kleine Knötchen/ Tophi** (**Abb. 5.38**) können auf eine angeborene Funktionsschwäche der Nieren hinweisen.

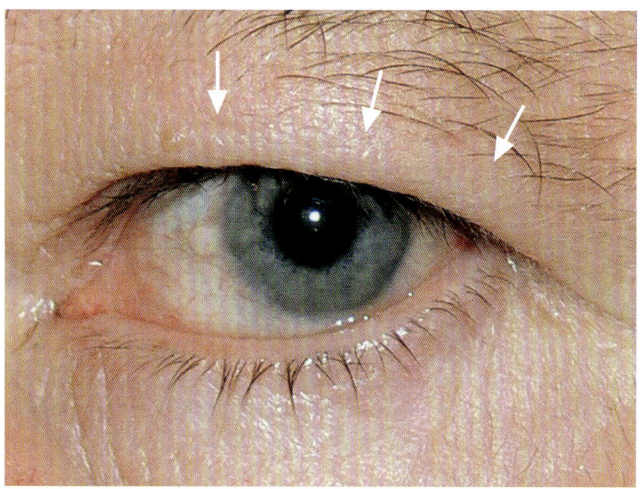

Abb. 5.36 Eine Funktionsstörung der Nieren kann sich durch morgens geschwollene Augenlider äußern.

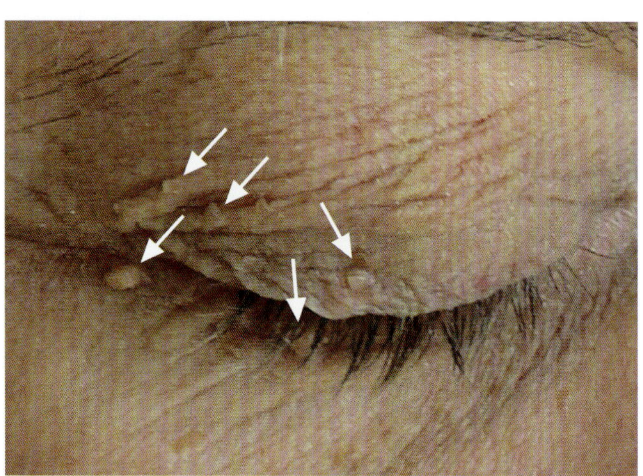

Abb. 5.37 Fibrome deuten auf eine Ausscheidungsstörung der Nieren hin.

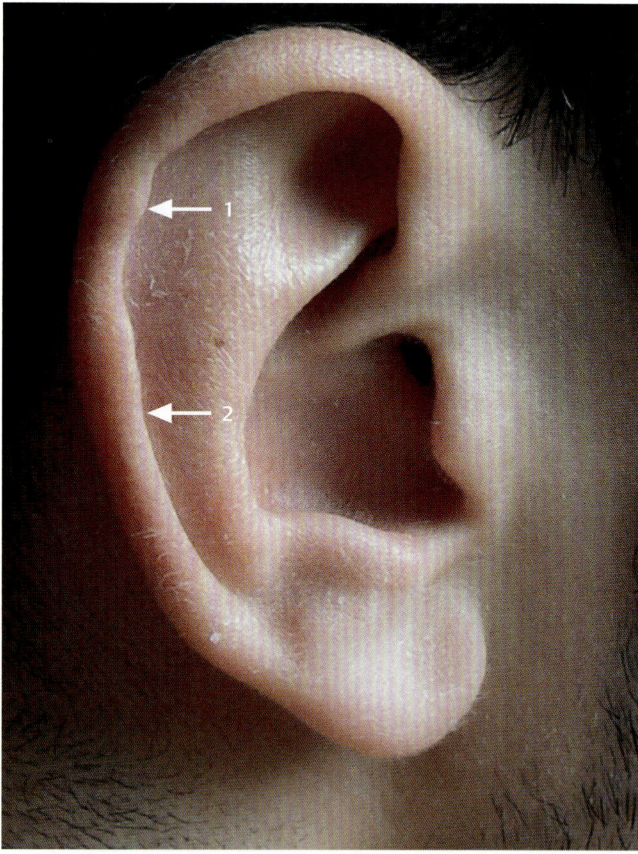

Abb. 5.38 Eine Disposition für Nierenfunktionsstörungen kann an den Ohren durch Tophi (1) und eine eingerollte Helix (2) zu erkennen sein.

Differenzialdiagnostischer Hinweis
Formveränderungen der Ohren wie eine eingerollte Helix und Tophi sind oft auch Zeichen für eine Neigung zu Gelenkbeschwerden.

Bereits abstehende oder auch rote Ohren können Hinweise auf eine Anlage zu Nierenfunktionsstörungen sein.

Differenzialdiagnostischer Hinweis
Rote Ohren können auch in Zusammenhang mit einer Anämie oder einer Leberfunktionsschwäche stehen oder lediglich ein Zeichen für Aufregung sein.

Die Wangen

Viele kleine, insbesondere senkrechte Falten auf den Wangen – oft als **„Pergamentfalten"** (**Abb. 5.39**) bezeichnet – weisen auf eine nachlassende Nierenfunktion hin. Meist trinken diese Menschen viel zu wenig und haben dementsprechend ein stark übersäuertes Gewebe. Im Gesicht von Rheumatikern offenbaren Pergamentfalten eine ursächliche Fehlfunktion der Nieren.

Differenzialdiagnostischer Hinweis
Pergamentfalten können auch Ausdruck einer Dysfunktion der Nebennieren und Milz sein. Auf psychischer Ebene geben sie Hinweise auf viele Ängste und Wehmut (S. 134).

Besonders **eingefallene Wangen** (**Abb. 5.22**) deuten oft auf eine **Niereninsuffizienz**. Die eingefallenen Wangen spiegeln den überdurchschnittlichen Gewebsuntergang des korrespondierenden Organs, d. h. der Nieren.

Differenzialdiagnostischer Hinweis
Eingefallene Wangen können auch ein Warnzeichen für ein Karzinom sein oder eine Leberinsuffizienz offenbaren.

Ein dezentes, aber häufiges Zeichen einer Nierenfunktionsstörung sind **senkrechte Falten vor den Ohren** (**Abb. 5.40**).

Differenzialdiagnostischer Hinweis
Senkrechte Falten vor den Ohren können auch ein Signal für eine Funktionsschwäche der Milz und der Nebennieren sein.

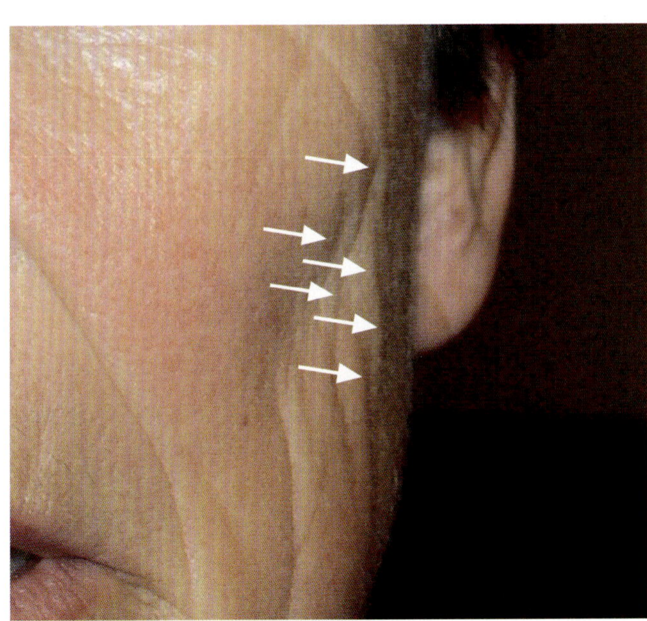

Abb. 5.39 Pergamentfalten können Zeichen für eine Funktionsstörung der Nieren, Nebennieren und Milz sein sowie für Ängste und Depressionen.

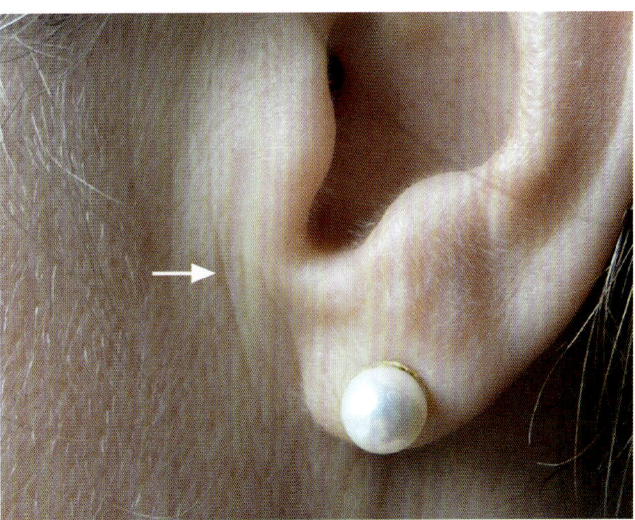

Abb. 5.40 Kleine senkrechte Falten unmittelbar vor dem Ohr können auf Funktionsstörungen der Nieren, Nebennieren und der Milz hindeuten.

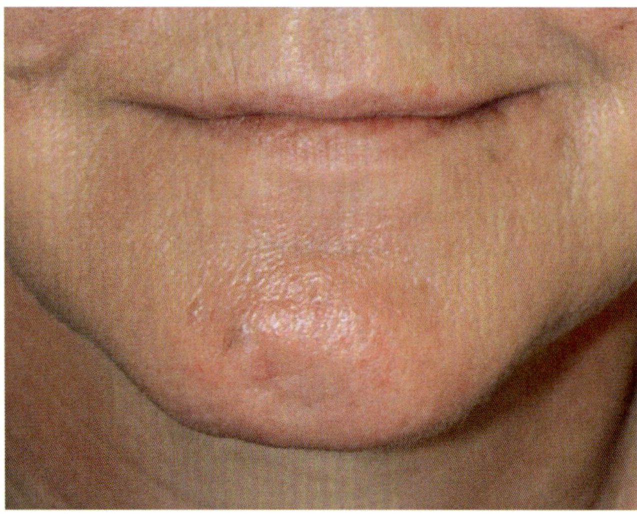

Abb. 5.41 Ein rötlich geschwollenes Kinn ist ein Indiz für Nieren- und Herzinsuffizienz.

Das Kinn

Ein **geschwollenes Kinn** (**Abb. 5.41**) stellt einen Hinweis auf einen **Nierenstau** dar. Das Kinn ist ebenso gestaut wie die Nieren. Als Folge einsteht vielfach eine chronische Nierenschwäche.

> **Differenzialdiagnostischer Hinweis**
> Eine Schwellung des Kinns kann ebenfalls auf eine Hypertonie und eine Herzinsuffizienz hindeuten. Da sich eine gestörte Nierenfunktion und Bluthochdruck gegenseitig bedingen und verstärken, haben Patienten in vielen Fällen gleichzeitig eine chronische Nierenschwäche und einen erhöhten Blutdruck.

5.3.3 Weiterführende Diagnostik

Anamnese Geschwollene Augenlider sind das Signal für eine Nierenschwäche als Folge einer Entzündung, von Stress oder eines Staus (z. B. bei Hypertonie und Prostataleiden). Entsprechend wichtig sind hier Fragen nach auffälligem Harnverhalten (Oligurie, Anurie, Polyurie), Rückenschmerzen, Ödemen und Blutdruck. **Viele Falten auf den Wangen und senkrechte Falten vor den Ohren** deuten auf eine Nierenschwäche als Folge einer verminderten Entgiftungsleistung des Organs. Hier sollte zunächst die Trinkmenge erfragt werden. Diese ist erfahrungsgemäß fast immer zu gering. Daran anschließend sollte man sich nach der Einnahme vieler und starker Medikamente (z. B. Analgetika, NSAR, Goldpräparate, Antibiotika, Hormonpräparate, Immunsuppressiva), Kaffee, Cola und Rauchen erkundigen.

Urinuntersuchung Harn-Streifen: Leukozyten, Erythrozyten, Bakterien, Nitrit, pH-Wert.

Urinkultur Erregernachweis, Keimzahlbestimmung, Antibiogramm.

Körperliche Untersuchung Blutdruckmessung.

Bildgebende Verfahren Sonografie.

5.3.4 Komplementäre Therapie

In der Naturheilpraxis fängt jede Nierentherapie damit an, Patienten zu einem gesunden Lebensstil zu motivieren. Je früher eine Dysfunktion behandelt wird, umso effektiver kann die Heilung des Organs angeregt werden.

Ernährung

Bei Funktionsstörungen der Harnwege ist eine große Trinkmenge von zentraler Bedeutung. Täglich 2,5–3 l mineralhaltiges Wasser „spülen“ die Nieren gut durch. Zur Entlastung des Magen-Darm-Trakts ist eine leichte ballaststoff- und kaliumreiche Kost empfehlenswert. Zusätzlich sollte auf eine basenreiche Ernährung geachtet werden; stark säurebildende Nahrung, wie Zucker, zuckerhaltige Produkte, Weißmehlerzeugnissen und Kombinationen mit verschiedenen Eiweißen (in Gerichten wie Fleisch mit Sahnesoße, Fisch oder Fleisch mit Käse, Schinken und Käse, Tofu und Hülsenfrüchte), sollte vermieden werden. Besonders bei Entzündungen ist ein basischer Urin hilfreich, da Bakterien sich lieber in saurem Milieu vermehren.

Ordnungstherapie

Ausruhen (einschließlich „Nichtstun“) kann der erste Schritt sein, die Nieren zu heilen. Außerordentlich wichtig sind dabei 7–8 Stunden täglicher Schlaf, denn im Schlaf können sich die Nieren erholen und die Selbstheilungskräfte des Körpers wirksam werden. Zum Schutz vor Nierenbeschwerden und um die Genesung zu unterstützen, ist wärmende Kleidung in der Nieren- und Lendenregion wichtig. Ganz wesentlich sind warme Füße, da kalte Füße reflektorisch die Unterleibsdurchblutung vermindern.

Balneotherapie

Regelmäßige Bäder in Natron (Natriumhydrogencarbonat) entsäuern den Körper und regen die Durchblutung der Nieren an.

> **Info**
> Für ein Natronbad geben Sie 3 TL Natron pro Liter in ein Fußbad oder 3 EL Natron in ein Vollbad bei einer Wassertemperatur von 38 °C. Ein Bad sollte mindestens 20 min dauern.

Phytotherapie

Die wichtigste Pflanze für die Harnwege ist die **Goldrute**. Sie bewirkt eine direkte Leistungssteigerung der Nieren, schwemmt Flüssigkeit aus, hemmt Entzündungen, löst Krämpfe, lindert Schmerzen und wirkt antibakteriell, z. B. Cystinol long Kapseln: 3 × tgl. 1 Kaps.

> **Merke**
> Bärentraubenblätter-haltige Präparate dürfen maximal 1 Woche lang eingenommen werden und sind in Schwangerschaft und Stillzeit kontraindiziert.

Kapuzinerkresse und Meerrettich wirken antibakteriell, antiviral, antimykotisch, immunmodulierend und deaktivieren bakterielle Toxine, z. B. Angocin Anti-Infekt N: 3–5 × tgl. 4–5 Tbl.

Cranberry (amerikanische Preiselbeere) verhindert die Anhaftung von *E. coli* an der Schleimhaut, z. B. Cranberola Cys Control: 2 × tgl. 1 Tbl.

> **Merke**
> Nierenpräparate sind besonders wirksam, wenn sie tagesrhythmisch eingenommen werden: morgens direkt nach dem Aufstehen, dann wieder um 17 Uhr und nochmals um 19 Uhr.

Homöopathie

Einzelmittel

Bewährt sind Mittel mit organotroper Wirkung auf Nieren, Blase und ableitende Harnwege sowie spezifischen Modalitäten bei Miktionsstörungen. Die Homöopathika werden i. d. R. in einer Dosierung als D 12 mehrmals täglich 4–5 Glob. eingenommen: Aconitum, Belladonna, Berberis, Cantharis, Colocynthis, Lycopodium, Nux vomica, Pulsatilla, Sarsaparilla, Sepia, Staphisagria, Sulfur.

Komplexmittel

- Acidum benzoicum Komplex 28: 3–6 × tgl. 10 Tr.
- Cystinol akut: 3 × tgl. 2 Drg.
- Cystiono N Lösung: 3 × tgl. 10 ml
- Nephroselect: 3 × tgl. 15 ml
- Solidago H32: 3 × tgl. 40 Tr.
- Solidago Hevert Komplex: akut 12 × tgl. 10 Tr., chronisch 3 × tgl. 10 Tr.
- Synergon Nr. 59 Cantharis: 3 × tgl. 20 Tr.

Biochemie nach Dr. Schüßler

Da die Harnwege mit Schleimhaut ausgekleidet sind, ist eines der Hauptmittel Nr. 4 Kalium chloratum D 6.

Bei nichtentzündlichen Störungen ist eine Kombination aus Nr. 8, 9 und 10 hilfreich:

- Nr. 8 Natrium chloratum D 6 reguliert den Wasserhaushalt in den Zellen und scheidet „Schlacken“ aus.
- Nr. 9 Natrium phosphoricum D 6 balanciert den Säure-Basen-Haushalt.
- Nr. 10 Natrium sulfuricum D 6 unterstützt, die schlackenreiche Flüssigkeit zu den Nieren zu führen.

Bei entzündlichen Prozessen hilft, im akuten Stadium Nr. 3 Ferrum phosphoricum D 12 alle 5 min jeweils 1 Tbl. einzunehmen.

Gegen Nierensteine, Verhärtungen und Verengungen wirkt Nr.1 Calcium fluoratum D 12 in täglichem Wechsel mit Nr. 11 Silicea D 12.

Bei starken Schmerzen lindert Nr. 19 Cuprum arsenicosum D 6. Bei Steinkoliken hat sich Nr. 7 Magnesium phosphoricum D 6 als „Heiße Sieben“ (10 Tbl. in heißem Wasser) bewährt.

Nr. 16 Lithium chloratum D 6 hat antikristalloide Wirkung, verhindert Säureablagerungen und wirkt bei rezidivierenden Blasenentzündungen.

Anthroposophische Medizin

- Thuja comp. N (Weleda): 3 × tgl. 1 Msp., getrennt von den Mahlzeiten
- Nierentonikum (Wala): 2–3 × tgl. 1 TL

Ohrakupunktur

Französische Punkte Niere I, Niere II, Barbiturat, Infektachse, Interferon, Thymus

Chinesische Punkte Urethra (80), Blase (92), Niere (95), Polster (29) oder Shen Men (55)

> **Merke**
> Ohrakupunktur der entsprechenden Punkte kann bei symptomfreier Nephrolithiasis eine Kolik auslösen.

Ein Fallbeispiel: Rezidivierendes LWS-Syndrom

Anamnese

Ein 52-jähriger Patient kommt mit Rückenschmerzen zu mir in die Praxis. Innerhalb weniger Wochen leidet er schon das dritte Mal an einem Lumbago. Weder seine Wärmeflasche noch seine Rückenübungen haben geholfen. Schmerzmittel lehnt er ab. Er leitet engagiert eine öffentliche Hilfeeinrichtung. Früher war er sportlich aktiv, inzwischen fährt er nur noch Motorrad. Er isst gern und viel – seit 40 Jahren mediterrane Vollwertkost.

Diagnose

Der Blick in sein Gesicht (**Abb. 5.42**) ist aufschlussreich. Er zeigt sowohl deutliche Hinweise auf die Beschwerden seiner Wirbelsäule als auch auf Stress sowie eine gestörte Funktion von Nieren und Leber. Offensichtliche Signale auf das rezidivierende LWS-Syndrom sind eine waagerechte und eine senkrechte Falte am Kinn. Die senkrechte Kinnfalte weist überdies auf eine psychische Belastung als Auslöser der Beschwerden hin. Außerdem fallen

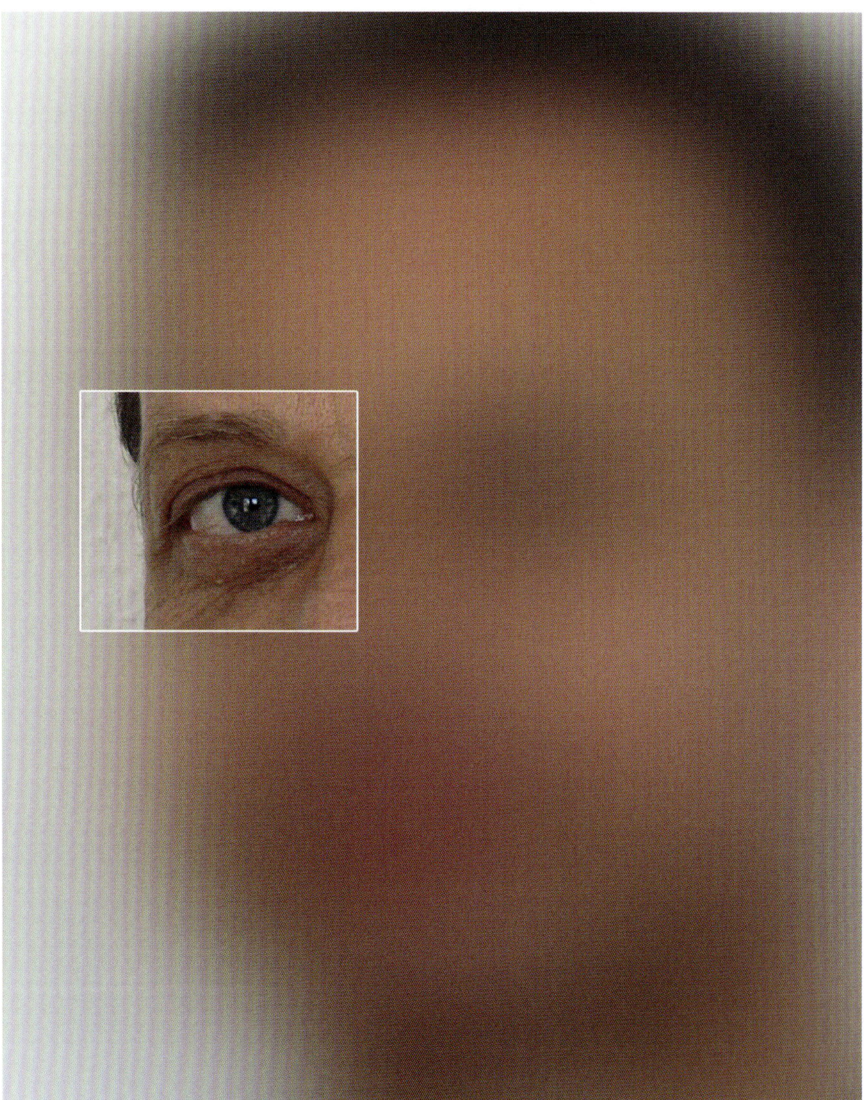

Abb. 5.42 Der Patient mit einem rezidivierenden LWS-Syndrom hat deutliche Hinweise auf eine Nierenfunktionsstörung: geschwollene Unterlider, gerötete Augenlider und viele Fibrome auf den Augenlidern.

mehrere Hinweise auf eine Nierenfunktionsstörung ins Auge: Die Augenlider sind gerötet und von multiplen Fibromen bedeckt, die Unterlider sind geschwollen. Auch lässt sich an den großen Poren seiner Haut erkennen, dass die Leberfunktion gestört ist. Besonders auffällig ist, dass sein Gesicht mit gelben und braunen Pigmenten „übersät“ ist. Auch die Augen haben einen gelblichen Hof. Auf der Sklera befindet sich eine gelbe Lipidauflagerung und an einem Oberlid ist deutlich ein Xanthelasma zu erkennen. Die Zone unter seiner Unterlippe ist leicht geschwollen und deutlich gerötet.

Schlussfolgerung

Die Zeichen im Gesicht des Patienten deuten auf eine multikausale Genese der rezidivierenden Schmerzen im Lendenwirbelbereich. Der Auslöser für die Beschwerden sind ziemlich sicher psychische Belastungen. Die Basis der Beschwerden scheint eine Schwäche des Bindegewebes im Unterleib zu sein. Seine Selbstregulation wird vermutlich durch die momentane Schwäche der Ausleitungsorgane behindert, insbesondere was die Nieren betrifft – auch wenn der Patient weder über nieren- noch leberspezifische Beschwerden klagt.

Behandlung

Als Schmerztherapie und um die Regulation des Patienten zu unterstützen, werden sowohl die Lendenwirbelsäule als auch seine individuellen momentanen Schwächen, vor allem die Ausleitung über die Nieren, gestärkt. Er erhält 3 Tage lang 2 × tgl. für je 30 min eine Ohrakupunktur der druckdolenten Punkte ISG, L 2, L 3 und L 4, ergänzt durch Polster als Schmerztherapie und zur vegetativen Stabilisierung.

Um „in Fluss zu kommen“, trinkt er täglich mindestens 3 l Wasser. Dadurch fördert er sowohl die Wirkung der Akupunktur als auch die Selbstregulation. Als Ausleitungstherapie nimmt er für die Nieren Synergon Nr. 78 Solidago (3 × tgl. 20 Tr.) und für die Leber Synergon Nr. 164 Taraxacum (3 × tgl. 20 Tr).

Zur konstitutionellen Stärkung erhält er eine Einmalgabe Natrium chloratum C 200 (1 × 5 Glob.) nach Repertorisation.

Die Therapie aus dem Gesicht beendet nicht nur seine chronischen Rückenschmerzen, er fühlt sich auch viel vitaler. Mit der Zeit sieht auch sein Gesicht verändert aus: Die Rötung der Augenlider ist verblasst. Seine Unterlider sind abgeschwollen. Seine Haut wirkt rosig und auch die Zone unter der Unterlippe hat sich normalisiert. Allein die Fibrome sind geblieben.

5.4 Milz

Funktionsstörungen der Milz können sich durch verschiedene charakteristische Zeichen im Gesicht zeigen. Da die Milz selten isoliert erkrankt, ermöglicht die Kenntnis der Milzzeichen, eine Funktionsstörung der Milz im Zusammenhang mit anderen Erkrankungen wie Anämien, Gelenkbeschwerden oder Dysfunktionen der Leber mit einem Blick zu erkennen. Durch die Integration der Milztherapie können diese Krankheiten kausal behandelt werden.

Merke
Im Gesicht fast jeder Frau im Alter über vierzig sind Hinweise auf eine geschwächte Milzfunktion zu sehen.

5.4.1 Aufgaben der Milz

Die Milz ist ein wichtiges Organ der Immunabwehr und das Schlüsselorgan im Lymphsystem. Sie bildet und speichert Lymphozyten und baut antikörperbeladene Thrombozyten, Krankheitserreger und Immunkomplexe ab. Darüber hinaus ist die Milz sowohl ein Blutspeicher als auch eine Art Blutfilter. Sie kontrolliert die Qualität der Blutkörperchen und entfernt alte, verformte und funktionslose Blutzellen aus dem Blutkreislauf.

Info
Die Milz wird seit Jahrtausenden mit bestimmten Emotionen und psychischen Prozessen assoziiert:

- In der römischen Antike wurde ihr die Fähigkeit zugeschrieben, den Körper von „schwarzer Galle“ und Melancholie zu reinigen. Entsprechend wurde sie auch als Sitz von Heiterkeit und guter Laune betrachtet.
- Nach Hildegard von Bingen schädigen „Bitterkeit des Herzens und der Gedanken“ die Milz.
- In England wurden im 18. Jahrhundert mit dem Wort „spleen“ für Milz eine trübsinnige Gemütserkrankung und später ein Anfall von Schwermut bezeichnet. Bis heute ist „spleen“ im englischen Sprachraum das Synonym für „Ärger“ und „Unmut“.
- Die Traditionelle Chinesische Medizin (TCM) ordnet die Milz(-energie) dem Funktionskreis der „Mitte“ zu und geht davon aus, dass das Organ nicht nur über den Energiegewinn aus der Nahrung wacht, sondern auch über die „Verdauung“ von Eindrücken, Gedanken und Emotionen. Der Milz wird die Aktivität des „Grübelns“ zugeordnet. Entsprechend wird davon ausgegangen, dass ein Übermaß an Denken und Sorgen die Milz schwächt.

Die Milz ist nicht unbedingt lebensnotwendig. Nach ihrer operativen Entfernung übernehmen andere lymphatische Organe (Leber, Knochenmark) ihre Funktion. Eine solche Operation bleibt allerdings nicht ohne Folgen: Die Thrombosegefahr steigt und die Abwehrkraft des Körpers sinkt erheblich. Dabei ist zu beachten: Selten erkrankt die Milz als isoliertes Organ, dennoch können Erkrankungen des lymphatischen Systems wie Tuberkulose, Sarkoidose und Lymphogranulomatose zunächst auf die Milz beschränkt sein. Meistens ist eine Funktionsstörung der Milz aufgrund ihrer Funktion im Kreislauf und als Lymphorgan sowie wegen ihrer lokalen Lage auch an anderen Erkrankungen beteiligt. In diesem Zusammenhang ist i. d. R. eine Milzvergrößerung (Splenomegalie) zu beobachten.

Es gibt zahlreiche Faktoren, die die Milzfunktion be- oder überlasten können:

- Sowohl an bakteriellen, viralen und parasitären Infektionen, rheumatischen Erkrankungen und Kollagenosen (Lupus, Felty-Syndrom), dem chronischen Müdigkeitssyndrom (CMS/CFS), an Granulomatosen und hämolytischen Neoplasien (Leukämie, M. Boeck), Stauungen im portalen System durch Lebererkrankungen (z. B. Leberzirrhose und Hepatitis) oder Kreislaufstörungen (z. B. Rechtsherzinsuffizienz) als auch an Erkrankungen des Blutsystems (Sichelzellanämie, Thalassämie) ist die Milz mitbeteiligt.
- Da die Milz und die Leber über die Pfortader (Vena portae) eng verbunden sind und zusammenarbeiten, sind häufig beide Organe gleichzeitig gestört.

Info
Ein Drittel aller Lebererkrankungen weist eine Milzbeteiligung auf.

- Auch **Noxen, Toxine, Viren, Pilze und andere schädliche Substanzen** im Blut können die Milz überfordern und dadurch anschwellen lassen.
- Regelmäßig wirken sich **Stresssituationen** negativ auf die Funktion der Milz aus. Insbesondere psychische Belastungen wie Grübeln, Unzufriedenheit, ein Übermaß an Denken und Sorgen schwächen via Amygdala die Milzfunktion.
- Durch **extreme sportliche Anstrengungen** (wie z. B. Marathonlaufen) wird die Milz stärker durchblutet und schwillt an.

Diese Faktoren können allein oder gemeinsam die Milz überlasten. Dies kann dann dazu führen, dass die Milz ihren Hauptaufgaben als Immunorgan und „Blutfilter“ nur noch unzureichend nachkommen kann. Die Folge sind häufige Infekte. Ferner bleiben in der roten Pulpa der Milz vermehrt Blutkörperchen hängen, wenn die Milz geschwollen ist (Splenomegalie). Dann werden mehr Blutkörperchen entfernt als das Knochenmark neu bilden kann. Die geschwächte Milz kann in diesem Fall die wichtige Balance zwischen Entfernen und Neubilden von Blutzellen nicht mehr regeln. Es kommt zu einer Anämie. Eine Leistungsminderung der Milz kann ebenfalls zu einer Bindegewebsschwäche führen. Dadurch entstehen Erkrankungen des Bindegewebes wie Gelenkbeschwerden (Arthrose, Arthritis, Rheuma, Bandscheibenschäden), aber auch Organsenkungen, Hernien und Venenerkrankungen (z. B. Varizen und Hämorrhoiden) sowie Ödeme und viele Falten infolge des Elastizitätsverlusts der Haut.

5.4.2 Zeichen im Gesicht

Das Gesicht als Projektionsfeld innerer Organe bildet die Funktionsschwäche der Milz differenziert und oftmals bereits früh ab.

Auch die Zeichen für eine Funktionsstörung der Milz sind nicht auf eine bestimmte Projektions- oder Reflexzone allein lokalisiert, sondern äußern sich über charakteristische Falten auf mehreren Gesichtszonen. Wir erkennen im Gesicht eine Funktionsschwäche der Milz insbesondere:

- an charakteristischen Falten der Mundwinkel
- auf den Wangen

Allgemeiner Eindruck

Empirisch signalisiert oft schon der erste Eindruck eine geschwächte Milzfunktion. Die Patienten wirken **zerfurcht und fast immer sorgenvoll und unzufrieden**. Auch in der TCM lautet eine Hypothese: „Die Milz ist der Meister des Bindegewebes und der Körperflüssigkeiten."

Haut und Hautfarbe

Die Gesichtshaut von Menschen mit einer Fehlfunktion der Milz wirkt häufig durch eine Anämie eher **blass und leicht schmutzig-gelb**.

Aufgrund der Bindegewebsschwäche ist sie oft außerordentlich **faltig**.

Kleine **Hautblutungen** (Petechien) infolge brüchiger Kapillargefäße weisen auf ein schwaches Bindegewebe und damit ebenfalls auf eine reduzierte Funktion der Milz.

Linksseitige Zeichen

Alle Zeichen wie **Falten**, **Schwellungen und Verfärbungen**, die **nur linksseitig zu sehen** oder links erheblich stärker ausgeprägt sind, deuten auf eine verminderte Funktion von Magen und Milz. Beide Organe befinden sich in der linken Körperseite und spiegeln entsprechend besonders auf der linken Gesichtshälfte ihre Funktionsstörungen. Im Gegensatz dazu weisen alle Zeichen, die entweder nur einseitig rechts oder rechtsseitig viel auffälliger zu erkennen sind, auf eine Funktionsstörung der Leber, da diese sich rechts im Körper befindet.

Patienten mit einer Funktionsstörung der Milz **ziehen** oft die **linke Augenbraue hoch**. Vielfach leiden sie ebenfalls an Magenbeschwerden.

Häufig befindet sich als dezentes Zeichen auf die Milz **links eine 1–2 cm lange Steilfalte oberhalb der Nasenwurzel** auf der Stirn.

> **Differenzialdiagnostischer Hinweis**
> Eine linksseitige senkrechte Falte über der Nasenwurzel kann auch ein Signal für Migräne oder eine Störung der Halswirbelsäule auf dieser Seite sein. Manchmal weist diese senkrechte Falte auch nur auf einen kritischen Menschen hin oder jemanden, der häufig grübelt.

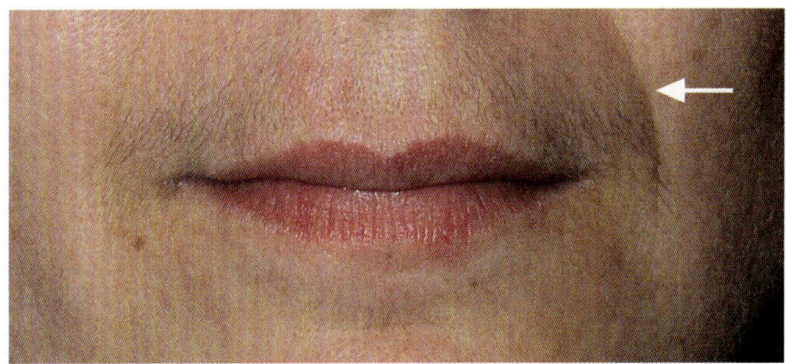

Abb. 5.43 Einseitig links ausgeprägte Zeichen deuten auf eine Funktionsstörung der Milz, z. B. eine linksseitige Nasen-Lippen-Falte.

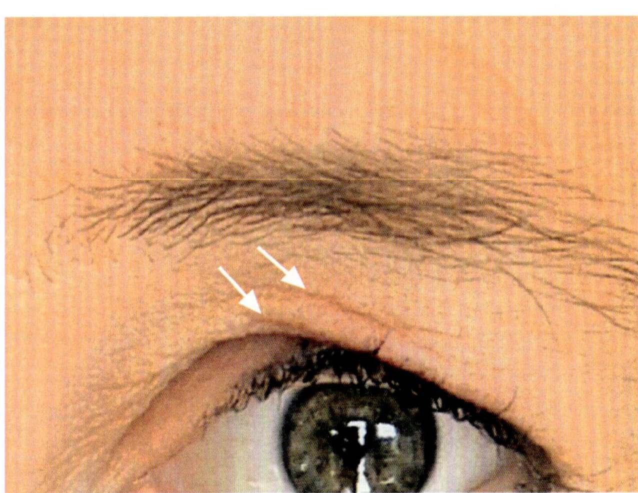

Abb. 5.44 Eine Doppelfalte auf dem Oberlid deutet auf eine Hernie im Zusammenhang mit einer Schwäche des Bindegewebes durch eine Funktionsstörung der Milz.

Außerdem zeigt eine **ausgeprägte linksseitige Nasolabialfalte** (**Abb. 5.43**) eine Milzfunktionsschwäche an. Oft ist gleichzeitig auch die Magenfunktion beeinträchtigt.

Auch wenn die **linke Wange eingefallen** (**Abb. 5.22**) ist, kann dies auf eine Milzschädigung hindeuten.

Die Augen

Eine **Doppelfalte auf dem Oberlid** (**Abb. 5.44**) weist auf eine **Hernie** hin. Sie ist ein dezentes Signal auf eine Bindegewebsschwäche als Folge einer geschwächten Funktion der Milz.

Auch **viele kleine Falten des Unterlids** (**Abb. 5.45**) sind ein Milzschwächesignal.

Sogar viele **Lachfalten** (**Abb. 5.46**) können als ein dezentes Zeichen für ein „schwaches" Bindegewebe und damit als Ausdruck einer Funktionsstörung der Milz betrachtet werden.

Die Wangen

Vielfach ist die Haut der Wangen extrem faltig. Solche **„Pergamentfalten"** (**Abb. 5.39**) können Ausdruck einer Funktionsschwäche der Milz sein. Diese pergamentartigen Wangenfalten verlaufen meist senkrecht und erinnern an zerknittertes Butterbrotpapier.

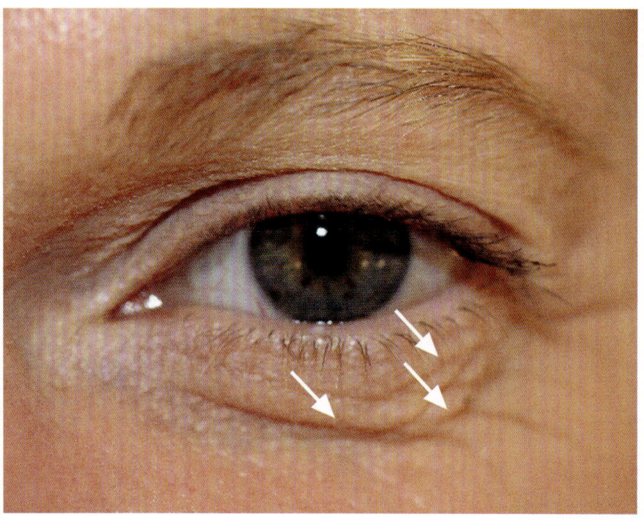

Abb. 5.45 Ein stark gefälteltes Unterlid zeigt eine Bindegewebsschwäche und Funktionsstörung der Milz.

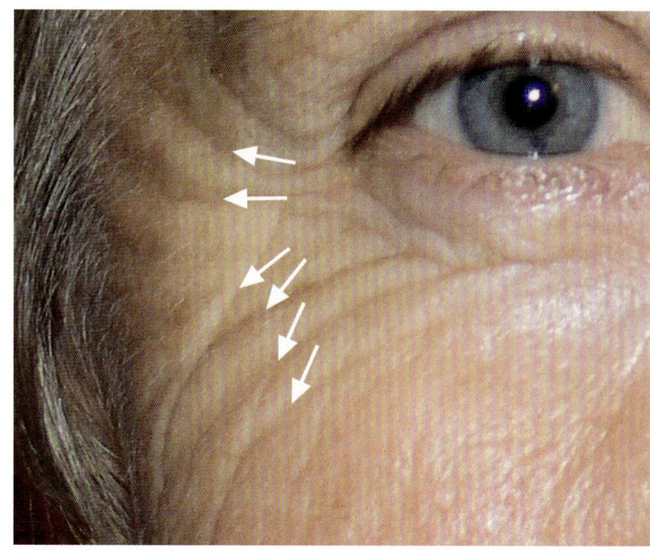

Abb. 5.46 Lachfalten offenbaren eine Störung der Milzfunktion.

Differenzialdiagnostischer Hinweis

Pergamentfalten auf den Wangen können auch sowohl Ausdruck einer Funktionsstörung der Nieren als auch der Nebennieren sein. Vielfach sind sie auch ein Zeichen für Angst und Wehmut.

Steile Falten vor den Ohren (**Abb. 5.40**) können auf eine nachlassende Milzfunktion hindeuten. Vielfach werden sie mit zunehmendem Alter zahlreicher und plastischer.

Differenzialdiagnostischer Hinweis

Ebenso können senkrechte Falten vor den Ohren ein Signal für eine Funktionsstörung der Nieren oder Nebennieren sein.

Die Nase

Viele rote oder dunkle Punkte auf der Nase können ebenfalls ein Hinweis auf eine verminderte Milzfunktion (**Abb. 5.29**) darstellen...

Differenzialdiagnostischer Hinweis

Dunkle Punkte auf der Nase können darüber hinaus ebenso Zeichen für eine geschwächte Funktion von Magen und/oder Leber sein.

Der Mund

Die wichtigste Projektionszone für eine Funktionsstörung der Milz sind die **Mundwinkel**.

Sehr viele Menschen haben als Ausdruck ihrer geschwächten Milzfunktion **vertikale Falten neben den Mundwinkeln** (**Abb. 5.47**, 1). Möglicherweise pressen sie die Lippen aus ständiger Sorge oder Unzufriedenheit immer wieder zusammen und ziehen die Mundmitte missbilligend nach oben. Durch diese sich im Lauf der Zeit ständig wiederholenden Ausdrucksmuster lässt sich der Erwerb dieser charakteristischen von den Mundwinkeln nach unten weisenden Falten erklären.

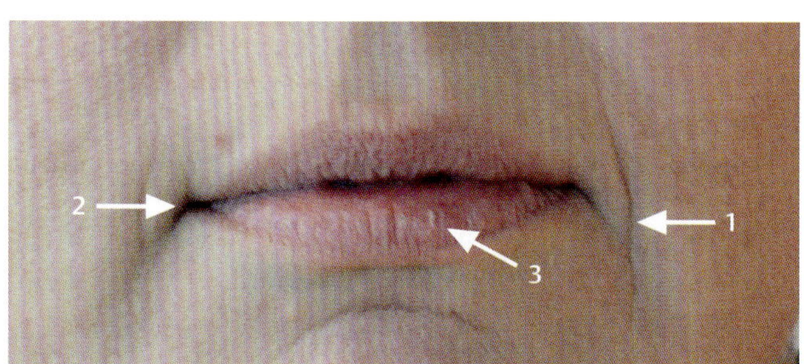

Abb. 5.47 Eine gestörte Milzfunktion kann an senkrechten Falten neben den Mundwinkeln (1), entzündeten Mundwinkeln (2) und einer blassen Zone auf der Unterlippe (3) zu erkennen sein.

Auch **eingerissene und entzündete Mundwinkel** (**Abb. 5.47**, 2) weisen auf eine gestörte Funktion der Milz. Oft sind sie Begleiterscheinung einer **Eisenmangelanämie**. Meistens ist auch die Immunabwehr geschwächt.

Blasse Areale der Unterlippe (**Abb. 5.47**, 3) sind ein typisches Zeichen für eine **Anämie** als Folge einer Dysfunktion der Milz.

Bereits **trockene, spröde Lippen** können ein dezenter Hinweis auf eine Störung der Milzfunktion sein.

Das Kinn

Ein **blaurotes Kinn** (**Abb. 5.48**) ist ein Hinweis auf eine Störung der Milzfunktion. Meistens signalisiert die blaurote Färbung den Regenerationsprozess nach einer Immunabwehr.

Merke

Im Unterschied dazu deutet ein rotes Kinn auf einen Unterleibsstau hin.

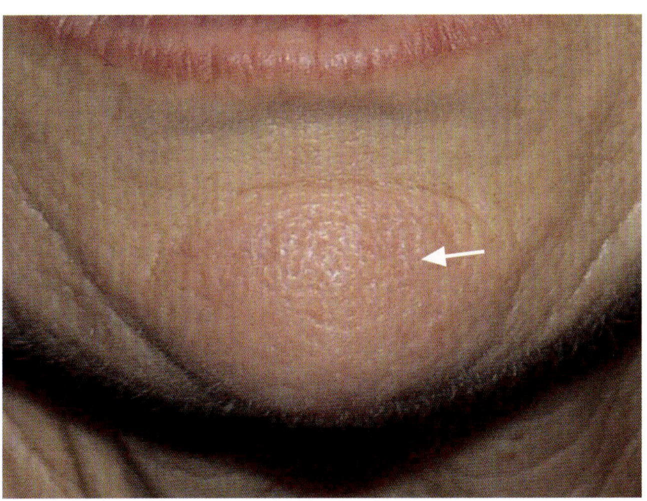

Abb. 5.48 Ein bläulich rot gefärbtes Kinn weist auf eine Funktionsstörung der Milz hin.

5.4.3 Weiterführende Diagnostik

Anamnese Sowohl senkrechte Falten von den Mundwinkeln abwärts als auch vor den Ohren weisen auf eine Milzschwäche hin. Wichtig ist hier die Frage nach Essvorlieben. Ein starkes Verlangen nach Süßem signalisiert oft eine geschwächte Milzfunktion. Denn süße Nahrung tut der Milz besonders gut. Eingerissene oder entzündete Mundwinkel sind ein Hinweis auf eine Anämie, u. U. als Folge einer verminderten Milzleistung. Entsprechend muss hier nach Blutungsquellen (in relevanten Fällen z. B. Monatsblutung) geforscht werden.

Palpation Eine vergrößerte Milz kann links unter dem Rippenbogen ertastet werden, wenn die Patienten tief einatmen.

Blutuntersuchung Differenzialblutbild, BSG, Retikulozytenbestimmung, GOT, LDH.

Bildgebende Verfahren Sonografie, Röntgen, Kernspintomografie, CT, MRT, Angiografie.

5.4.4 Komplementäre Therapie

Zu jeder Milztherapie gehört, Patienten zu einer gesunden Lebensführung zu motivieren. So kann besonders in einem frühen Stadium der Dysfunktion die Regenerationsfähigkeit der Milz wirkungsvoll unterstützt werden.

Ernährung

Eines der wichtigsten Stärkungsmittel für die Milz ist bestimmte Nahrung. Regelmäßige warme und maßvolle Mahlzeiten unterstützen die Milzfunktion. Nach Hildegard von Bingen unterstützen besonders warmer Dinkelbrei und geröstete Esskastanien, nach TCM warmer Vollkornbrei aus Hirse, Hafer, Dinkel, Reis und Mais; sie tonisieren die Milz. Sowohl süße Früchte, Gemüse (insbesondere Fenchel) und Kräuter wie Koriander, Nelken, Sternanis, Muskat und Zimt als auch gelegentlich Fisch und mageres Fleisch fördern die Selbstregulation der Milz.

Ordnungstherapie

Ein Leben, das durch Regelmäßigkeit und maßvollen Genuss gekennzeichnet ist, fördert die Selbstregulation der Milz sehr. Ein gesunder Schlaf-Wach-Rhythmus, regelmäßige Mahlzeiten, mäßige körperliche Bewegung und Atemübungen regenerieren die Milz. Regenerationsfördernd ist z. B. eine tiefe Bauchatmung, da die Milz dem Zwerchfell bei jedem Atemzug folgt und so „massiert" wird. Warme Leibwickel, am besten mit Tee aus Ceanothus americanus (Säckelblume) und Scolopendrium (Hirschzungenfarn) regen die Milz an. Kneipp-Güsse stabilisieren und entgiften das Bindegewebe.

Phytotherapie

Ceanothus americanus gilt als Hauptmittel der Milz. Samen von Trigonella foenum-graecum (Bockshornklee) reinigt die Körpersäfte, regt die Vermehrung der Erythrozyten an und senkt Cholesterin und Zucker. Auch Scolopendrium und Grindelia (Grindelie) wirken heilsam bei Milzschwellung und -schmerzen.

Homöopathie

Einzelmittel

Als homöopathische Einzelmittel haben sich bei Dysfunktionen der Milz bewährt: Ceanothus americanus Ø = D 1, China, Acidum arsenicosum, Scilla Ø = D 1, Natrium sulfuricum D 6, Lycopodium D 6, Nux vomica D 3–D 6, Manganum aceticum D 3–D 6.

Komplexmittel

- Ceanothus Synergon Nr. 57: 3 × tgl. 10–20 Tr.
- Grindelia F 260 Komplex: 3 × tgl. 10 Tr.
- Milzimmunosyx: 3 × tgl. 10 Tr.
- Presselin MZ: 3 × tgl. 10 Tr.

Biochemie nach Dr. Schüßler

Besonders milzwirksam ist Nr. 5 Kalium phosphoricum. Bei Anämien wirken Nr. 3 Ferrum phosphoricum und Nr. 2 Calcium phosphoricum. Als Bindegewebsmittel stärkt Nr. 11 Silicea die Milzfunktion.

Anthroposophische Medizin

Cichorium Rh D 3 (3 × tgl. 10 Tr.) reguliert die Milz- und Leberfunktion.

Ohrakupunktur

Chinesische Punkte Milz (98), Shen Men (55), Valium

Der Punkt der Milz liegt auf einer Geraden durch den Nullpunkt und den Valium vergleichbaren Punkt am linken Ohr. Da die Milz nach der TCM einen Zusammenhang zum Grübeln hat, kann eine Kombination mit dem Valium-Punkt eine vegetative Stabilisierung sehr gut unterstützen.

Ein Fallbeispiel: Bursitis patellaris

Anamnese

Eine 37-jährige Patientin kommt in Behandlung, weil sie seit mehreren Wochen unter Bursitis patellaris (Schleimbeutelentzündungen) in beiden Knien leidet. Die Beschwerden haben sich entwickelt, nachdem sie exzessiv Inlineskates gefahren ist. Trotz schulmedizinischer Therapie eines Orthopäden sind die Knie weiterhin geschwollen und schmerzhaft. Sie hat sich vor kurzer Zeit von ihrem Freund getrennt und denkt oft sorgenvoll an ihre Zukunft. Im Alltag bewegt sie sich wenig, isst eher ungesund und tröstet sich häufig mit Süßigkeiten.

Diagnose

Bei einer Antlitzdiagnose (**Abb. 5.49**) finden sich zwar keine direkten Hinweise auf ihre Kniebeschwerden, allerdings weisen deutliche Zeichen auf eine gestörte Milzfunktion hin: Besonders auffällig sind die eingerissenen und entzündeten Mundwinkel sowie senkrechte Fältchen neben den Mundwinkeln. Außerdem wirken ihre Lippen spröde und blutleer. Darüber hinaus fallen zwei linksseitige Hinweise auf: Ihre Nasen-Lippen-Falte links ist erheblich ausgeprägter als rechts und auf der Stirn befindet sich einseitig links eine senkrechte Falte. Auffällig ist auch ihr bläulich rotes Kinn.

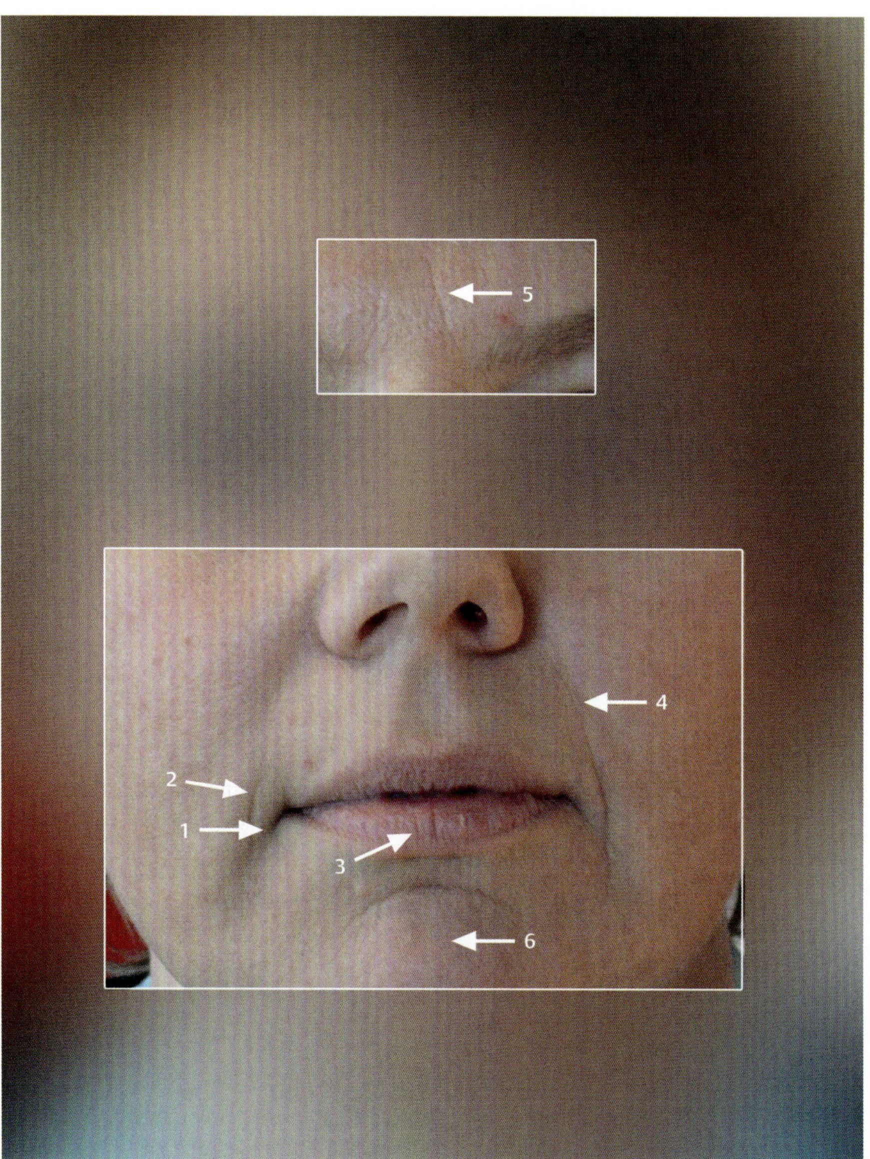

Abb. 5.49 Bei der Patientin weisen (1) entzündete Mundwinkel, (2) senkrechte Falten neben den Mundwinkeln, (3) blasse Lippen, (4) links eine prägnantere Nasen-Lippen-Falte und (5) eine einseitige vertikale Falte auf der Stirn sowie (6) ein bläulich rotes Kinn auf eine manifeste Funktionsstörung der Milz hin.

Schlussfolgerung

Auch wenn die Patientin über keine milzspezifischen Beschwerden klagt, weisen die Zeichen in ihrem Gesicht auf eine ausgeprägte Schwäche der Milzfunktion hin. Vermutlich ist die Milz durch die vielen Süßigkeiten und das Übermaß an Denken, Sorgen und Grübeln schlichtweg überfordert.

Behandlung

Um die Regulationsfähigkeit der Patientin zu unterstützen, muss neben der Therapie der Schleimbeutelentzündung ihrer Knie auch ihre Milzfunktion gestärkt werden. Die Bursitis patellaris wird mit Ohrakupunktur therapiert: In der ersten Woche werden täglich die druckdolenten Punkte Knie (48), Polster (29), ACTH, Milz (98) und Shen Men (55) akupunktiert. Die Nadeln bleiben 60 min liegen. Dann wird das Behandlungsintervall auf 2 × wöchentlich bis zur Beschwerdefreiheit reduziert. Zur Unterstützung der Akupunkturbehandlung trinkt sie täglich 2,5–3 l Wasser.

Die Milzfunktion regt sie 4 Wochen lang mit täglich 3 × 20 Tr. Synergon Nr. 57 Ceanothus an. Nach Repertorisation erhält sie eine Einmalgabe Apis C 200.

Durch tägliche Kneipp-Güsse regt sie ihren Kreislauf an und entgiftet das Bindegewebe. Eine basische Kost mit Süßigkeiten- und Alkoholkarenz beschleunigt ihre Selbstregulation zusätzlich.

Die Therapie aus dem Gesicht befreit die Patientin rasch von ihrer Bursitis. Bereits nach 2 Wochen ist sie beschwerdefrei. Das ist auch in ihrem Gesicht zu sehen: Die Lippen sind rosig, die eingerissenen Mundwinkel verheilt. Auch die linksseitigen Zeichen auf der Stirn und der Nasolabialfalte sind nicht mehr zu sehen. Weiterhin sichtbar sind die senkrechten Falten neben den Mundwinkeln. Vermutlich hat sie eine konstitutionell eher schwache Milzfunktion, die immer wieder eine Unterstützung braucht.

5.5 Herz, Kreislauf und Gefäße

Eine Vielzahl verschiedener Zeichen im Gesicht kann auf Funktionsstörungen des Herz-Kreislauf-Systems hinweisen. Die Kenntnis dieser Zeichen ermöglicht nicht nur eine komplementäre Diagnose bei kardiovaskulären Symptomen, sondern auch, Dysfunktionen von Herz und Kreislauf auf einem Blick zu erkennen. Fehlfunktionen können sogar schon zu erkennen sein, bevor Beschwerden vorliegen. Dadurch ist eine frühzeitige Therapie möglich und Spätschäden am Herz, der Augennetzhaut und den Nieren können vermieden werden.

5.5.1 Aufgaben des Herz-Kreislauf-Systems

Das Herz-Kreislauf-System ist von existenzieller Bedeutung für das menschliche Leben. In seinem Zentrum steht das Herz. Es pumpt Blut durch die Blutgefäße in den gesamten Organismus. Das Blut versorgt einerseits Organe und Gewebe mit Sauerstoff und Nährstoffen aus dem Verdauungstrakt. Andererseits befreit es sie von Kohlendioxid und entstandenen Stoffwechsel- und Abfallprodukten, die es dann weiter zu den Ausscheidungsorganen (Nieren und Leber) transportiert. Außerdem dient Blut als wichtiges Transportmedium für Hormone, Komponenten der Immunabwehr und der Blutgerinnung. Darüber hinaus spielt der Blutkreislauf eine wichtige Rolle bei der Thermoregulation.

Es gibt zahlreiche Faktoren, die das Herz-Kreislauf-System beanspruchen und überfordern können:

- Die wichtigsten beeinflussbaren Risikofaktoren für kardiovaskuläre Erkrankungen sind gesundheitsbeeinträchtigende Verhaltensweisen wie **Alkoholgenuss, Rauchen, körperliche Inaktivität und ungesunde Ernährung**.
- **Kardiometabolische Erkrankungen** wie Hypertonie, Diabetes mellitus, Fettstoffwechselstörungen und Adipositas überfordern das Herz-Kreislauf-System.
- **Chronischer Stress** beeinflusst über das autonome Nervensystem den Blutdruck und die Herzfrequenz in hohem Maße.
- Viele **Medikamente** (z. B. orale Kontrazeptiva, Diuretika, Laxanzien, Glukokortikoide, Psychopharmaka, Sympathomimetika) belasten das kardiovaskuläre System.
- Jede Art von **Drogen** stellt insbesondere für das Herz eine Gefahr da. So steigen z. B. durch Ecstasy oder Kokain sowohl die Herzfrequenz als auch der Blutdruck stark an.
- Durch **Leistungssport und schwere körperliche Arbeit** wächst das Herz. Eine Herzvergrößerung beeinträchtigt die Koronardurchblutung.
- **Störungen der Wirbelsäule**, vor allem im Bereich C3–C4 und C8–Th8, führen aufgrund der Herzinnervation zu funktionellen Herzbeschwerden.
- **Ungenügendes Kauen, Störungen der Darmflora und -peristaltik** können zu großen Mengen an Gärungs- und Fäulnisgasen im Darm führen. Dadurch kann es zu einem Zwerchfellhochstand und so zu einer reflektorischen Verminderung der Koronardurchblutung kommen. Die Folge sind pektanginöse Beschwerden (Roemheld-Syndrom).

Diese Faktoren können einzeln oder auch kombiniert das kardiovaskuläre System überlasten. Das Herz kann seiner Hauptaufgabe, die Organe und das Gewebe mit Sauerstoff und Nährstoffen zu versorgen sowie von Kohlendioxid und Stoffwechselabfallprodukten zu befreien, nur noch unzureichend nachkommen. Die Organfunktionen werden geschwächt und Gifte eingelagert.

Info

Herz-Kreislauf-Erkrankungen sind die führende Todesursache in Deutschland und verursachen insgesamt etwa 40 % aller Sterbefälle (RKI 2016).

5.5.2 Zeichen im Gesicht

Im Gesicht projiziert sich das Herz-Kreislauf-System in mehreren Bereichen. Die bedeutendsten Ausdruckszonen sind:

- Augenlider
- Wangen
- Lippen
- Ohren

Haut und Hautfarbe

Die Gesichtshaut von Patienten mit Herz-Kreislauf-Störungen ist gelegentlich **blass**, manchmal sogar **grau-blass** oder **zyanotisch**. Die Haut des Gesichts wird ebenso wie der Körper mit zu wenig Sauerstoff versorgt. Im Blut kreisende Toxine bewirken zunächst einen Erregungszustand der Gefäßnerven, der über einen Kapillarspasmus zu Blässe führt.

Hält der Kapillarspasmus durch die Toxinbelastung länger an, tritt eine Lähmung der Gefäßnerven ein. Die Haargefäße erweitern sich abnorm. Dadurch verlangsamt sich die Blutzirkulation und der CO_2-Spiegel steigt. Je mehr Kohlendioxid das Blut enthält, desto dunkler ist seine Farbe. Daher verändert sich die normale rosige Gesichtsfarbe besonders an den Stellen der Kapillarerschlaffung ins Rote, Blaurote oder sogar Violette. Entsprechend ist das Gesicht bei **starker Hypertonie** meistens auffallend **gerötet**.

Die Augen

Schwellungen der Oberlider insbesondere abends (**Abb. 5.50**) können auf eine Hypertonie und eine Herzinsuffizienz hinweisen.

> **Differenzialdiagnostischer Hinweis**
> Wenn die Oberlider nur morgens geschwollen sind, ist oft die Nierenfunktion (S. 53) gestört. Sind die Oberlider der Augen immer ödematös, sind sowohl die Herz- als auch die Nierenfunktion beeinträchtigt, denn Bluthochdruck und eine verminderte Nierenfunktion bedingen und verstärken sich gegenseitig. Entsprechend haben Patienten in vielen Fällen gleichzeitig eine chronische Herz- und Nierendysfunktion.

Kleine **ödematöse Schwellungen im Augeninnenwinkel** (**Abb. 5.51**) können Ausdruck einer Störung der Kreislauffunktion sein – insbesondere, wenn sie **einseitig links** sind.

> **Differenzialdiagnostischer Hinweis**
> Meistens weisen diese Schwellungen im inneren oberen Augenwinkel auch auf eine Funktionsstörung der Leber (S. 45) hin. Oftmals liegt eine Fettstoffwechselstörung vor.

Die **Förderleistung des Herzens** kann geschwächt sein, wenn die **Oberlider außen hängen** (**Abb. 5.52**, 1).

> **Differenzialdiagnostischer Hinweis**
> Ebenfalls können diagonal hängende Augenoberlider Depressionen und Adynamie offenbaren.

Außerdem können **wächsern glänzende Unterlider** (**Abb. 5.52**, 2) auf eine Funktionsschwäche des Herzens hinweisen.

> **Differenzialdiagnostischer Hinweis**
> Oft signalisieren diese wächsern glänzenden Unterlider auch eine Fettstoffwechselstörung, manchmal eine Hypothyreose.

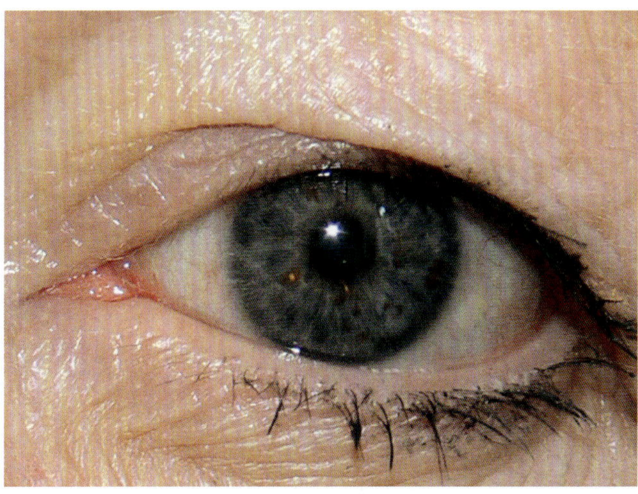

Abb. 5.50 Geschwollene Oberlider sind abends ein Hinweis auf Hypertonie und eine Herzinsuffizienz, morgens auf eine Funktionsstörung der Nieren.

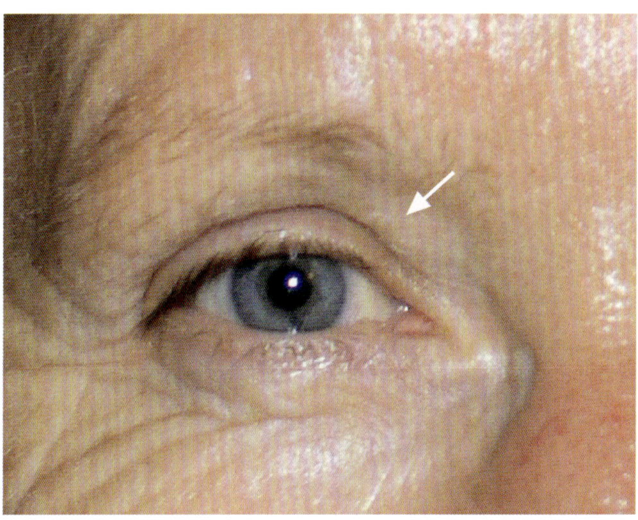

Abb. 5.51 Schwellungen im Augeninnenwinkel, sogenannte Herzkissen, signalisieren eine Herzschwäche.

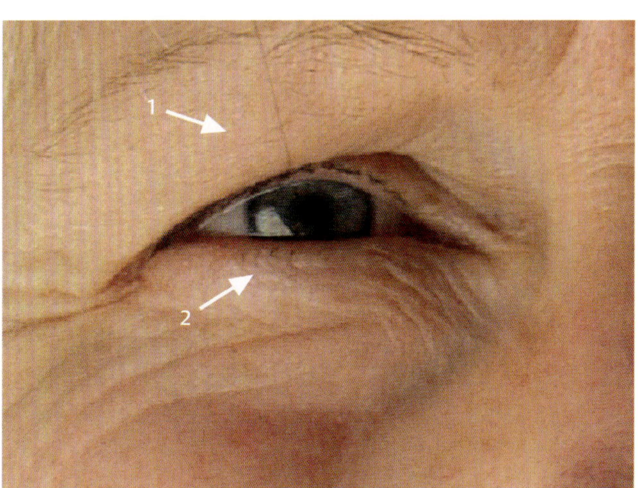

Abb. 5.52 Zeichen einer Funktionsschwäche des Herzens sind sowohl (1) ein außen hängendes Augenlid als auch (2) ein wächsern glänzendes Unterlid.

Auch **Xanthelasmen am Augenlid** (**Abb. 5.53**) sind in vielen Fällen Zeichen einer Koronarsklerose. Xanthelasmen sind umschriebene weiße oder gelbliche Ablagerungen in unmittelbarer Nähe der Augen – häufig an den Augenlidern oder im inneren Augenwinkel. Sie bestehen aus Cholesterin oder anderen Fettverbindungen. Problematisch dabei ist allerdings nicht so sehr, dass sie in Augennähe ein kosmetisches Problem darstellen, sondern Xanthelasmen sind ein Anzeichen für Ablagerungen auf der Innenschicht der Gefäße. Diese Ablagerungen können zu Arteriosklerose führen.

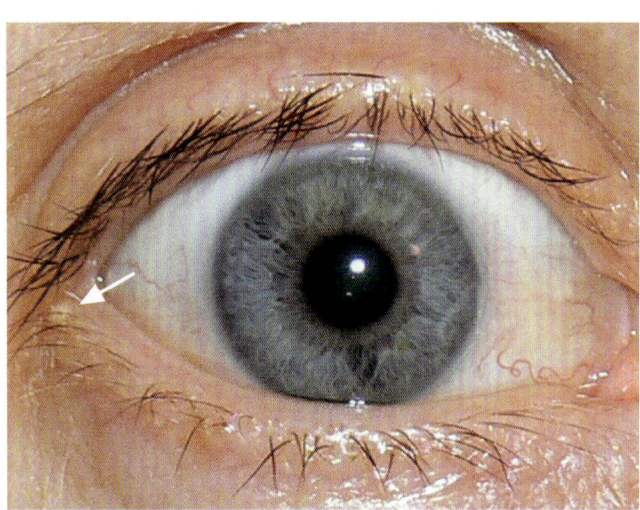

Abb. 5.53 Ein Xanthelasma kann ein Hinweis auf eine Koronarsklerose, Fettstoffwechselstörung, Hyperthyreose oder auch einen Diabetes sein.

Differenzialdiagnostischer Hinweis
Xanthelasmen können auch eine Fettstoffwechselstörung, Diabetes oder eine Hyperthyreose signalisieren.

Dunkle **Schatten unter den Augen** (**Abb. 5.54**) offenbaren Hypotonie. Der Körper wird ebenso schlecht mit Blut versorgt wie die Projektionszone unter den Augen.

Differenzialdiagnostischer Hinweis
Dunkle Augenschatten oder -ringe können auch ein Ausdruck von Erschöpfung sein.

Schmale Augenbrauen (**Abb. 5.6**) zeigen vielfach eine Kreislaufschwäche an.

Differenzialdiagnostischer Hinweis
Ebenso können schmale Augenbrauen auf Östrogenmangel oder Konzentrationsschwäche hinweisen.

Die Ohren

Eine **Diagonalfalte auf Ohrläppchen** (**Abb. 5.55**, 1) ist ein deutliches Zeichen für Stress und warnt vor der Gefahr eines Herzinfarkts. Es ist jedoch ein reversibles Zeichen. Wenn der Organismus über genügend Regenerationsvermögen verfügt, polstert sich die diagonale Falte durch Erholung und Ruhe oft wieder auf.

Angewachsene Ohrläppchen (**Abb. 5.55**, 2) zeigen eine angeborene Funktionsschwäche des Kreislaufs, meistens in Verbindung mit Hypotonie.

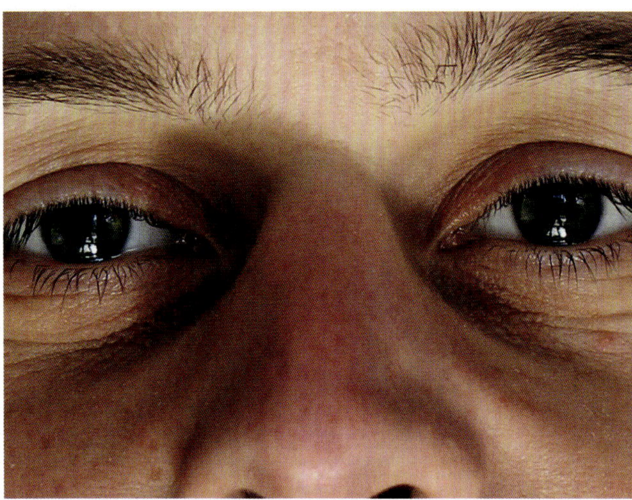

Abb. 5.54 Dunkle Augenschatten und -ringe können sowohl auf Hypotonie als auch auf Neurasthenie hinweisen.

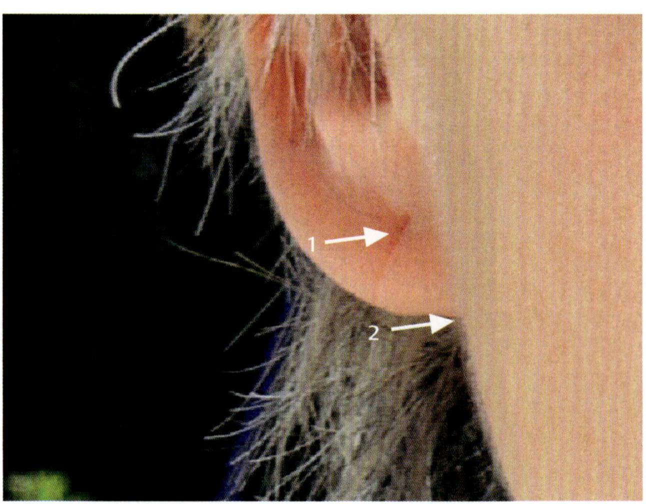

Abb. 5.55 Eine „Stress-Falte“ auf dem Ohrläppchen (1) warnt vor einem Herzinfarkt. Ein angewachsenes Ohrläppchen (2) signalisiert eine Disposition zu einer Kreislauf-Dysfunktion.

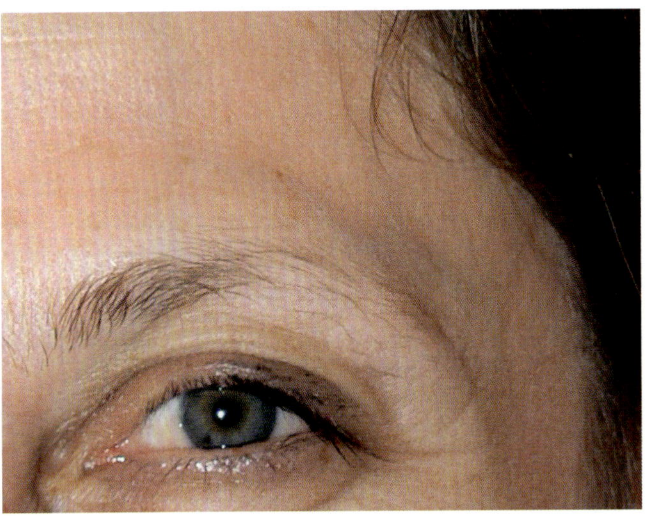

Abb. 5.56 Erkennbare Schläfenarterien offenbaren Hypertonie oft in Zusammenhang mit Arterio- bzw. Zerebralsklerose.

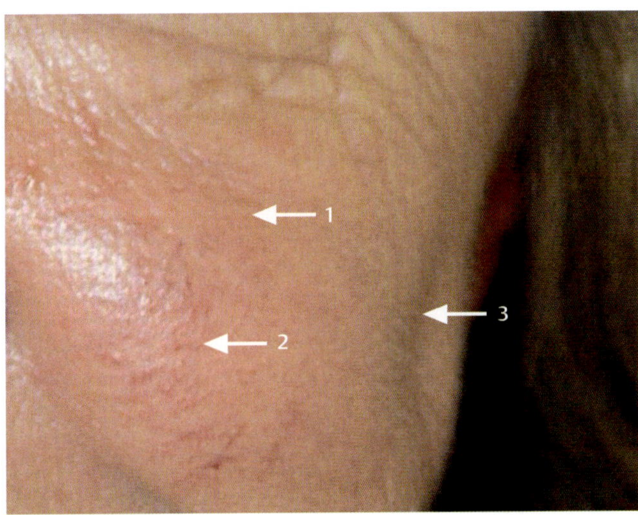

Abb. 5.57 (1) Rote Wangen weisen auf Hypertonie, (2) Gefäßreißer auf den Wangen auf Varikosis und eine (3) einseitig links eingefallene Wange auf eine Herzinsuffizienz hin.

Die Schläfen

Sichtbare Schläfenarterien (**Abb. 5.56**) signalisieren in vielen Fällen Bluthochdruck. Ist das Gesicht gleichzeitig gerötet, liegt meistens eine essenzielle Hypertonie mit Nierenbeteiligung vor, während auf den Schläfen sichtbare Arterien in einem blassen Gesicht eine renale Hypertonie anzeigen können.

Differenzialdiagnostischer Hinweis

Sichtbare Schläfenarterien können auch ein Hinweis auf Arteriosklerose und Zerebralsklerose sein.

Die Wangen

Rote Wangen (**Abb. 5.57**, 1) sind ein häufiger Hinweis auf Hypertonie. Die Wangen sind ebenso stark durchblutet wie der ganze Körper.

Blasse Wangen können demgegenüber auf eine Herzinsuffizienz, pulmonale Hypertonie, ein Cor pulmonale oder eine Hypotonie hinweisen. Die Blässe gibt die Mangeldurchblutung des Körpers wieder.

Blaurote Wangen („Mitral-Bäckchen") zeigen eine Störung der Herzklappen an.

Gefäßreißer auf den Wangen (**Abb. 5.57**, 2) signalisieren Varikosis. Die roten und bläulichen Gefäße sind ebenso gestaut wie die Krampfadern im Körper.

Das Zeichen einer **einseitig links eingefallenen Wange** (**Abb. 5.57**, 3) deutet auf eine Herzinsuffizienz hin.

Ein sehr verbreitetes Zeichen einer geschwächten Herz-Kreislauf-Funktion ist eine **Nasolabialfalte**, die **tiefer als der Mundwinkel** reicht (**Abb. 5.60**, 3).

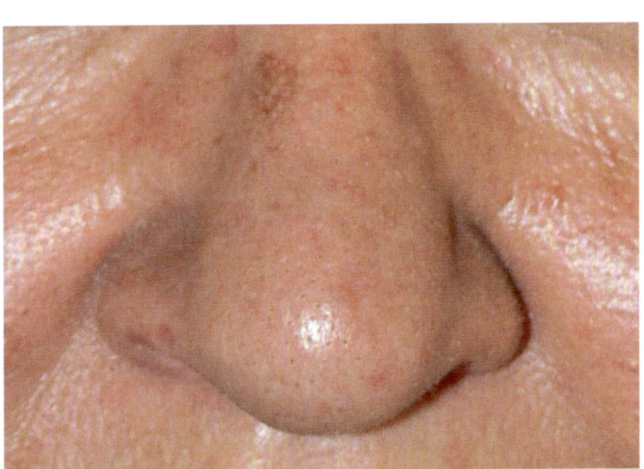

Abb. 5.58 Eine auffallend rote Nase kann ein Signal für Hypertonie, Varikosis, Gastritis, eine Dysfunktion der Leber sowie für Alkoholismus sein.

Die Nase

Eine **rote Nase** (**Abb. 5.58**) ist ein häufiger Hinweis auf Hypertonie. Die Nase wird ebenso intensiv durchblutet wie der gesamte Organismus. Bei vielen Patienten weist eine rote Nase gleichzeitig auch auf Varikosis hin.

Differenzialdiagnostischer Hinweis

Zugleich kann die rote Nase auch Ausdruck einer Gastritis, einer Funktionsstörung der Leber oder auch von Alkoholismus sein.

Menschen mit einer **schmalen Nasenwurzel** (**Abb. 5.59**) haben häufig ein empfindliches Nervensystem. Meistens neigen sie zu Nervosität. Vielfach reagieren sie in Belastungssituationen mit funktionellen Herzbeschwerden.

Differenzialdiagnostischer Hinweis

Eine schmale Nasenwurzel kann auch ein Signal für eine Störung der Schilddrüsenfunktion als Folge eines sensiblen Vegetativums sein.

Eine **Furche auf der Nasenscheidewand** (**Abb. 5.60**, 1) kann ein Anzeichen für einen angeborenen Herzfehler sein.

Merke

Im Unterschied dazu signalisiert eine Furche auf der Nasenspitze eine angeborene Magenschwäche.

Gefäßreißer eng neben der Nase (**Abb. 5.60**, 2) sind vielfach Hinweise auf eine Funktionsstörung des Herzens oder eine Koronarsklerose.

Der Mund

Die Farbe der Lippen offenbart Funktionsstörungen des Herz-Kreislauf-Systems.

Eine **Lippenzyanose** kann ein Zeichen für stenokardische Beschwerden oder Angina pectoris, oft in Verbindung mit Hypertonie, sein.

Differenzialdiagnostischer Hinweis

In vielen Fällen können blasse Lippen auch in Zusammenhang mit einer Anämie, einer Funktionsstörung des Magens oder einer Dysmenorrhö beobachtet werden.

Bläuliche Lippen sind ein Warnsignal bei extremer CO_2-Überlastung durch schwere Funktionsstörungen des Herzens bzw. Kreislaufs.

Differenzialdiagnostischer Hinweis

Auch schwere Lungenfunktionsstörungen können sich über bläuliche Lippen äußern.

Das Kinn

Die **Querfalte auf dem Kinn** wird auch als **Aesculusfalte** (**Abb. 5.60**, 4) bezeichnet. Sie ist Kennzeichen einer Bindegewebsschwäche des Unterleibs mit einer Neigung zu Hämorrhoiden.

Differenzialdiagnostischer Hinweis

Gleichzeitig kann eine Kinn-Querfalte auch Ausdruck von Lendenwirbelsäulenbeschwerden, Uterusprolaps, Prostatavergrößerung oder Verstopfung sein.

Ein **geschwollenes Kinn** (**Abb. 5.41**) kann auf Hypertonie und Herzinsuffizienz hindeuten.

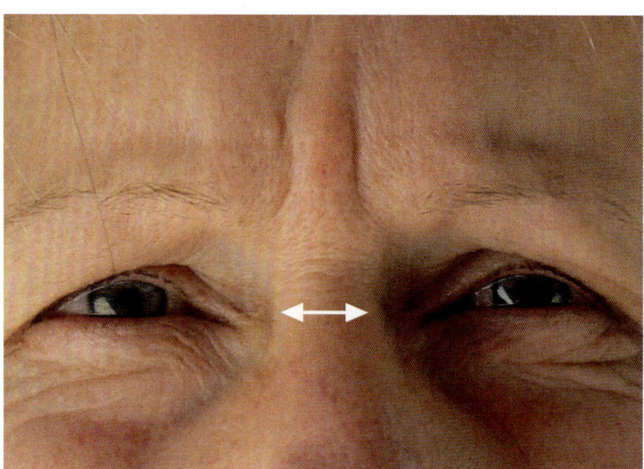

Abb. 5.59 Eine schmale Nasenwurzel ist ein Zeichen für ein empfindliches vegetatives Nervensystem mit der Disposition zu funktionellen Herzbeschwerden, Nervosität und einer Schilddrüsendysfunktion.

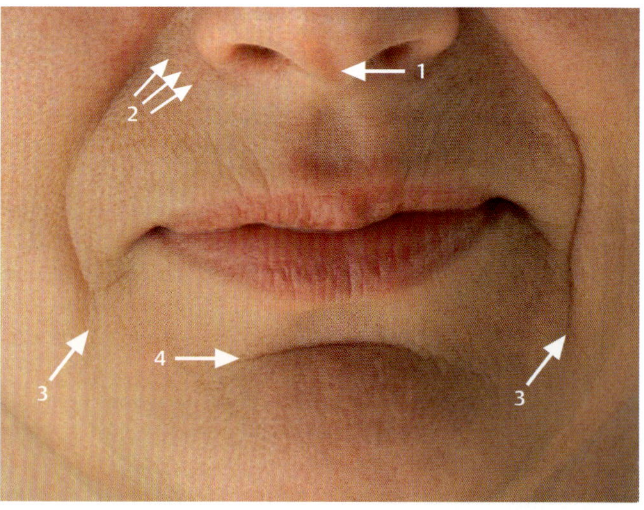

Abb. 5.60 Eine Furche auf der Nasenscheidewand (1) weist auf einen angeborenen Herzfehler hin und Teleangiektasien neben der Nase (2) auf eine Dysfunktion des Herzens. Verläuft die Nasen-Lippen-Falte (3) bis ins Kinn, liegt häufig eine Dysfunktion des Kreislaufs zugrunde. Eine Kinn-Querfalte (4) kann auf Hämorrhoiden hindeuten.

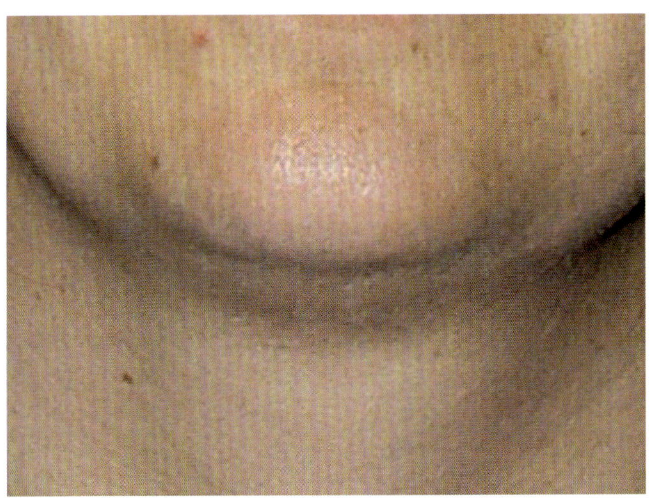

Abb. 5.61 Ein Doppelkinn kann auf eine Funktionsstörung des Kreislaufs, eine Bindegewebsschwäche, einen Uterusprolaps oder auch Adipositas deuten.

> **Differenzialdiagnostischer Hinweis**
> Eine Schwellung des Kinns kann ebenfalls auf eine chronische Nierenschwäche und einen Nierenstau hinweisen.

Schlaffes Gewebe unter dem Kinn (**Abb. 5.61**) kann ein Indikator für Kreislaufschwäche sein. Vielfach schwankt der Blutdruck stark zwischen ausgeprägter Hypo- und Hypertonie.

> **Differenzialdiagnostischer Hinweis**
> Ebenso können Bindegewebsschwäche und ein Uterusprolaps durch schlaffes Gewebe unter dem Kinn angezeigt werden.

5.5.3 Weiterführende Diagnostik

Anamnese Kleine Ödeme in den Augeninnenwinkeln, wächsern glänzende Unterlider und Xanthelasmen signalisieren neben der Funktionsstörung des Herzens eine Fettstoffwechselstörung. Hier sollten Fragen zu gesundheitsbeeinträchtigenden Verhaltensweisen gestellt werden: Was essen Sie? Rauchen Sie? Trinken Sie gerne Alkohol? Welchen und wie viel Sport treiben Sie? Diagonalfalten auf den Ohrläppchen deuten auf Stress; in diesem Fall ist es wichtig, sowohl psychosoziale Belastungen anzusprechen als auch nach Entspannungstechniken zu fragen.

Inspektion Periphere Ödeme, besonders abends Knöchelödeme, Halsvenenstau, Zeichen chronischer Hypoxie wie Trommelschlegelfinger, Uhrglasnägel, Varizen.

Zungendiagnose Bei Herzinsuffizienz sind geschwollene Unterzungenvenen sichtbar. Eine sogenannte Stauungszunge ist rotviolett oder sogar zyanotisch geschwollen, kleine Querfalten sind zu erkennen.

Körperliche Untersuchung Auskultation, Puls, RR-Messung, Funktionsprüfungen, Tests; EKG (einfach, Belastung, 24-Stunden-EKG).

Bildgebende Verfahren Doppler-Sonografie, CT, MRT.

5.5.4 Komplementäre Therapie

In der Naturheilpraxis ist ein elementarer Bestandteil jeder Therapie, Patienten von einer gesunden Lebensführung zu überzeugen. Besonders bei kardiovaskulären Erkrankungen hat sich ein strukturiertes intensives Lebensstilprogramm bewährt. Wesentliche Elemente des Lifestyle-Programms sind tägliche Ausdauerbewegung, adaptierte mediterrane Ernährung, Yoga, Atemübungen und kognitive Restrukturierung.

Ernährung

Bei Erkrankungen des Herz-Kreislauf-Systems sind kleine, leichte Mahlzeiten ratsam – vorzugsweise mediterrane Vollwerternährung (S. 36).

Ordnungstherapie

Viele Beschwerden des Herz-Kreislauf-Systems sind stressinduziert. Entsprechend wichtig sind für Herz-Kreislauf-Patienten ein gutes Zeitmanagement, Entspannungstechniken (z. B. Yoga, Achtsamkeitsbasierte Stressreduktion [mindfulness-based stress reduction, MBSR], Progressive Muskelentspannung) und ein moderates Ausdauertraining wie Walking, Radfahren, Skilanglauf oder Schwimmen.

Hydrotherapie

Bei Hypertonie senkt täglich ein 10–15 min langes ansteigendes Armbad den Blutdruck.

Bei Hypotonie tonisieren kalte (1–2 min) und wechselwarme (4–5 min) Knie- und Schenkelgüsse am Morgen.

Ein Armguss (1–2 min) normalisiert Tachykardien und Palpitationen.

Phytotherapie

Das wichtigste Herzstärkungsmittel ist Weißdorn (Crataegi folium cum flore). Es kräftigt den Herzmuskel, reguliert Puls und Blutdruck, entwässert und harmonisiert das vegetativ übererregte Herz.

Mistel (Visci albi herba), Schlangenwurzel (Rauwolfiae radix) und Hirtentäschel (Bursae pastoris herba) senken den Blutdruck.

Rosmarin (Rosmarini folium), Lavendel (Lavandulae flos), Schafgarbe (Millefolii herba) und Weißdorn fördern die Durchblutung und regen den Kreislauf an.

Bei Herzrhythmusstörungen (insbesondere Extrasystolen) wirken Besenginster (Cytisi scoparii herba) und Cactus (Cacti grandiflori flos) auf die gesteigerte Erregbarkeit des Reizleitungssystems des Herzens, ohne die normale Schlagfrequenz zu beeinflussen.

Auch Digitaloide wie Adonisröschen (Adonidis herba) und Maiglöckchen (Convallaria herba) wirken herzstärkend und normalisieren unregelmäßigen Herzschlag.

Venentonisierend wirken Rosskastanie (Hippocastani semen), Steinklee (Meliloti herba) und Mäusedorn (Rusci aculeati rhizoma).

Ginkgo (Ginkgo bilobae folium) wirkt auf Blut, Gefäßsystem und Gewebe sowie auf die zerebrale und periphere Durchblutung.

Homöopathie

Einzelmittel

Bei funktionellen Herzbeschwerden kann das Vegetativum durch Aconitum, Cimicifuga, Coffea, Convallaria, Gelsemium oder Natrium muraticum beeinflusst werden.

Bewährte Mittel bei koronarer Herzkrankheit (KHK) sind Aconitum, Argentum nitricum, Arsenicum album, Aurum, Cactus, Lachesis, Lilium tigrinum, Naja tripudians, Nux vomica und Phosphorus.

Bei Herzinsuffizienz wirken Mittel, die das Vegetativum und den Herzmuskel beeinflussen, wie Cactus, Carbo vegetabilis, Convallaria und Crotalus horridus.

Leichte und erst kurz bestehende Herzrhythmusstörungen reagieren gut auf Aconitum, Argentum nitricum, Belladonna, Cactus, Lachesis, Lilium tigrinum, Natrium muraticum, Phosphorus und Pulsatilla.

Bei Hypertonie unterstützen Aconitum, Arnica, Aurum, Crataegus, Glonoinum, Natrium muraticum und Viscum album sowohl das Herz als auch die Gefäße.

Bewährte Mittel bei Hypotonie sind Camphora, Carbo vegetabilis, Ferrum phosphoricum, Kalium carbonicum, Lachesis und Veratrum album.

Zur Behandlung von Varikosis eignen sich Aesculus, Calcium fluoratum, Carbo vegetabilis, Hamamelis, Lachesis, Lycopodium, Pulsatilla und Sepia.

Komplexmittel

- Funktionelle Herzbeschwerden
  - Convallaria H 40: 3 × tgl. 25 Tr.
  - Dysto-Loges S: 3 × tgl. 10 Tr./1 Tbl.
  - Synergon Nr. 1b Crataegus S: 3 × tgl. 15 Tr.
  - Tornix: 3 × tgl. 1–3 Tbl.
- KHK
  - Kattwicor: 3 × tgl. 1 Tbl.
  - Naranocor HM: 3 × tgl. 15 Tr.
- Herzinsuffizienz
  - Bomacorin 450 mg: 2 × tgl. 1 Tbl.
  - Cratae-Loges: 2 × tgl. 1 Tbl.
  - Kattwiga Herztropfen: 3 × tgl. 15 Tr.
- Herzrhythmusstörungen
  - Cactus H 240: 3 × tgl. 30 Tr.
  - Rytmopasc: 3 × tgl. 10–20 Tr.
- Hypertonie
  - Synergon Nr. 1 Rauwolfia: 3 × tgl. 15 Tr.
  - Homeo-orthim: 2 × tgl. 2 Tbl.
- Hypotonie
  - Cactus H 240: vor dem Frühstück 30–40 Tr.
- Varikosis
  - Synergon Nr. 13 Aesculus, Wibotin: 3 × tgl. 15 Tr.
  - phöno Ven, Viscum album Komplex 51: 3 × tgl. 10 Tr.
  - Venokatt: 3 × tgl. 1 Tbl.

Biochemie nach Dr. Schüßler

Das Hauptmittel für alle Herzbeschwerden ist Nr. 5 Kalium phosphoricum D 6. Es stärkt den Kreislauf, wirkt belebend und harmonisiert das Vegetativum. Bei KHK und zur Infarktprophylaxe wird es im Wechsel mit Nr. 7 Magnesium phosphoricum D 6 eingenommen.

Nr. 2 Calcium phosphoricum D 6 kräftigt bei chronischer Herzschwäche, nach einem Herzinfarkt oder Anämie und reguliert den Rhythmus.

Bei nächtlichem Herzklopfen hilft Nr. 6 Kalium sulfuricum D 6 (alle 5 min. 1 Tbl.).

Nr. 3 Ferrum phosphoricum D 12 verbessert die Sauerstoffversorgung und reguliert den Blutdruck.

Bei peripherer arterieller Verschlusskrankheit (pAVK) und Varikosis beugen Nr. 1 Calcium fluoratum D 3–D 6, Nr. 11 Silicea D 3–D 6 und Nr. 7 Magnesium phosphoricum D 6 im Wechsel Ablagerungen und Verhärtungen vor.

Anthroposophische Medizin

Bewährte Therapeutika bei allen Herzbeschwerden sind:

- Cardiodoron: 3 × tgl. 15–20 Tr. in Wasser
- Aurum/Calendula comp. Creme: 2 × täglich im Herzbereich einreiben

Bei Varikosis:

- Venadoron Lotion: 3 × täglich in Richtung Herz einmassieren

Ohrakupunktur

Französische Punkte Herz II, gestörtes Wirbelsäulensegment, β-Rezeptor, Plexus cardiacus, Renin-Angiotensin, Point de Jérôme

Chinesische Punkte Herz (100), Vegetativum I (51), Shen Men (55), Herz/Arrhythmie (21)

Die Behandlung der druckdolenten Punkte erfolgt 2 × wöchentlich über 6 Wochen.

Ein Fallbeispiel: Apoplex

Anamnese

Ein 55-jähriger Mann (**Abb. 5.62**) kommt in meine Praxis, weil er Unterstützung sucht, um mit dem Rauchen aufzuhören. Da er 2 Jahre zuvor einen Schlaganfall hatte, möchte er sein Leben unbedingt gesünder gestalten. Er isst und trinkt äußerst gerne – seit 30 Jahren jeden Abend eine Flasche Wein, manchmal auch mehr. Ihm ist vollkommen bewusst, dass er zu viel Alkohol trinkt, aber für ihn gehören viel gutes Essen, viel guter Wein und Zigaretten zu einem guten Leben.

Diagnose

In der Antlitzdiagnose zeigen sich Hinweise auf eine gestörte Funktion der Lunge, des Herzens, der Leber, der Nieren, des Magens und der Bauchspeicheldrüse. Ein Hinweis auf eine Störung der Lunge ist seine ungewöhnlich breite Nasenwurzel. Mehrere Zeichen offenbaren eine Hypertonie: Seine Nase und seine Wangen sind gerötet mit vielen Gefäßreißern. Sein Oberlid und sein Kinn sind geschwollen. Sein Blutdruck beträgt trotz β-Blocker und ACE-Hemmer RR 155/98. Ausgeprägte Unterlidsäckchen weisen

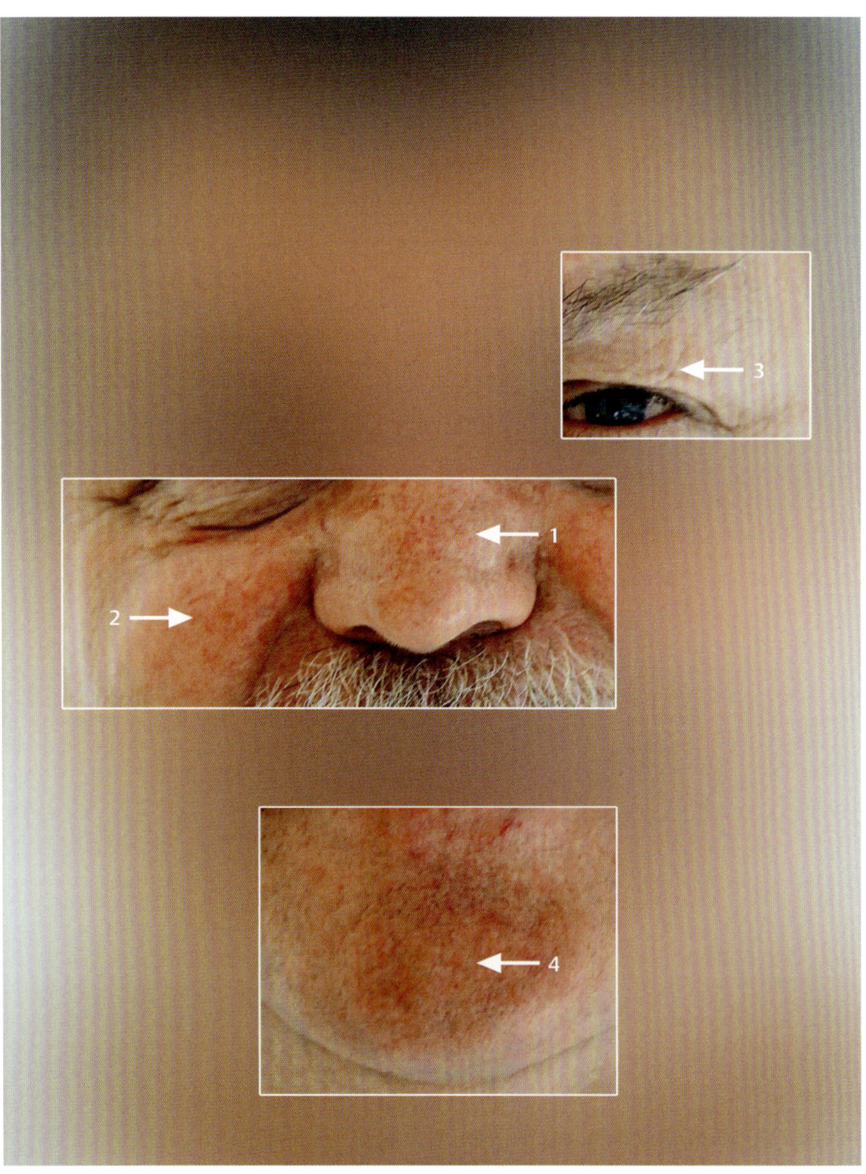

Abb. 5.62 Die Herz-Kreislauf-Zeichen des Patienten sind: (1) eine rote Nase, (2) rote Wangen mit Gefäßreißern, (3) geschwollene Augenlider und (4) ein geschwollenes Kinn.

auf eine zusätzlich gestörte Nierenfunktion hin. Charakteristische Falten im oberen Wangenbereich offenbaren seinen hohen Alkoholkonsum. Auffällig sind viele Hinweise auf eine gestörte Funktion der Leber: Augen- und Mundwinkel sind gelblich verfärbt. Auch der Bereich unter der Unterlippe ist geschwollen. Außerdem sind die Erkennungszeichen für Ulcus ventriculi nicht zu übersehen: Seine Nasenspitze ist rot gepunktet. Dazu kommen eine Schwellung oberhalb der Nasen-Lippen-Falte und sehr schmale Lippen als deutliche Signale einer Pankreopathie.

Schlussfolgerung

Der Plan des Patienten, das Rauchen aufzugeben, ist eine sinnvolle Maßnahme, einem weiteren Schlaganfall vorzubeugen. Auch wenn der Patient über keine spezifischen Beschwerden klagt: Die Zeichen im Gesicht signalisieren unmissverständlich, dass Herz und Leber, aber auch die Nieren und die Bauchspeicheldrüse durch den jahrzehntelangen regelmäßig hohen Weinkonsum in ihrer Funktion beeinträchtigt sind.

Behandlung

Um die Regulationsfähigkeit des Patienten zu unterstützen, werden sowohl seine Konstitution als auch seine Schwachstellen, insbesondere die Herz-, Leber-, Nieren- und Pankreasfunktion, gestärkt. Nach Repertorisation erhält er eine Einmalgabe von 5 Glob. Nux vomica C 200. Zur Förderung der Ausleitung und Stärkung für sein Herz trinkt er täglich eine Teemischung.

Zur Unterstützung der Nikotinentwöhnung erhält er eine Ohrakupunktur mit Dauernadeln der druckdolenten Punkte: Nikotinanaloger Punkt, Point de Jérôme (29b) und Shen Men (55).

Die Therapie aus dem Gesicht unterstützt den Patienten dabei, auf seine Zigaretten zu verzichten. Die Ausleitungstherapie entlastet seinen Organismus ein wenig und senkt den Blutdruck vorübergehend auf RR 130/90. Aber leider heilt sie nicht seinen übermäßigen Alkoholkonsum.

Rezeptur

Herz- und Ausleitungstee
Rp.

- Crataegi hb. (10,0 g)
- Cardui mariae hb. (10,0 g)
- Meliloti hb. (10,0 g)
- Verbasci flor. (7,0 g)
- Taraxaci rad. (6,0 g)
- Millefolii hb. (10,0 g)
- Rutae hb. (6,0 g)

M.D.S.:
1 TL auf 1 l, 10 min.

5.6 Magen

Funktionsstörungen des Magens können sich durch viele verschiedene Zeichen im Gesicht zeigen. Diese Zeichen dienen sowohl der komplementären Diagnose bei Magenerkrankungen und helfen, diese mit einem Blick zu erkennen. Sie ermöglichen darüber hinaus, die Ursachen der Beschwerden wie z. B. einen Mangel an Magensäften, eine Durchblutungsstörung oder auch eine vegetative Belastung zu erkennen. Dadurch ist eine kausale Behandlung möglich. Da bereits oft eine Fehlfunktion zu sehen ist, bevor Symptome auftreten, ist eine frühzeitige protektive Behandlung möglich. So kann einer Dünn- und Dickdarmschädigung, einer ausgeprägten Anämie unklarer Genese, chronischer Müdigkeit und Schwäche oder auch einem Magenkarzinom vorgebeugt werden.

5.6.1 Aufgaben des Magens

Die Hauptaufgabe des Magens besteht darin, die Nahrung vorübergehend zu speichern, um sie dann gleichmäßig in kleinen Mengen an den Darm zur weiteren Verdauung weiterzugeben. So ermöglicht der Magen, den Nahrungsbedarf mit wenigen größeren Mahlzeiten zu decken. Ohne Magen müsste der Mensch die Nahrung über den Tag verteilt in vielen kleinen Portionen einnehmen. Wie lange der Magen den Speisebrei speichert, hängt von der Zusammensetzung der Nahrung ab: Leicht verdauliche Nahrung wie Obst und Gemüse bleiben nur 1–2 Stunden im Magen, schwer Verdauliches und Fettes liegen oft 5–8 Stunden oder länger dort.

Die Haupt-, Beleg- und Nebenzellen des Magens bilden den „Magensaft“, täglich ungefähr 2 l Salzsäure und Pepsin. Die Menge hängt von der Zusammensetzung der Speisen ab. Gewürzhaltige Nahrung, Alkohol, Nikotin und Koffein fördern die Ausschüttung. Die Produktion des Magensafts beginnt oft schon, bevor die Nahrung den Magen erreicht, durch Reize vor dem Essen wie durch Essensgeruch oder durch den Anblick von Speisen. Sobald die Nahrung mit der Schleimhaut in Kontakt kommt, bilden die Hauptzellen das Enzym Pepsin. Die Verdauung über die Nahrung aufgenommener Eiweiße beginnt. Kohlenhydrate und Fette passieren den Magen dagegen nahezu unverändert.

Darüber hinaus tötet der Magen Krankheitserreger ab. Dazu bilden die Belegzellen in der Magenwand Salzsäure. So wird der pH-Wert auf einen Wert zwischen 2 und 3 gesenkt, wodurch die meisten Bakterien unschädlich gemacht werden. Damit sich der Magen durch die Salzsäure nicht selbst verdaut, bilden die Nebenzellen eine Schleimschicht, welche die Schleimhaut überzieht und vor der Säure schützt. Des Weiteren bilden die Nebenzellen den Intrinsic Factor: Er bewirkt, dass Vitamin B_{12} im Ileum aufgenommen wird und als Holo-Transcobalamin sowohl für die Bildung von Erythrozyten als auch als Baustein für Entgiftungsprozesse in der Leber bereitsteht.

Zahlreiche Faktoren können die Magenfunktion be- und überlasten:

- In den meisten Fällen entstehen Funktionsstörungen des Magens durch ein **Ungleichgewicht zwischen der Säureproduktion und dem Säureschutz** im Magen. Die Magensäure greift dann die Schleimhaut an. Auslöser sind meistens Medikamente wie NSAR, übermäßiger Alkohol-, Nikotin- oder auch Kaffeegenuss, Bakterien oder Viren – insbesondere *Helicobacter pylori*. Über 80 % der Fälle von Ulcus ventriculi werden durch *Helicobacter pylori* hervorgerufen.
- Außerdem gibt es eine Reihe von allgemeinen Risiken, die die Entstehung von Magenerkrankungen fördern. Sie lassen sich unter dem Schlagwort **„ungesunder Lebensstil“** zusammenfassen. Dazu gehören fett- und fleischreiche sowie ballaststoffarme Fehlernährung mit zusätzlicher übermäßiger Kalorienzufuhr. Überdies zählen Übergewicht, Bewegungsmangel, Alkohol- und Nikotingenuss, psychischer Stress und fehlende Entspannung dazu.

5.6.2 Zeichen im Gesicht

Die Zeichen für eine Funktionsstörung des Magens beschränken sich nicht auf eine bestimmte Projektionszone im Gesicht, sondern äußern sich auf mehreren Gesichtszonen. So weisen

- die Nasenspitze,
- die Nasen-Lippen-Falte und
- linksseitige Zeichen

auf eine Funktionsschwäche des Magens hin.

Allgemeiner Eindruck

Im Gesicht sind häufig die Zeichen einer jahrelangen Schwäche der Magenfunktion mit gleichzeitig beginnender Dünndarmschädigung zu erkennen. Hier beginnt die kausale Kette für Fäulnisprozesse und damit für Vergiftungen aus dem Darm. Was im Magen nicht vorbereitet worden ist, kann der Darm nicht weiter aufschließen.

Linksseitige Zeichen

Alle Zeichen wie **Falten, Schwellungen, Einziehungen und Verfärbungen**, die **nur linksseitig zu sehen** oder links erheblich stärker ausgeprägt sind, signalisieren eine verminderte Funktion von Magen und Milz. Der Magen befindet sich in der linken Körperseite und spiegelt entsprechend besonders in der linken Gesichtshälfte seine Funktionsstörungen. Im Gegensatz dazu weisen alle Zeichen, die entweder nur einseitig rechts oder rechtsseitig viel prägnanter sind, auf eine Funktionsstörung der Leber, die sich rechts im Körper befinden.

Eine **einseitig links verlaufende senkrechte Stirnfalte** kann auf eine Funktionsschwäche des Magens und der Milz hindeuten.

Differenzialdiagnostischer Hinweis

Eine einseitig links verlaufende senkrechte Stirnfalte kann auch ein Hinweis auf Migräne oder eine Belastung der Halswirbelsäule auf dieser Seite sein.

Auch eine **einseitig links verlaufende Nasolabialfalte** (**Abb. 5.43**) weist auf eine Funktionsschwäche von Magen und Milz hin.

Ebenso zeigt eine **einseitig links eingefallene Wange** (**Abb. 5.57**, 3) die Gefahr eines Magenkarzinoms.

Differenzialdiagnostischer Hinweis

Eine einseitig links eingefallene Wange kann ebenso Zeichen einer gestörten Herzfunktion sein.

Die Wangen

Eine weitere bedeutende Projektionszone des Magens ist die Nasen-Lippen-Falte (Nasolabialfalte). Ihre Länge und Form geben differenzierte Informationen zur Sekretion der „Magensäfte".

Meistens haben Menschen ohne oder mit einer **kurzen Nasen-Lippen-Falte** (**Abb. 5.63**) ein empfindliches vegetatives Nervensystem mit einem sehr empfindlichen Magen. Sie sind außerordentlich sensibel. Sie reagieren sowohl auf Ärger, Aufregung, Schreck und andere seelische Belastungen als auch auf zu heißes, kaltes, fettes und eiweißreiches oder zu hastiges Essen und Trinken mit Verkrampfungen des Magens. Die Folge sind meistens Schmerzen des Oberbauchs.

Merke

Ist überhaupt keine Nasen-Lippen-Falte zu erkennen, ist das Vegetativum extrem empfindlich. Viele Beschwerden sind psychosomatischer Natur. Diese Patienten benötigen nicht nur eine Therapie ihrer körperlichen Beschwerden – meistens Magenbeschwerden –, sondern auch parallel dazu eine Unterstützung des vegetativen Nervensystems bzw. der Psyche.

Reicht bei einem jungen Menschen die **Nasolabialfalte bis zu den Mundwinkeln** (**Abb. 5.64**) oder noch tiefer herab, besteht meistens eine Veranlagung zu Hyperazidität.

Merke

Eine lange Nasen-Lippen-Falte bis tief über die Mundwinkel hinab signalisiert vielfach zusätzlich eine Disposition zu Erkrankungen von Herz, Kreislauf und Gefäßen.

Bei **Anazidität** (Untersäuerung des Magens) schneidet die **Nasolabialfalte meistens tief** ins Gewebe.

Eine **Warze auf der Nasolabialfalte** kann auf die Gefahr eines malignen Prozesses im Magen deuten.

Merke

Menschen mit charakteristischen Nasen-Lippen-Falten haben oder bekommen nicht zwangsläufig eine Magenerkrankung. Sie haben lediglich die Veranlagung dazu. Das verrät ihr Antlitz. Ihr schwächer angelegter Magen wird besonders durch Zurücksetzung, Ärger und Stress belastet. Sowohl die Dauer und Intensität dieser Belastung als auch ihr Umgang damit entscheiden dann darüber, ob sie eine Gastralgie, Gastritis, einen Ulkus oder sogar einen Tumor entwickeln.

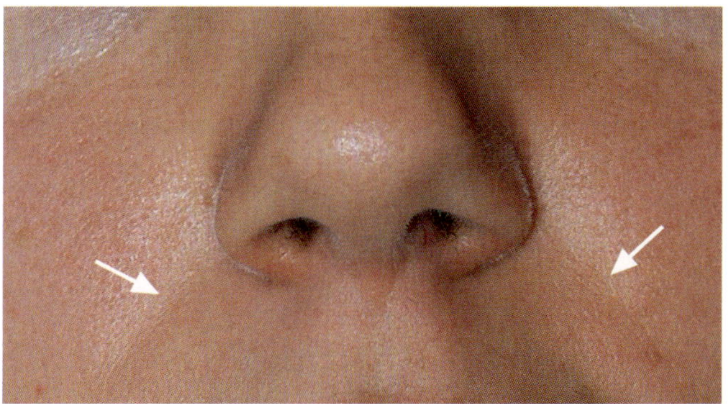

Abb. 5.63 Eine kaum erkennbare Nasen-Lippen-Falte offenbart ein höchst sensibles vegetatives Nervensystem mit der Disposition zu Verdauungsbeschwerden wie Reizmagen oder -darm.

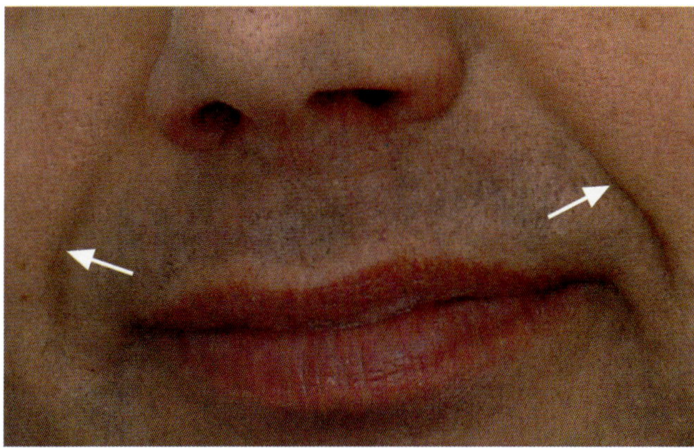

Abb. 5.64 Eine tiefe Nasen-Lippen-Falte weist auf eine Dysfunktion des Magens aufgrund von Fermentmangel hin.

Die Nase

Das untere Drittel der Nase ist eine wichtige Projektionszone der Magenfunktion. Die „Nasenspitze" gibt differenzierte Hinweise auf den Zustand der Magenschleimhaut.

So zeigt eine **rote** oder auch **bläulich rote Nasenspitze** (**Abb. 5.65**) oft eine Gastritis (Magenschleimhautentzündung). Die Nasenspitze wird als Reflexzone ebenso stark durchblutet wie die entzündete Magenschleimhaut. Wenn die Gastritis abheilt, verblasst i. d. R. auch die Rötung der Nasenspitze wieder.

Auch **rötlich blaue Gefäße auf der Nasenspitze** signalisieren eine Gastritis. Die arteriellen oder venösen Gefäße des Magens sind gestaut. Die Nasenspitze reflektiert die Magenschleimhaut. Sie ist genauso rötlich blau gestaut wie der Magen. Eine kausale Behandlung der Gastritis ist hier entweder eine Herztherapie, weil bei einer Herzschwäche zu wenig venöses Blut vom Magen abgepumpt wird, oder eine Unterstützung der Leberfunktion bei einem Pfortader-Stau.

Einzelne rote Punkte auf der Nasenspitze (**Abb. 5.66**) sind meistens Ausdruck einer lokalen Entzündung der Magenschleimhaut oder eines Ulkus. Die roten Punkte bilden sich durch erweiterte kleine Gefäße. Häufig bleiben sie auch sichtbar, wenn die Ulzera bereits abgeheilt sind. Möglicherweise sind sie Zeichen des Narbengewebes.

Auch **blasse Narben** auf der Nasenspitze können ein Hinweis auf Ulcus ventriculi sein.

Eine bleiche oder **blasse Nasenspitze** (**Abb. 5.67**) weist fast immer auf eine Durchblutungsstörung des Magens. Die Nasenspitze wird ebenso schlecht durchblutet wie der Magen. Aufgrund der Mangeldurchblutung bildet der Magen erfahrungsgemäß zu wenig Magensäure.

> **Differenzialdiagnostischer Hinweis**
>
> Eine helle Nasenspitze kann auch ein Zeichen für eine Störung der Herz- und Kreislauffunktion sein. Als Auslöser kommen sowohl Vasomotoren als auch das Herz infrage.

Durch eine Herz- und Kreislauftherapie verbessern sich nicht nur die Säurewerte des Magens, sondern auch die Hellfärbung der Nasenspitze geht i. d. R. zurück.

Eine **voluminöse Nasenspitze** (**Abb. 5.68**) zeigt eine Magenerweiterung. Die Nasenspitze als Projektionszone des Magens

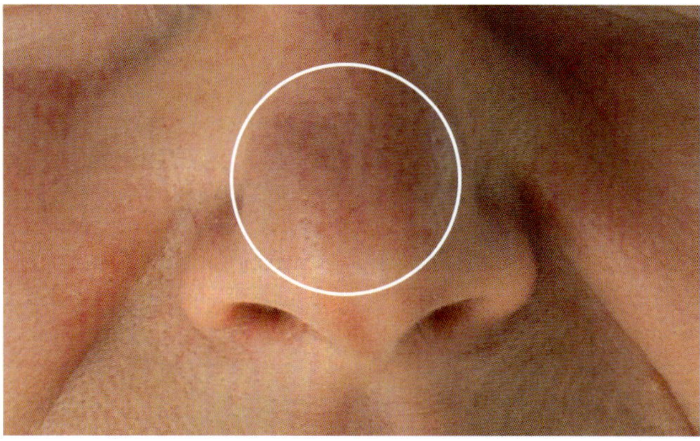

Abb. 5.65 Eine rote oder blaurote Nasenspitze signalisiert eine Gastritis.

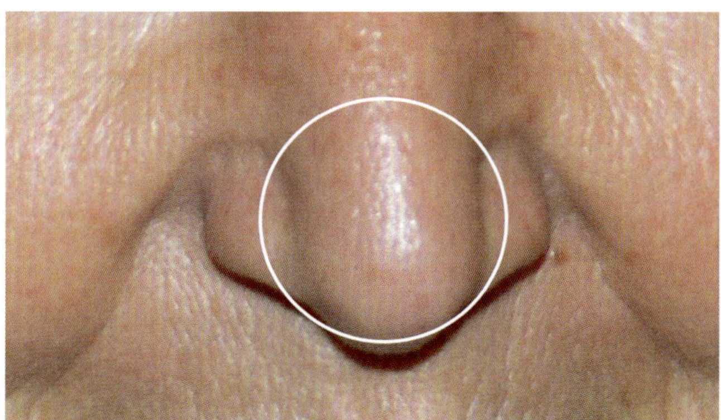

Abb. 5.66 Rote Punkte auf der Nasenspitze sind ein Zeichen für Ulcus ventriculi.

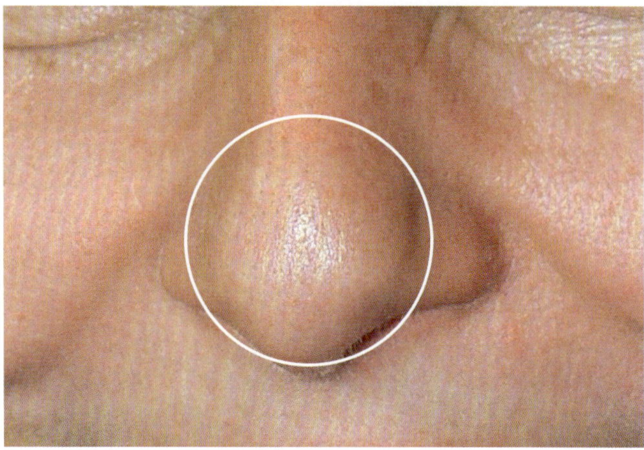

Abb. 5.67 Eine blasse Nasenspitze weist auf eine Funktionsstörung des Magens aufgrund einer Kreislauf-Dysfunktion hin.

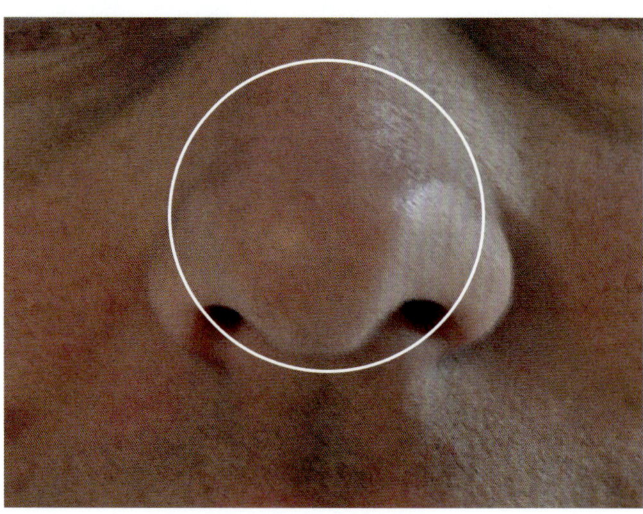

Abb. 5.68 Eine große Nasenspitze ist Ausdruck eines großen Magens.

ist ebenso vergrößert wie das Organ selbst. Oft isst dieser Mensch gerne große Mengen. Möglicherweise ist die Magenerweiterung aber auch Folge einer konstitutionellen Bindegewebsschwäche.

Eine **senkrechte Furche auf der Nasenspitze** (**Abb. 5.69**) kann auf eine angeborene Funktionsstörung des Magens hinweisen. Diese Menschen leiden nahezu ständig an Anzeichen einer Magenerkrankung wie Übelkeit, Druckgefühl im Oberbauch und Appetitlosigkeit.

Info

Begleiterscheinungen dieser angeborenen Funktionsstörung des Magens sind vielfach eine ausgeprägte Anämie unklarer Genese, chronische Müdigkeit und Schwäche. Dieses Phänomen beruht auf einer zu geringen Bildung von Intrinsic Factor in den Nebenzellen der Magenschleimhaut. Dadurch wird im Ileum nicht genügend Vitamin B_{12} aufgenommen und in der Leber steht es nicht als Holo-Transcobalamin für die Bildung von Erythrozyten zur Verfügung.

Differenzialdiagnostischer Hinweis

Eine senkrechte Furche auf der Nasenscheidewand ist bei angeborenen Herzfehlern zu beobachten.

Nicht nur eine rote Nasenspitze, sondern auch eine **rote Nase** (**Abb. 5.58**) kann auf eine Gastritis hindeuten.

Differenzialdiagnostischer Hinweis

Eine rote Nase kann ebenso ein Signal für eine Funktionsstörung der Leber, für Hypertonie, Varikosis oder auch Alkoholismus sein.

Viele **rote und dunkle Punkte auf der Nase** (**Abb. 5.70**) sind Zeichen einer Funktionsstörung des Magens. Ein roter Punkt steht meistens mit einer lokalen Hyperämie bzw. Entzündung in Zusammenhang und offenbart ein Magengeschwür. Die dunklen Punkte sind Hinweise auf die Narben durch frühere Ulcera.

Differenzialdiagnostischer Hinweis

Dunkle und rote Punkte auf der Nase können ebenfalls Ausdruck einer Milz- und/oder Leberfunktionsstörung sein.

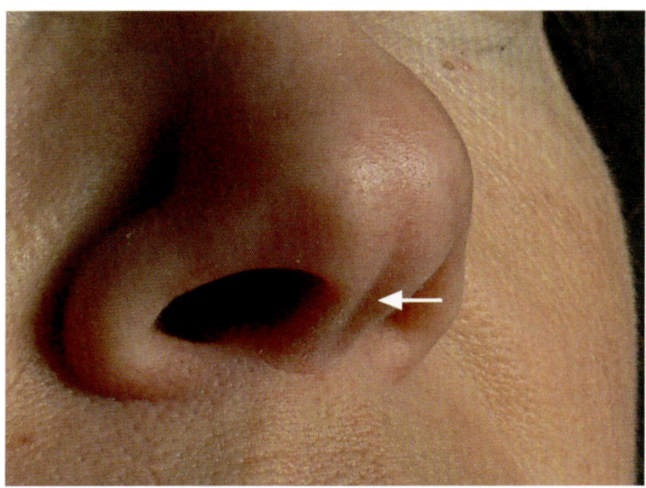

Abb. 5.69 Eine Furche auf der Nasenspitze ist ein Hinweis auf eine Disposition zu Magenbeschwerden.

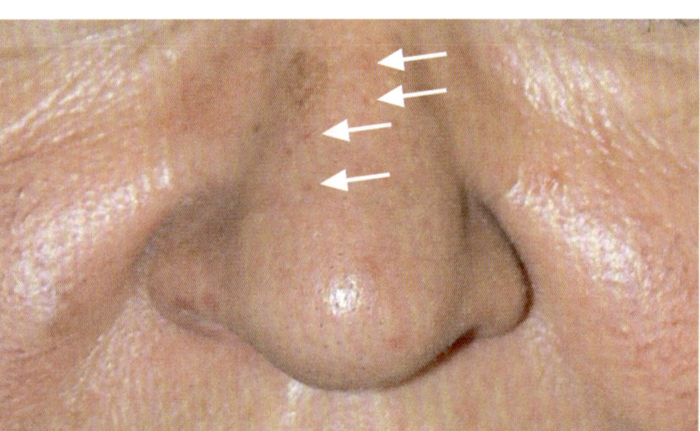

Abb. 5.70 Rote und dunkle Punkte auf der ganzen Nase signalisieren eine Dysfunktion des Magens.

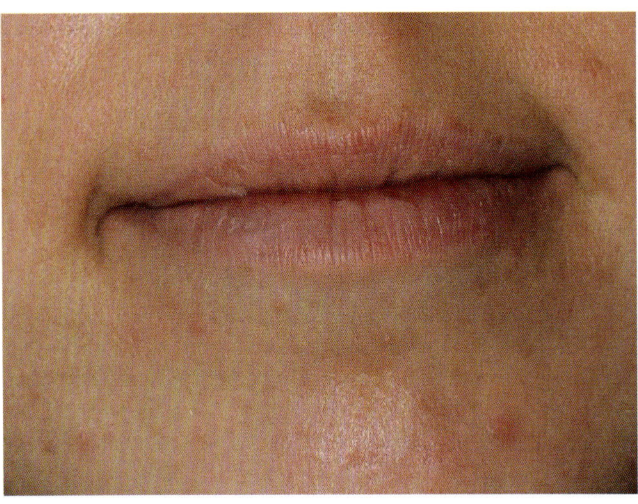

Abb. 5.71 Blasse Lippen können sowohl ein Hinweis auf eine Funktionsstörung des Magens als auch eine Dysfunktion des Kreislaufs, eine Anämie oder eine Dysmenorrhö sein.

Der Mund

Blasse Lippen (**Abb. 5.71**) können Anzeichen einer Funktionsschwäche des Magens sein.

> **Differenzialdiagnostischer Hinweis**
> Blasse Lippen können ansonsten auch im Zusammenhang mit einer Anämie, einer Herzinsuffizienz oder auch einer Dysmenorrhö beobachtet werden.

5.6.3 Weiterführende Diagnostik

Anamnese Eine rote Nasenspitze oder rote Punkte auf der Nasenspitze sind Hinweise auf eine gestörte Magenfunktion durch ein Ungleichgewicht zwischen Säureproduktion und Schutz der Magenschleimhaut. Entsprechend wichtig ist hier, nach vielen und starken Medikamenten (NSAR wie Diclofenac, Ibuprofen, ASS) zu fragen. Darüber hinaus muss der Lebensstil thematisiert werden: Wie hoch sind der Alkohol-, Nikotin- und Kaffeekonsum? Gibt es chronischen Stress und worin besteht er?

Auskultation, Palpation, Perkussion Peristaltik, Druckdolenz, Abwehrspannung, Resistenzen.

Blutuntersuchung Blutbild, BSG, *Helicobacter pylori*-Antigen im Stuhl.

Gastroenterologie Gastroskopie.

5.6.4 Komplementäre Therapie

Gerade Magenpatienten gilt es zu einer aktiven Mitarbeit zu motivieren und beim Aufbau eines gesundheitsfördernden Lebensstils zu unterstützen. So kann in einem frühen Stadium die Regenerationsfähigkeit des Magens sehr wirkungsvoll gefördert werden. Meistens müssen Leber, Bauchspeicheldrüse und/oder Darm mittherapiert werden.

Ernährung

Bei einer akuten Gastritis unterstützt eine mehrtägige Tee- oder Schleimfastenkur (2–3 EL Hafer oder Reis in 0,5 l Wasser) die Selbstregulation. Bei Magenfunktionsstörungen haben sich kleine regelmäßige vitamin- und mineralstoffreiche Mahlzeiten bewährt, vornehmlich in Ruhe eingenommen. Sinnvoll ist gleichzeitig, auf alle schleimhautreizenden Nahrungs- und Genussmittel wie Kaffee, Zitrusfrüchte, Zucker und Süßigkeiten, Nikotin, scharfe Gewürze und Alkohol zu verzichten.

> **Info**
> Frauen, die sich rein vegetarisch ernähren, und besonders Veganerinnen haben i. d. R. einen Vitamin-B_{12}-Mangel! Da durch den enterohepatischen Kreislauf Vitamin B_{12} wieder in den Stoffwechsel eingeschleust werden kann, manifestieren sich Mangelerscheinungen oft erst nach 5–10 Jahren.

Ordnungstherapie

Für eine gute Verdauung ist es unbedingt notwendig, dass die Nahrung im Mund ordentlich vorbereitet wird. Jeder Bissen sollte mindestens 20 × gekaut werden, bevor er heruntergeschluckt wird.

> **Info**
> Abends und nachts sinkt die Produktion von Magensäure und Galle. Folglich schwächen späte und nächtliche Mahlzeiten die Magenfunktion.

Phytotherapie

Bei akuter Gastritis lösen Kamille (Matricariae flos), Gänsefingerkraut (Potentilla anserina) und Süßholzwurzel (Liquiritiae radix) Krämpfe und wirken entzündungshemmend.

> **Merke**
> Herzpatienten dürfen kein Süßholz einnehmen, da Wechselwirkungen auftreten. Auch Schwangere dürfen keinen Süßholztee trinken, da er fruchtschädigend wirken kann.

Pfefferminze (Menthae piperitae folium) löst Krämpfe und lindert den Brechreiz.

Bei chronischer Gastritis fördert Malve (Malvae folium/flos) die Regeneration der Schleimhaut. Ein geringer Zusatz von Bitterdrogen wie Wermut (Absinthii herba) regt die Magensaftsekretion an und tonisiert das Verdauungssystem.

Bei vegetativ bedingten Beschwerden sedieren Lavendel (Lavandulae flos), Melisse (Melissa folium), Hopfen (Lupuli strobulus) und Passionsblume (Passiflorae herba).

Bei Ulkuserkrankungen schützen Leinsamen (Lini semen), Kamille (Matricariae flos), Eibisch (Althaea radix/flos) und Malvenblätter (Malvae folium) und regenerieren die Schleimhaut.

Homöopathie

Einzelmittel

Für die Arzneimittelwahl sind sowohl die organotrope Wirkung auf den Magen und das Verdauungssystem als auch die Ätiologie und die charakteristischen Modalitäten bestimmend. Bewährte Mittel sind Argentum nitricum, Arsenicum album, China, Cocculus, Ignatia, Ipecacuanha, Lycopodium, Magnesium carbonicum, Natrium muraticum, Nux vomica, Phosphorus, Pulsatilla, Sepia, Tabacum, Veratrum album.

Komplexmittel

Sowohl bei akuter und chronischer Gastritis als auch bei Ulcus pepticum eignen sich:

- Gastriselect N: 12 × tgl. 10 Tr.
- Nuxal: 3 × tgl. 15 Tr.
- Synergon Nr. 14 Teucrium scorodonia: 3 × tgl. 15 Tr.
- Synergon Nr. 112 Argentum nitricum: akut – stündlich je 10 Tr, chronisch – 3 × tgl. 15 Tr.
- Ventrigutt: 3 × tgl. 15 Tr.

Biochemie nach Dr. Schüßler

Nr. 4 Kalium chloratum D 6 schützt die Magenschleimhaut und Nr. 12 Calcium sulfuricum D 6 verhindert, dass sich der Magen selbst verdaut. Nr. 8 Natrium chloratum D 6 reguliert die Magensaftproduktion sowohl bei Hyper- als auch bei Hypo- oder Anazidität. Zur Säure-Basen-Regulation kann Nr. 9 Natrium phosphoricum D 6 eingenommen werden. Das Akutmittel bei Entzündungen ist Nr. 3 Ferrum phosphoricum D 12: 3 × tgl. 4 Tbl.

Anthroposophische Medizin

- Amara-Tropfen: 3 × tgl. 10–15 Tr. 1 h nach dem Essen in Wasser verdünnt
- Bei Magengeschwüren: Chamomilla/Malachit comp. 3–5 × tgl. 10–15 Tr. vor den Mahlzeiten in Wasser verdünnt

Ohrakupunktur

Französische Punkte Antiaggressionspunkt, Nullpunkt, nervaler Magenpunkt, Haldol, Valium

Chinesische Punkte Kardia (86), Magen (87), Shen Men (55), Vegetativum (51)

Bei akuter Gastritis und Ulcus pepticum erfolgt die Behandlung täglich bis zur Beschwerdefreiheit. Bei chronischer Gastritis sollte anfangs 2 × wöchentlich behandelt werden. Wenn sich die Symptomatik bessert, kann das Behandlungsintervall auf 1 × wöchentlich reduziert werden.

Ein Fallbeispiel: Chronische Gastritis

Anamnese

Mit großer Angst vor Magenkrebs kommt eine 58-jährige Patientin in die Praxis. Vor 2 Jahren hat sie ihre Schwester intensiv begleitet, als diese an Magenkrebs verstorben ist. Seit einiger Zeit leidet sie zunehmend an Beschwerden, die denen ihrer Schwester sehr ähnlich sind: Sie spürt oft Druck im Oberbauch. Häufig schmerzt ihr Magenbereich. Ihr ist ständig übel. Irgendwie fehlt ihr im Moment der Appetit. Eigentlich isst sie gerne und mit großem Genuss – seit fast 30 Jahren vegetarisch. Seit ihrer Kindheit träumt sie davon, 96 Jahre alt zu werden. Mich bittet sie inständig, sie dabei zu unterstützen.

Diagnose

Die Antlitzdiagnose (**Abb. 5.72**) ergibt neben deutlichen Hinweisen auf eine gestörte Magenfunktion auch Hinweise auf eine Anämie sowie auf Funktionsstörungen von Milz und Leber. Viele Zeichen in ihrem Gesicht weisen auf eine gestörte Funktion des Magens hin: Besonders das untere Drittel ihrer Nase ist bläulich gerötet. Auf der Nasenspitze fallen viele einzelne rote Punkte auf. An den Nasenflügeln sind rötlich blaue Gefäße zu sehen. Die Nasen-Lippen-Falte ist sehr ausgeprägt und die Lippen sind ungewöhnlich blass. Diese farblosen Lippen weisen darüber hinaus ebenso wie ihre bläulichen Schatten unter den Augen zusätzlich auf eine

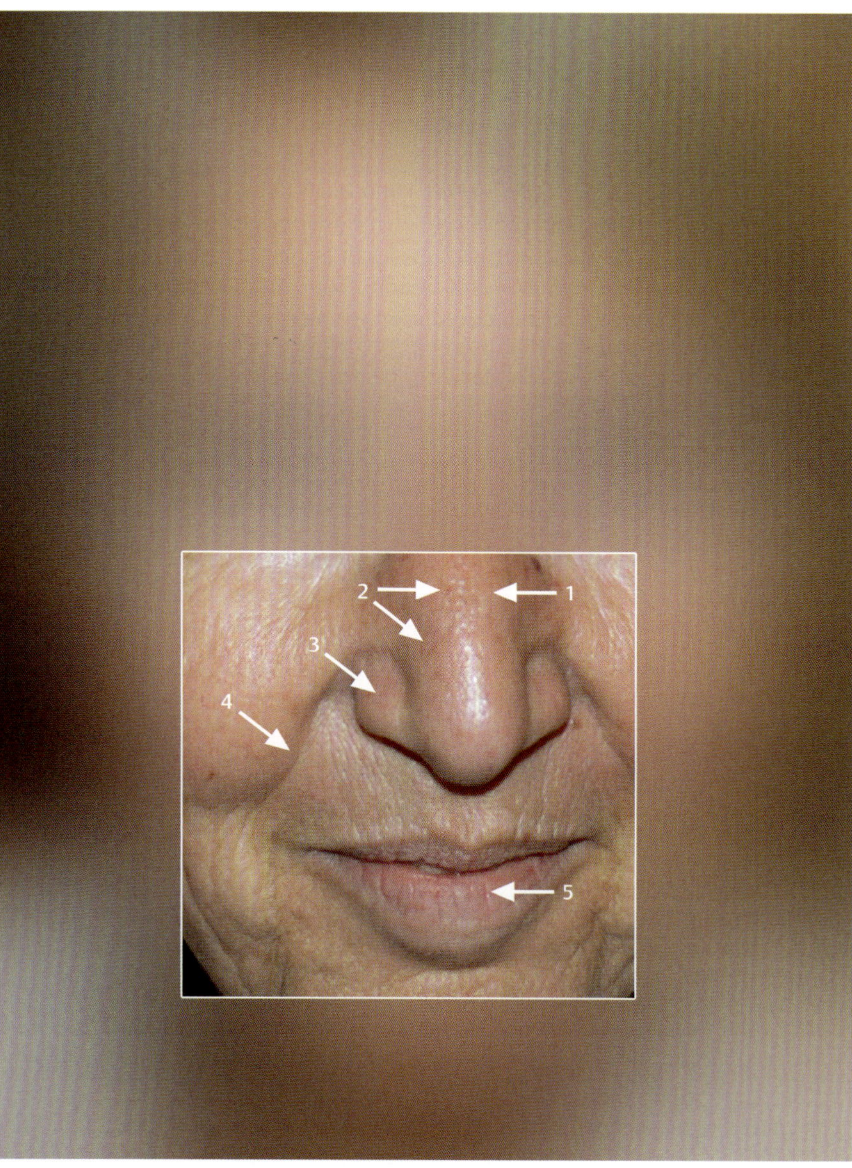

Abb. 5.72 Charakteristische Magenzeichen im Gesicht der Patientin sind: (1) die bläulich rote Nase, (2) rote Punkte auf der Nase, (3) Teleangiektasien der Nasenflügel, (4) eine plastische Nasolabialfalte und (5) sehr blasse Lippen.

Anämie hin. Mehrere Zeichen deuten auf eine gestörte Milzfunktion: Ihr Gesicht ist außerordentlich faltig. Um die Augen herum und auf den Wangen ist die Haut besonders faltig. Überdies lassen sich charakteristische kleine senkrechte Falten neben den Mundwinkeln erkennen. Ihr Kinn ist bläulich rot gefärbt. Außerdem sind in ihrem Gesicht deutliche Hinweise auf eine Fettstoffwechselstörung zu erkennen: Der Bereich unter der Unterlippe ist stark geschwollen. Auch in den inneren oberen Augenwinkeln befinden sich kleine ödematöse Schwellungen. Außerdem fallen Fetteinlagerungen auf: Am rechten Unterlid ist eine umschriebene gelbliche Ablagerung, ein Xanthelasma, zu sehen; in beiden Augen sind Lipidhügel auf den Skleren sichtbar.

Schlussfolgerung

Die Zeichen im Gesicht der Patientin deuten auf eine ausgeprägte Störung der Magen-, Milz- und Leberfunktion hin. Die zusätzlichen Hinweise auf eine Anämie legen den Verdacht nahe, dass die Angst vor Magenkrebs nicht unbegründet sein könnte. Die schulmedizinische Diagnose durch den Internisten lautet: chronische Gastritis Typ A mit der obligatorischen perniziösen Anämie und dem Risiko einer mittelfristigen malignen Entwicklung.

Behandlung

Um die Regulationsfähigkeit der Patientin anzuregen und sie in ihrem Traum, sehr alt zu werden, zu unterstützen, werden ihre individuellen momentanen Schwächen, insbesondere die Magen-, Milz- und Leberfunktion, gestärkt. Sowohl als Magen- und Milztherapie als auch um Vitamin B_{12} optimal „einzuschleusen“, nimmt sie nach Repertorisation China D 6 (3 × tgl. 5 Glob.). Gegen die perniziöse Anämie erhält sie Vitamin-B_{12}-Injektionen (6 Wochen lang 2 × wöchentlich und anschließend als Dauerbehandlung alle 3 Monate).

Als Lebertherapie ändert sie ihre Essgewohnheiten. Eine basische Kost mit viel Kartoffeln und wenigen tierischen Fetten – insbesondere der Verzicht auf ihren heiß geliebten Feta – entlastet die Leber und beschleunigt die Selbstregulation.

Die Therapie aus dem Gesicht beendet ihre Magenbeschwerden und befreit sie von ihrer Angst. Bereits nach 2 Wochen hat die Patientin erheblich mehr Energie. Durch die Ernährungsumstellung kann sich ihre Leber selbst regulieren. Das ist auch in ihrem Gesicht zu sehen: Nach einem halben Jahr sind die Schwellungen sowohl unter der Lippe als auch im oberen Augenwinkel „verschwunden“. Sogar das Xanthelasma und die Lipidhügel auf der Sklera sind nicht mehr zu sehen. Die Patientin lebt inzwischen seit vielen Jahren mit regelmäßigen Vitamin-B_{12}-Injektionen. Die jährlichen Gastroskopien sind ohne Befund. Als Pensionärin hat sie ein Studium im Alter begonnen; die Chancen, dass sie 96 Jahre alt werden wird, stehen gut!

5.7 Bauchspeicheldrüse

Im Gesicht weisen nur einige wenige Zeichen auf eine Funktionsstörung der Bauchspeicheldrüse (Pankreas) hin. Die Kenntnis dieser Zeichen ist vor allem deswegen wichtig, weil sie nicht nur einer komplementären Diagnose bei Beschwerden dient und diese auf einen Blick zu erkennen, sondern sie ermöglicht darüber hinaus eine Pankreasfehlfunktion festzustellen, bevor Symptome auftreten. Dadurch ist eine frühzeitige Behandlung möglich und es kann Verdauungsbeschwerden, Mangelzuständen, Nahrungsmittelunverträglichkeiten und Diabetes mit Folgeschäden wie Arteriosklerose, Angiopathie, Polyneuropathie und Erblindung sowie einem metabolischen Syndrom vorgebeugt werden.

Merke

Lange Zeit, bevor Symptome auftreten, sind im Gesicht bereits Hinweise auf eine geschwächte Pankreasfunktion zu sehen. Eine exokrine Funktionsstörung mit verminderter Bauchspeichel- und Enzymabgabe geht einem Diabetes bis zu 10 Jahre voraus. Außerdem zieht eine exkretorische Pankreopathie mittelfristig eine Dysfunktion von Leber und Darm nach sich.

5.7.1 Aufgaben der Bauchspeicheldrüse

Das Pankreas hat sowohl eine exokrine als auch eine endokrine Funktion.

Die exokrine Bauchspeicheldrüse (98 % der Drüse) ist eine rein seröse Drüse. Sie stellt die wichtigste Verdauungsdrüse des Menschen dar und bildet täglich 1,5–3 l Pankreassekret. Diese Flüssigkeit besteht aus 2 Komponenten.

1. **Zahlreichen Verdauungsenzymen bzw. Proenzymen**: Proteasen wie Trypsinogen, Chymotrypsinogen und Elastase verdauen Eiweiße. Lipasen wie die Pankreaslipase spalten Fette und Amylasen wie Alpha-Amylase und Ribonukleasen sind an der Kohlenhydratverdauung beteiligt. Insbesondere die Proteasen liegen innerhalb der Drüse zunächst in einer inaktiven Form vor, um eine Selbstverdauung des Drüsengewebes zu vermeiden. Sie werden erst im Duodenum aktiviert.
2. **Bikarbonat**: Die wässerige Natriumbikarbonatlösung neutralisiert einerseits die Magensäure im Dünndarm und stellt andererseits ein optimales chemisches Milieu für die Pankreasenzyme her.

Im endokrinen Teil des Pankreas (nur 2 % der Drüse) werden die Hormone Insulin, Glukagon und Somatostatin zur Regulation des Blutzuckerspiegels und des Kohlenhydratstoffwechsels gebildet.

Die Bauchspeicheldrüse kann durch zahlreiche Faktoren be- und überlastet werden:

- Sie reagiert extrem sensibel auf Noxen. Die häufigste Ursache für eine Funktionsstörung der Bauchspeicheldrüse ist **übermäßiger dauerhafter Alkoholkonsum** (ca. 80 % aller Fälle).
- Das Risiko für eine Funktionsstörung wird durch gleichzeitigen **Nikotingenuss** und sogar Passivrauchen deutlich erhöht und das Fortschreiten einer Erkrankung beschleunigt.
- Ebenfalls nachteilig wirkt sich ein starkes **Übergewicht** (BMI > 30) aus.
- Sowohl der **Kontakt mit Pestiziden, Herbiziden und Fungiziden** als auch eine Exposition gegenüber chlorierten Kohlenwasserstoffen, Chrom und Chromverbindungen, elektromagnetischen Feldern und Kraftstoffdämpfen belasten das Pankreas.
- Außerdem können **Medikamente** Funktionsstörungen der Bauchspeicheldrüse auslösen.
- Eine häufige Ursache für Pankreasfunktionsstörungen sind **Erkrankungen der Leber** wie Cholezystolithiasis (Gallensteine) oder Hepatitis. Auch **Darmentzündungen** wie Morbus Crohn und Colitis ulcerosa oder eine **chronische Niereninsuffizienz** begünstigen Fehlfunktionen.
- Ein weiterer wichtiger Belastungsfaktor ist **Stress**. Die Bauchspeicheldrüse gehört zu den stressempfindlichsten Organen. Entsprechend häufig führen auch psychische Belastungen, insbesondere Ängste, Zwänge und materielle Sorgen, über eine Dysfunktion der Amygdala zu Störungen der Pankreasfunktion.

Eine Be- oder Überlastung der Bauchspeicheldrüse kann dazu führen, dass das Organ seine Aufgaben nicht mehr erfüllen kann.

Fehlen die Bauchspeicheldrüsenenzyme, werden die verschiedenen Nahrungsbestandteile nicht richtig aufgespalten. Der Darm kann sie nicht aufnehmen und weiter ins Blut abgeben. Die Speisen bleiben unverdaut im Darm. Das kann zu Durchfällen, Blähungen und starken, oft gürtelförmigen Oberbauchschmerzen führen. Besonders die ungenügende Fettverdauung äußert sich durch fettig-glänzende und schmierige Stuhlgänge. Wenn die Nahrungseiweiße nur unzureichend verdaut werden, kann dies die Bildung großer Mengen biogener Amine (z. B. Histamin) im Darm zur Folge haben. Das Übermaß an Histamin kann nun die Symptome einer Histaminintoleranz zeigen: Fließschnupfen, Durchfall, Hautausschläge usw. Die Ursache ist nicht das Histamin, sondern die Bauchspeicheldrüsenschwäche, die überhaupt erst das Histamin in überhohen Konzentrationen entstehen lässt. Außerdem kommt es durch die fehlende Aufnahme der Nahrungsbestandteile zu einer Gewichtsabnahme und langfristig zu einem Mangelzustand an fettlöslichen Vitaminen (A, D, E und K), da diese nur zusammen mit den Fettbestandteilen der Nahrung aufgenommen werden können.

Fehlen Insulin und Glukagon, kann der Zucker nicht vom Blut in die entsprechenden Körperzellen gelangen. Dadurch steigt der Zuckergehalt im Blut, was unangenehme Folgen wie Leistungsminderung, Unruhe und Aggression haben kann. Im schlimmsten Fall führt eine Hypoglykämie sogar zu lebensbedrohlichen Zuständen wie einer Ketoazidose oder einem Volumenmangelschock. Mögliche langfristige Konsequenzen sind Arteriosklerose, Angiopathie, Nephropathie, Polyneuropathie, Retinopathie und Gangrän.

5.7.2 Zeichen im Gesicht

Hinweise auf eine Funktionsstörung der Bauchspeicheldrüse äußern sich über einige wenige Zeichen auf mehreren Gesichtszonen. Eine Funktionsschwäche der Bauchspeicheldrüse signalisieren vor allem typische Veränderungen

- der Wangen und
- der Lippen.

Allgemeiner Eindruck

Patientinnen mit einer geschwächten Pankreasfunktion wirken trotz ihrer Beschwerden oft erstaunlich gesund. Sie haben häufig ein „rosiges" Aussehen.

Die Augen

In vielen Fällen deuten **umschriebene weiße oder gelbliche Ablagerungen auf oder in der Nähe der Augenlider**, sogenannte **Xanthelasmen** (**Abb. 5.53**), auf einen Diabetes hin. Meistens sind Xanthelasmen im inneren Augenwinkel, über oder unter den Augenlidern lokalisiert. Sie bestehen aus Cholesterin oder anderen Fettverbindungen. Xanthelasmen sind ein deutliches Anzeichen für Fettablagerungen im ganzen Körper, insbesondere auf der Innenschicht der Gefäße, und weisen somit auf Arteriosklerose hin.

Differenzialdiagnostischer Hinweis

Xanthelasmen sind ein Signal für eine Fettstoffwechselstörung. Fast immer ist die Leberfunktion geschwächt. Entsprechend können sie auch Erkennungszeichen einer Koronarsklerose, Hypothyreose oder von Alkoholismus sein.

Die Ohren

Oft offenbart eine **vertikale Falte vor dem Ohr** (**Abb. 5.73**) bereits Diabetes. Sie verrät die Begierde nach Genussmitteln.

Differenzialdiagnostischer Hinweis

Eine Steilfalte vor dem Ohr weist auch auf andere Süchte hin, z. B. nach Zigaretten, Schlafmitteln oder auch Spielen.

Merke

Jedes Pankreaszeichen ist für sich allein schon dispositionsverdächtig. Je mehr Zeichen auftreten, umso wahrscheinlicher ist eine Funktionsstörung der Bauchspeicheldrüse.

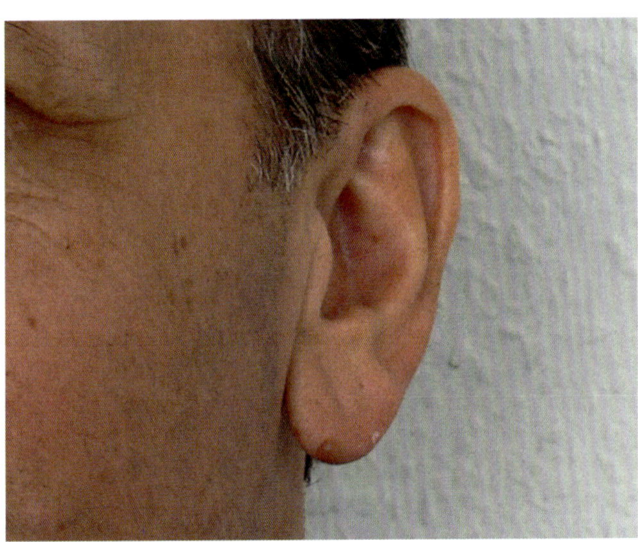

Abb. 5.73 Diabetes kann an einer senkrechten Falte vor dem Ohr zu erkennen sein.

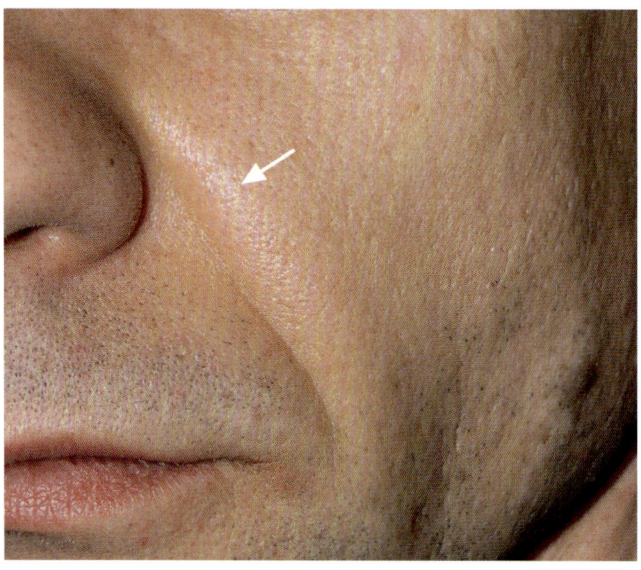

Abb. 5.74 Eine Schwellung oberhalb der Nasolabialfalte warnt vor einer Pankreopathie.

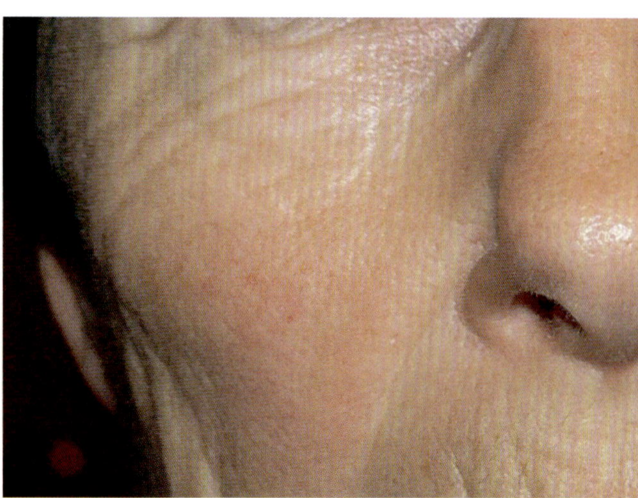

Abb. 5.75 „Rosige“ Wangen nach kohlenhydratreichen Speisen sind ein charakteristisches Zeichen für eine Dysfunktion der Bauchspeicheldrüse in Richtung eines Diabetes.

Die Wangen

Ein zentrales Indiz einer Pankreasfunktionsstörung ist eine **teigige Verdickung der Nasen-Lippen-Falte (Nasolabialfalte)** (**Abb. 5.74**). Sie signalisiert bereits mehrere Jahre, bevor Symptome spürbar sind, eine beginnende ex- und inkretorische Pankreopathie.

Färben sich die **Wangen nach kohlenhydratreichen Speisen „rosig“** (**Abb. 5.75**), ist häufig die inkretorische Funktion der Bauchspeicheldrüse gestört.

Der Mund

Eine ebenso bedeutende Projektionszone für Pankreopathien sind die Lippen.

Eine **Schwellung des gesamten mittleren Bereichs unter der Unterlippe** (**Abb. 5.76**) deutet auf eine Störung des exkretorischen Bauchspeicheldrüsenteils. Es werden sowohl zu wenig Verdauungsenzyme als auch zu wenig Bikarbonat gebildet.

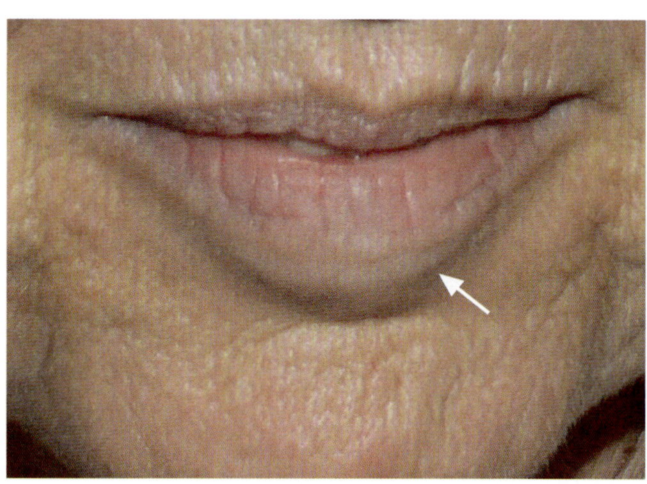

Abb. 5.76 Eine mittige Schwellung unter der Unterlippe zeigt eine Dysfunktion von Pankreas und Leber.

Differenzialdiagnostischer Hinweis

Eine Schwellung unterhalb der Unterlippe ist oft auch Ausdruck einer Fettleber.

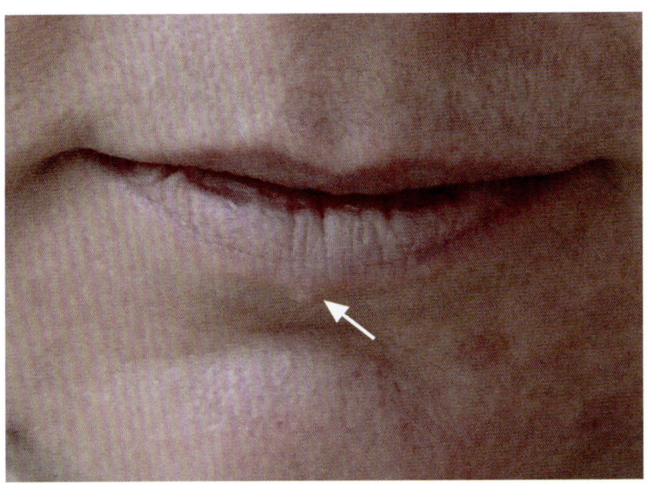

Abb. 5.77 Eine punktuelle zentrale Schwellung der Unterlippenkontur ist ein Indikator für einen schwankenden Blutzuckerspiegel.

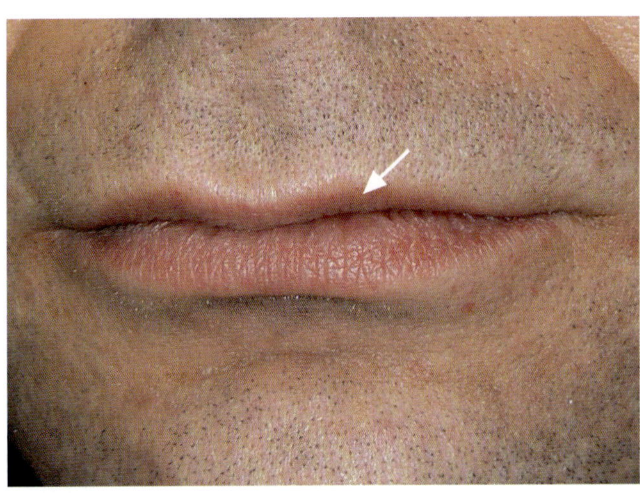

Abb. 5.78 Eine dünne Oberlippe signalisiert einen Mangel an Verdauungsenzymen aus Magen, Leber und Pankreas.

Ist nur ein kleiner **Bereich genau in der Mitte des Unterlippensaums geschwollen** (**Abb. 5.77**), weist das dagegen auf eine Funktionsstörung des inkretorischen Teils – der Blutzuckerspiegel schwankt.

Auch eine sehr **schmale Oberlippe** (**Abb. 5.78**) signalisiert eine exkretorische Funktionsstörung der Bauchspeicheldrüse. Es wird zu wenig enzymhaltiges Pankreassekret gebildet. Dadurch werden die Nahrungsbestandteile nicht richtig aufgespalten und resorbiert. Sie gären und faulen im ca. 37° warmen Darm. Die Folge sind Meteorismus und Flatulenz. Die entstandenen Darmgifte reizen und entzünden die Darmschleimhaut. Manchmal lähmen sie auch die Darmmuskulatur. Als Konsequenz kann es sowohl zu breiigem Stuhlgang oder Durchfall als auch zu Verstopfung kommen.

Merke
Eine schmale Oberlippe ist ein Zeichen von „Saftlosigkeit". Die Dünndarmfunktion ist durch den Fermentmangel aus Magen, Leber und Bauchspeicheldrüse gestört.

5.7.3 Weiterführende Diagnostik

Anamnese Eine Schwellung direkt unter der Unterlippe in der Lippenmitte und Xanthelasmen als Signale einer Fettstoffwechselstörung sind Hinweise auf einen ungesunden Lebensstil. Ein Zeichen, das in dieselbe Richtung deutet und einen prognostisch wertvollen Hinweis auf Diabetes gibt, ist eine teigige Verdickung oberhalb der Nasen-Lippen-Falte (Nasolabialfalte). Entsprechend wichtig sind hier Fragen zu Ernährung, Alkoholkonsum, Rauchen, Übergewicht und körperlicher Aktivität.

Palpation Elastische Abwehrspannung (Gummibauch).

Inspektion Möglicherweise rosiges Aussehen, Schonhaltung (gebückt).

Blutuntersuchung Amylase, Lipase, Leukozyten, C-reaktives Protein (CRP), Bilirubin, AP, GGT, Stuhlelastase, oraler Glukosetoleranztest (oGTT), Triglyceride.

Bildgebende Verfahren Oberbauchsonografie, CT, MRT, endoskopische retrograde Cholangio-Pankreatografie (ERCP).

5.7.4 Komplementäre Therapie

Eine gesunde Lebensführung ist in der Behandlung der Bauchspeicheldrüse von entscheidender Bedeutung. Demgemäß beginnt jede Pankreastherapie damit, Patienten zu einer solchen gesunden Lebensführung zu gewinnen und anzuleiten.

Ernährung

Besonders die Ernährung hat in der Behandlung der Bauchspeicheldrüse eine zentrale Bedeutung. Eine möglichst naturbelassene, gesunde Ernährung aus frisch zubereiteten Lebensmitteln wird am besten vertragen. Optimal sind mehrere kleine und leicht verdauliche Mahlzeiten täglich. Dabei ist es sowohl sinnvoll, auf Alkohol, Zucker und alle Süßigkeiten grundsätzlich zu verzichten, als auch Fett, tierische Eiweiße, Milch und Kaffee nur in geringen Mengen zu verzehren.

> **Info**
> Für die Verdauung mittelkettiger Fettsäuren (medium-chain triglycerides, MCT) werden keine fettverdauenden Enzyme benötigt. Kokosöl ist ein Fett mit einem natürlicherweise sehr hohen MCT-Anteil.

Ordnungstherapie

Für die Regulation der Bauchspeicheldrüse ist ein geordneter Tagesablauf wesentlich. Da Stress sie erheblich belastet, fördern sowohl ein ausgewogenes Verhältnis von An- und Entspannung als auch regelmäßige körperliche Bewegung ihre Genesung.

Bei Diabetes tonisiert Hydrotherapie (z. B. kalte Oberkörper-, Unterkörper- und Ganzwaschungen) wirksam.

Orthomolekulare Therapie

Bei einer Schwäche der Pankreasfunktion ist der Zinkbedarf um das 3- oder 4-Fache erhöht. Durch den Enzymmangel im Pankreassekret wird zum einen weniger Zink aus der Nahrung aufgenommen. Zum anderen ist Zink für die Bildung und Funktion von Insulin erforderlich. Demgemäß leiden Diabetiker meistens an Zinkmangel. Eine Zink-Supplementierung mit Unizink 50 (1 × tgl. 2 Tbl.) oder Zinkorotat-POS (3 × tgl. 1 Tbl.) hat sich bewährt.

> **Info**
> Bei Prädiabetes kann eine regelmäßige frühzeitige Zinksubstitution verhindern, dass sich ein manifester Diabetes entwickelt.

Phytotherapie

Ananas und Papaya aktivieren die Pankreasenzyme.

In Kombination mit einer Enzymsubstitution ist Drachenblutbaum (Harunganae folium/cortex) die wichtigste Pflanze. Haronga stimuliert die exokrine Pankreasfunktion, regt die Sekretion von Magen- und Gallensaft an, hemmt Blähungen und wirkt stimmungsaufhellend.

Löwenzahn (Taraxacum) unterstützt die Bauchspeicheldrüsen- und Leberfunktion, Wandlungsprozesse und das Selbstwertgefühl.

Zimt senkt den Blutzucker. Diabetruw Zimtkapseln (3 × tgl. 1 Tbl.) unterstützen die Insulinproduktion. Als Gewürz regt Zimt die Verdauung an und wärmt.

> **Info**
> Ceylon-Zimt enthält erheblich weniger leberschädigendes Cumarin als Cassia-Zimt.

Homöopathie

Einzelmittel

Je nach Erstanamnese und Repertorisation sind bewährte Mittel: Phosphor D 6, Natrium muraticum D 6, Propolis D 12, Syzygium jambolanum D 2, Datisca cannabina D 2, Asa foetida D 6.

Komplexmittel

Digesto Hevert (3 × tgl. 20 Tr.) stärkt die Verdauungsfunktion der Bauchspeicheldrüse und die Interaktion von Magen, Leber, Bauchspeicheldrüse und Darm.

Synergon Nr. 55 Chelidonium (3 × tgl. 1 Tbl.) wirkt bei Pankreasstau, Leberstauung und Gallengangentzündung.

Metaharonga Fackler (3 × tgl. 20 Tr.) stimuliert pankreotrop, cholagogen und spasmolytisch.

Synergon Nr. 36 Myrtillus (3 × tgl. 15 Tr.) und Diabetruw PLUS (2 × tgl. 1 Tbl.) regulieren den Blutzuckerspiegel bei Diabetes.

Biochemie nach Dr. Schüßler

Wie alle Drüsen wird die Bauchspeicheldrüse durch Nr. 7 Magnesium phosphoricum D 6 harmonisiert.

Nr. 10 Natrium sulfuricum D 6 wirkt als Katalysator und beschleunigt den Stoffwechsel. Nr. 21 Zincum chloratum D 6 wirkt bei chronischer Pankreatitis. Es ist Bestandteil jeder Zelle und wird zur Bildung von Verdauungsenzymen benötigt.

Den Kohlenhydratstoffwechsel unterstützt Nr. 23 Natrium bicarbonicum D 6 wirksam.

Drüfusan N (3 × tgl. 1 Tbl.) enthält alle 12 Grundmittel und stärkt die Bauchspeicheldrüse.

Anthroposophische Medizin

Sowohl bei Störungen der Bauchspeicheldrüse und der Verdauung als auch des Eiweißabbaus und der Nahrungsverwertung sowie bei Blähungen hat sich bewährt, Ferrum sidereum D 0/ Pankreas D 6 aa 2 × wöchentlich bis 1 × tgl. s. c. zu injizieren.

Choleodoron 3 × tgl. 10 Tr. p. c. regt die Bildung von Pankreassekret und Gallenflüssigkeit an.

Phosphorus D 20–D 30 morgens 5 Tr. stabilisiert bei Diabetes Typ 1, D 6–D 10 morgens 5–7 Tr. bei Typ 2.

Ohrakupunktur

Französische Punkte Pankreas, Vegetativum

Chinesische Punkte Bauchspeicheldrüse/Gallenblase (96), Shen Men (55)

Die Behandlung sollte anfangs 1 × wöchentlich und zur dauerhaften Stabilisierung 1 × monatlich erfolgen.

Ein Fallbeispiel: Polypen

Anamnese

Der 42-jährige Patient ist Bibliothekar. Seine Arbeit macht ihm große Freude. Allerdings fühlt er sich seit geraumer Zeit von seinen Vorgesetzten „schikaniert". Darunter leidet er sehr; er hat buchstäblich „die Nase voll". In den letzten Monaten sind Polypen in seiner Nase gewuchert. Einen chirurgischen Eingriff möchte er am liebsten vermeiden. Die psychische Belastung hat eine weitere Sorge in ihm aktiviert: Seine Eltern leiden an Diabetes, sodass er fürchtet, auch einen Diabetes zu entwickeln. Seit Wochen isst er deswegen nur Beeren.

Diagnose

Die Nasenpolypen sind als deutliche Verdickung seiner Nase zu erkennen. Darüber hinaus zeigen sich in der Antlitzdiagnose (**Abb. 5.79**) Hinweise auf eine gestörte Funktion der Leber und der Bauchspeicheldrüse. Auf die gestörte Leberfunktion deuten folgende Zeichen: Der Patient wirkt traurig und depressiv. Seine Haut hat große Poren und ist gelblich getönt. Auffällig sind viele gelbliche und bräunliche Verfärbungen, „Altersflecken", auf der Stirn, gelbliche Augen- und Mundwinkel. Sogar die Sklera ist z. T. bräunlich gefärbt. Seine Ohren „glühen" rötlich. Ganz besonders

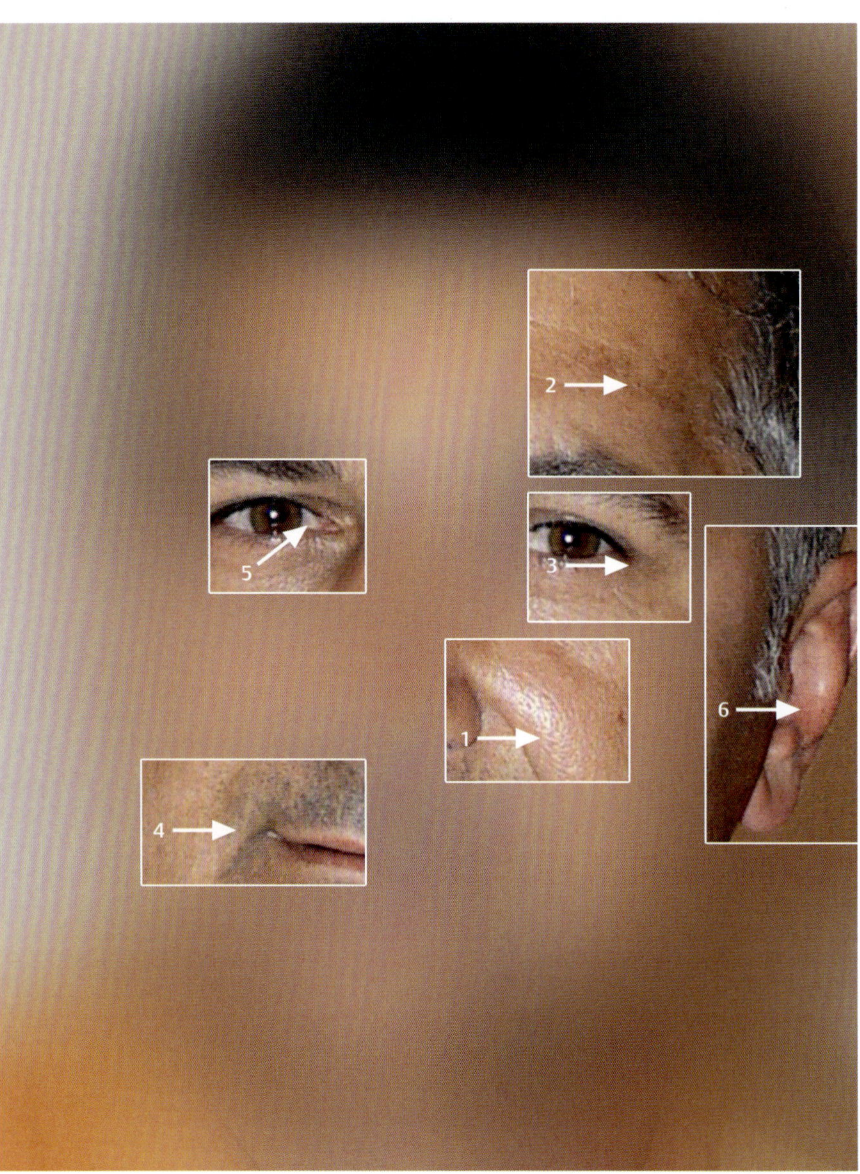

Abb. 5.79 Hinweise auf eine Dysfunktion der Leber und Bauchspeicheldrüse des Patienten sind sein depressiver Gesichtsausdruck, (1) die großporige gelblich getönte Haut, (2) die braunen Pigmente, (3) die gelbe Färbung der Augen- und (4) Mundwinkel, extrem schmale Lippen, (5) die bräunliche Sklera und (6) die roten Ohren.

fallen Signale einer Pankreasfunktionsschwäche auf: Der Bereich oberhalb der Nasen-Lippen-Falte ist deutlich geschwollen und seine Lippen sind extrem schmal.

Schlussfolgerung

Die Sorge des Patienten, einen Diabetes zu entwickeln, scheint nicht unbegründet zu sein. Die Zeichen im Gesicht deuten auch auf die Kombination einer Schwäche der Bauchspeicheldrüsenfunktion und einer gestörten Leberfunktion hin.

Behandlung

Um die Regulationsfähigkeit des Patienten zu unterstützen, werden sowohl seine Polypen behandelt als auch seine momentanen Schwächen gestärkt, insbesondere die Pankreas- und Leberfunktion. Zur Behandlung der Nasenpolypen nimmt er Synergon Nr. 20 Marum verum (3 × tgl. 30 Tr.) ein. Die Leberfunktion unterstützt er mit Synergon Nr. 164 Taraxacum (3 × tgl. 20 Tr.). Zusätzlich stärkt er seine Bauchspeicheldrüse mit Synergon Nr. 36 Myrtillus (3 × tgl. 20 Tr.).

Eine basische Kost mit wenigen tierischen Fetten und Alkoholkarenz entlasten seine Leber und Bauchspeicheldrüse. Er trinkt täglich mindestens 3 l Wasser, um die Selbstregulation zu beschleunigen.

Die Therapie aus dem Gesicht bewahrt ihn vor einer Operation. Bereits nach 4 Wochen haben sich seine Nasenpolypen zurückgebildet (sein Hals-Nasen-Ohren-Arzt will es gar nicht glauben!). Auch sein Gesicht hat sich verändert: Seine Nase ist abgeschwollen. Sogar die Gelbfärbungen der Haut und die gelbe Pigmentation sind verblasst. Die Lippen sind etwas voluminöser geworden. Der Mann verfügt über erheblich mehr Energie. Und: Er hat einen neuen Job gesucht und gefunden.

5.8 Darm

Im Gesicht gibt es einige charakteristische Zeichen, die auf Funktionsstörungen des Darms hinweisen. Die Kenntnis der Darmzeichen erlaubt sowohl eine komplementäre Diagnose bei Verdauungsbeschwerden als auch diese mit einem Blick zu erkennen. Da die Zeichen im Gesicht nicht nur auf die Symptome hinweisen, sondern auch auf die Ursachen der Beschwerden (z. B. auf Funktionsstörungen von Leber oder Pankreas), ist eine kausale Therapie möglich. Darüber hinaus können sogar Fehlfunktionen erkannt werden, bevor Symptome auftreten. Dann kann durch eine frühzeitige Behandlung Folgeerkrankungen wie Mangelerscheinungen, rezidivierenden Infekten oder chronischer Erschöpfung vorgebeugt werden.

5.8.1 Aufgaben des Darms

Die Funktion des Verdauungstrakts besteht darin, die Nahrung aufzunehmen, zu verdauen, ihre Bestandteile ins Blut abzugeben und die Abfallprodukte auszuscheiden. Mund und Magen verdauen in erster Linie mechanisch und chemisch. Anschließend fördern im Dünndarm die Verdauungssekrete aus Dünndarmdrüsen, Leber und Pankreas die enzymatische Verdauung. Dann erfolgt die Resorption der Nahrungsbestandteile. Spaltprodukte von Proteinen und Kohlenhydraten sowie Wasser, Mineralstoffe und wasserlösliche Vitamine werden über die Dünndarmschleimhaut direkt an die Pfortader weitergeleitet. Fette und fettlösliche Vitamine werden über die Lymphgefäße abtransportiert. Danach entzieht der Dickdarm dem Darminhalt Wasser und resorbiert Natrium und Vitamine bakteriellen Ursprungs. Zuletzt scheiden Rektum und Anus die Abfallprodukte aus.

Verschiedene Faktoren können Funktionsstörungen des Darms begünstigen oder verursachen:

- Besonders ein **„ungesunder Lebensstil“** belastet den Darm. Dazu gehören fett- und fleischreiche sowie ballaststoffarme Fehlernährung mit zusätzlicher übermäßiger Kalorienzufuhr. Auch Genussgifte wie Rauchen und Alkohol schaden dem Darm.
- Viele Menschen **trinken zu wenig**. Da dann dem Darminhalt Flüssigkeit fehlt, kommt es zu Verdauungsproblemen wie Verstopfung.
- Ebenso beeinträchtigt **zu wenig körperliche Bewegung** die Darmfunktion negativ.
- Besonders **psychischer Stress und fehlende Entspannung** führen vielfach zu Verdauungsstörungen oder Erkrankungen wie einem Reizdarmsyndrom, Colitis ulcerosa und Morbus Crohn.
- Die Einnahme von **Medikamenten** (Antibiotika, Zytostatika, Glukokortikoide usw.) und **Chemo- oder Strahlentherapien** verändern die gesunde Darmbesiedlung.
- Oft belasten **Nahrungsmittelunverträglichkeiten und Allergien** die Darmfunktion erheblich.
- Da der Verdauungstrakt ein System ist, beeinträchtigen **Funktionsstörungen von Magen, Leber und Pankreas** zwangsläufig auch die Darmfunktion.

Einzeln oder auch gemeinsam können diese Faktoren den Darm überlasten. Das kann dazu führen, dass er seiner Hauptaufgabe, Nährstoffe aus der Nahrung aufzunehmen und Abfallstoffe auszuscheiden, nur noch unzureichend nachkommen kann. Die Folgen einer Malabsorption von Nährstoffen können Erkrankungen wie z. B. chronische Gelenkbeschwerden sein. Werden die Abfallprodukte aus der Nahrung nur ungenügend eliminiert, z. B. bei chronischer Obstipation, kommt es zu Gärungs- und Fäulnisprozessen im Darm. Die Gasbildung verursacht Blähungen, Völlegefühl und Unpässlichkeit. Toxische Darmgase können die Darmschleimhaut reizen und entzünden. Manchmal lähmen sie auch die Darmmuskulatur. Werden die Abfallprodukte aus der Nahrung z. T. durch die Darmschleimhaut resorbiert, lagern sie sich an unterschiedlichen Stellen im Körper ab – in den Gelenken, im Bindegewebe oder in Organen. Solche „Giftdepots“ im Körper sind ein Nährboden für rheumatische Erkrankungen, Allergien, chronische Infekte oder Neurodermitis.

5.8.2 Zeichen im Gesicht

Das Gesicht bildet als Projektionsfeld innerer Organe die Störung der Darmfunktion differenziert und meist schon frühzeitig ab.

Die Zeichen für eine Funktionsstörung des Darms sind hauptsächlich auf den Lippen lokalisiert. Sie äußern sich aber auch durch charakteristische Zeichen auf den Wangen und dem Kinn.

Die Wangen

Eine **steile Kinn-Jochbein-Falte** (**Abb. 5.80**) kann eine Resorptionsstörung des Dünndarms anzeigen.

> **Differenzialdiagnostischer Hinweis**
> Eine senkrechte Falte vom Jochbein zum Kinn kann jedoch auch Beschwerden der Hüften, Knie oder Fußgelenke offenbaren. Möglicherweise werden aufgrund der Resorptionsstörung im Dünndarm zu wenige Mikronährstoffe wie Kalzium und Vitamin D aufgenommen; diese fehlen dann für den Knochenaufbau.

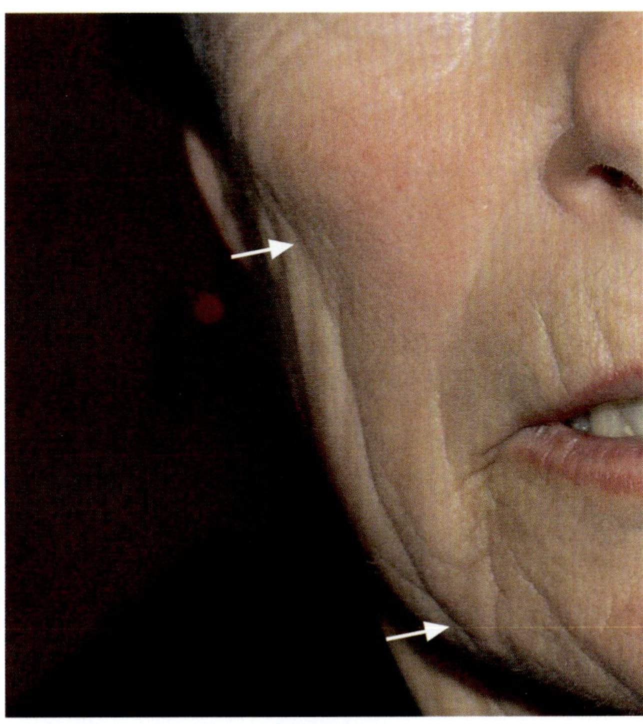

Abb. 5.80 Eine senkrechte Falte vom Jochbein zu Kinn kann sowohl eine Resorptionsstörung des Dünndarms als auch Erkrankungen der Hüften, Knie und Füßen signalisieren.

Der Mund

Der Mund ist die Projektionszone des Darms im Gesicht. Die Oberlippe repräsentiert den Dünndarm, die Unterlippe den Dickdarm. Bereits das Lippenvolumen gibt Hinweise zur Verdauungsfunktion des Darms.

Extrem schmale Lippen (**Abb. 5.81**) deuten auf eine Verdauungsschwäche des Darms hin. Die schmalen Lippen spiegeln den engen Darm.

Eine **sehr schmale Oberlippe** (**Abb. 5.82**) ist ein Zeichen für eine Dyspepsie des Dünndarms. Meistens fehlen Verdauungssekrete aus dem Magen, der Leber, der Bauchspeicheldrüse und den Dünndarmdrüsen.

Eine **sehr voluminöse Unterlippe** (**Abb. 5.83**) ist ein Hinweis auf eine Dickdarmerweiterung. Häufig leiden diese Menschen an Verstopfung. Die Unterlippe und der Dickdarm sind gleichermaßen vergrößert.

> **Differenzialdiagnostischer Hinweis**
> Ebenso kann eine sehr voluminöse Unterlippe im Zusammenhang mit einer vergrößerten, „geschwächten" Leber stehen.

Die Lippenkontur ist Projektionszone der Darmschleimhaut. Eine **unterbrochene Lippenkontur** (**Abb. 5.84**, 1) signalisiert eine durchlässige Darmschleimhaut und weist auf Erkrankungen wie Leaky-Gut-Syndrom, Colitis ulcerosa oder Morbus Crohn hin. Die mangelnde Abgrenzung der Lippen spiegelt die gestörte Barriere durch die Darmschleimhaut deutlich wider.

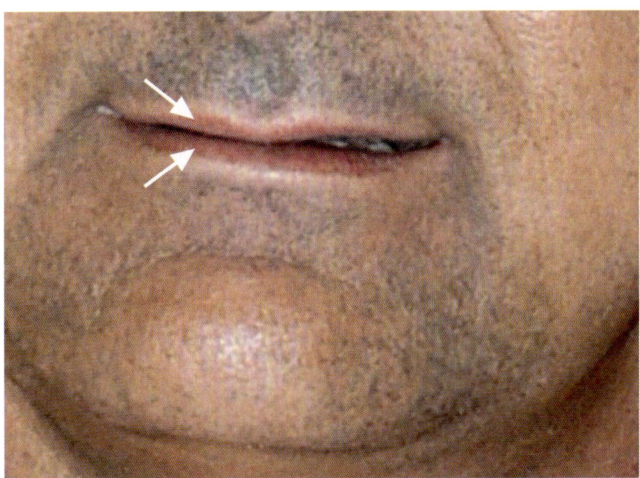

Abb. 5.81 Schmale Lippen weisen auf eine Funktionsstörung des Darms hin.

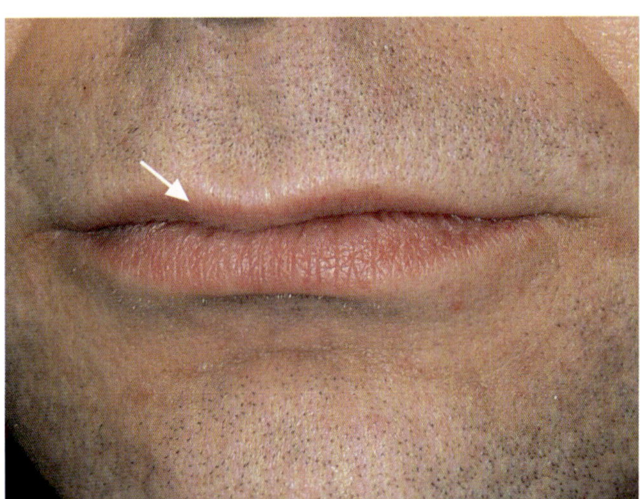

Abb. 5.82 Bereits eine schmale Oberlippe signalisiert eine Dysfunktion des Dünndarms durch einen Mangel an Verdauungsfermenten.

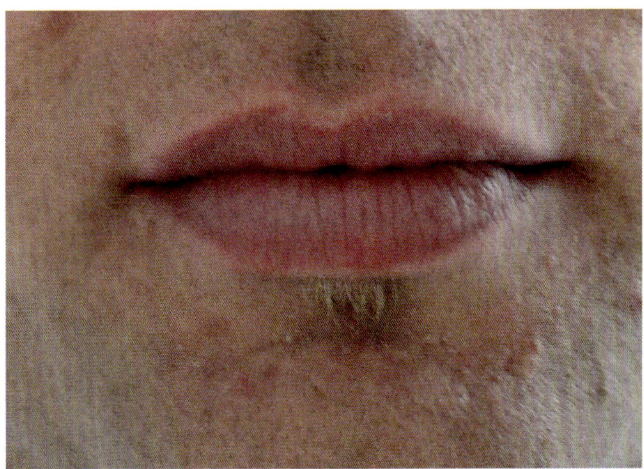

Abb. 5.83 Eine auffällig voluminöse Unterlippe deutet auf eine Erweiterung des Kolons.

Rote Areale der Lippenkontur (**Abb. 5.84**, 2) offenbaren Entzündungen der Darmschleimhaut.

Rote Zonen der Lippen (**Abb. 5.84**, 3) sind Ausdruck einer Entzündung des Darms, z. B. bei Colitis ulcerosa und Morbus Crohn. Die roten Bereiche der Lippen sind ebenso stark durchblutet wie die entzündeten Darmareale.

Helle Zonen der Unterlippe (**Abb. 5.85**) zeigen örtliche Verkrampfungen des Dickdarms und daraus resultierende lokale Mangeldurchblutung an.

Differenzialdiagnostischer Hinweis

Vielfach bilden helle Areale auf der Unterlippe auch partielle Verkrampfung und Mangeldurchblutung des Magens ab.

Helle Punkte am Lippenrand (**Abb. 5.86**) sind ein dezentes Zeichen für Darmpolypen.

Bräunliche Mundwinkel (**Abb. 5.87**) können ein Merkmal für eine Funktionsstörung des Darms, meistens für Obstipation, sein.

Differenzialdiagnostischer Hinweis

Häufig weisen bräunlich getönte Mundwinkel auf einen gestörten Fettstoffwechsel der Leber bzw. Leberinsuffizienz hin.

Das Kinn

Das Kinn ist das Repräsentationsareal des Unterleibs. Entsprechend werden hier Funktionsstörungen des Darms, der Lendenwirbelsäule sowie der Geschlechtsorgane projiziert. Eine **Kinn-Querfalte** (**Abb. 5.60**, 4) signalisiert eine Schwäche des Bindegewebes im Unterleib. Oft resultieren daraus Verstopfung und Hämorrhoiden.

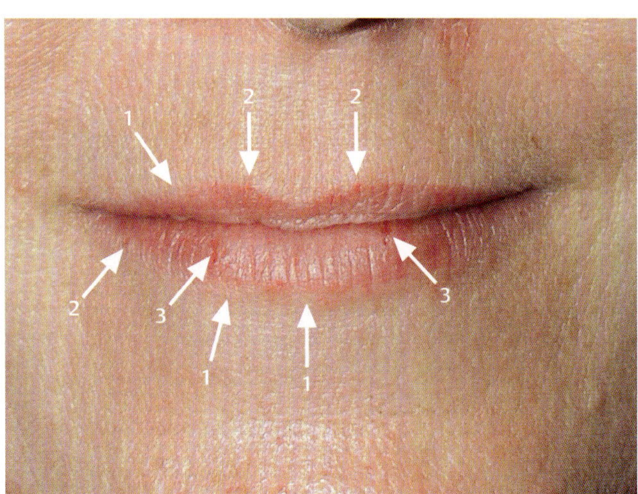

Abb. 5.84 (1) Verwischte Konturen der Lippen sind ein Hinweis auf eine Schädigung der Darmschleimhaut. (2) Rote Zonen am Lippensaum sind Ausdruck einer entzündeten Darmschleimhaut und (3) rote Bereiche auf den Lippen sind Zeichen einer Darmentzündung.

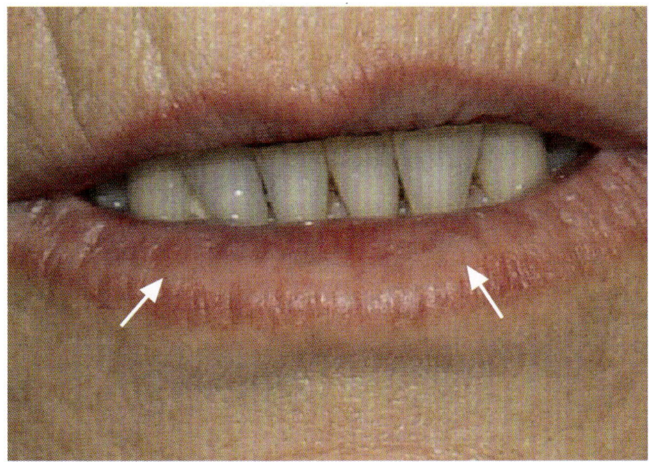

Abb. 5.85 Blasse Lippenareale spiegeln eine lokale Verkrampfung des Kolons.

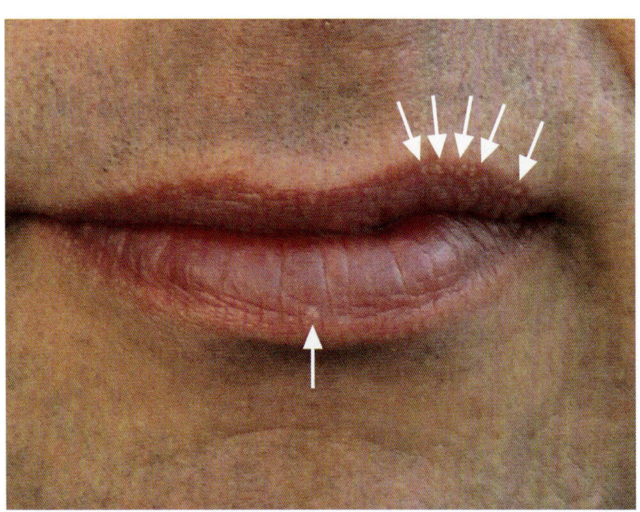

Abb. 5.86 Helle Einschlüsse am Lippensaum sind ein Signal für Darmpolypen.

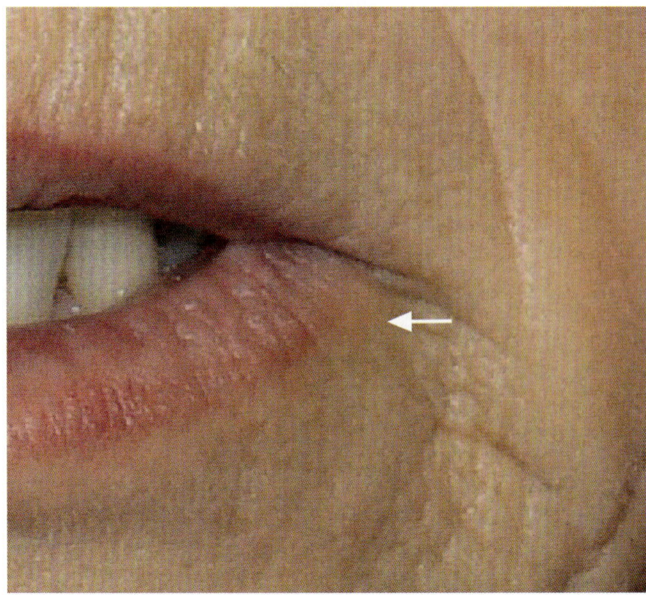

Abb. 5.87 Braune Mundwinkel können Kennzeichen einer Dysfunktion des Darms oder auch der Leber sein.

Differenzialdiagnostischer Hinweis
Eine quer verlaufende Falte unterhalb des Mundes kann auch ein Hinweis auf Beschwerden der Lendenwirbelsäule, einen Uterusprolaps und eine Prostatahypertrophie sein.

5.8.3 Weiterführende Diagnostik

Anamnese Sowohl eine unterbrochene Lippenkontur als auch rote Areale des Lippenrandes und auf den Lippen signalisieren eine Darmschwäche als Folge einer Entzündung des Organs. Hier muss nach vielen und starken Medikamenten (Schmerzmittel, Antibiotika usw.), Giftstoffen aus der Umwelt oder im Körper (z. B. Amalgam) und nach Stress gefragt werden. Bräunliche Mundwinkel und eine sehr voluminöse Unterlippe sind ein Hinweis auf Obstipation. Diese ist oft die Konsequenz eines ungesunden Lebensstils, sodass Ernährung, Trinkmenge und mangelnde körperliche Aktivität thematisiert werden sollten.

Blutuntersuchung Großes BB, BSG, CRP, Elektrolyte, Proteine, Fe, IgG-4, Mikronährstoffe.

Stuhluntersuchung Mikrobiologischer Stuhlbefund, α_1-Antitrypsin, Polymorphonuklear(PMN)-Elastase, Lysozym, Haemoccult-Test.

Darmuntersuchung Koloskopie, Rektoskopie.

5.8.4 Komplementäre Therapie

Jede Darmtherapie zielt auf die Optimierung eines gesundheitsfördernden Lebensstils im Alltag – im Sinne einer größtmöglichen Aktivierung der Selbstheilungskräfte. Oft kann dann die Regenerationsfähigkeit des Darms sehr wirkungsvoll unterstützt werden. Die aufgelisteten Therapievorschläge sind als Anregung zu verstehen.

Ernährung

Langfristig unterstützt eine ballaststoffreiche Vollwerternährung mit persönlich bekömmlicher Rohkost die Gesundheit des Darms. Dabei ist es sinnvoll, individuell unverträgliche Nahrungsmittel (evtl. Kuhmilch, Weizen, isolierte Zucker, gehärtete Margarine und Verdickungsmittel) zu meiden. Auch der Essensmodus ist wichtig: 3 Mahlzeiten am Tag sind optimal. Die letzte Mahlzeit sollte gegen 18 Uhr, spätestens jedoch 3 Stunden vor dem Schlafengehen genossen werden. Ganz wichtig ist Ruhe beim Essen ohne Ablenkung durch Fernsehen, Radio, Computer usw.

Mikrobiologische Therapie

- Mutaflor: 1.–4. Tag 1 × tgl. 1 Kaps., dann 1 × tgl. 2 Kaps.
- Pro-Biocult: 3 × tgl. 1 Kaps.
- Colibiogen: 2 × tgl. ½ TL

Phytotherapie

Bei akuten Beschwerden wirken Kamille (Matricariae flos) und Hamamelis (Hamamelidis folium/cortex) antiphlogistisch sowie Malvenblüten (Malvae flos) und Leinsamen (Lini semen) muzilaginös.

Bei chronischen Beschwerden sind sowohl Bitterstoffdrogen, v. a. Kalmus (Calami rhizoma), und Gerbstoffdrogen, z. B. Tormentillwurzel (Tormentilla rhizoma), Eichenrinde (Quercus cortex) und Hamamelis (Hamamelidis folium/cortex) angezeigt.

Spasmolytisch wirken Pfefferminze (Menthae piperitae folium) und Kamille (Matricariae flos). Bewährte Karminativa sind Fenchel (Foeniculum vulgare), Kümmel (Carum carvi), Anis (Pimpinella anisum), Koriander (Coriandrum sativum) und Basilikum (Ocimum basilicum).

Homöopathie

Einzelmittel

Bei akuten Beschwerden stützt sich die Auswahl des Mittels zusätzlich zum organotropen Wirkbezug auf den Darm, v. a. auf die Ätiologie und charakteristischen Modalitäten. Zur grundsätzlichen Therapie ist eine Konstitutionsbehandlung erforderlich. Bewährte Mittel sind Aloe socotrina, Arsenicum album, Chamomilla, Colocynthis, Lycopodium, Natrium sulfuricum, Nux vomica, Acidum phosphoricum, Phosphorus, Podophyllum, Pulsatilla, Sulfur.

Komplexmittel

- Digesto: 3 × tgl. 30 Tr.
- Infi-Tract: 3 × tgl. 1 Kaps.
- Synergon Nr. 52 Colocynthis: 3 × tgl. 15 Tr.
- Synergon Nr. 77 Aloe: 3 × tgl. 15 Tr.
- Synergon Nr. 129 Plumbum: 3 × tgl. 15 Tr.

Biochemie nach Dr. Schüßler

Da der Darm mit Schleimhaut ausgekleidet ist, schützt und entgiftet Nr. 4 Kalium chloratum diese und steigert die Immunabwehr.

Zur Regulation des Wasserhaushaltes dient Nr. 8 Natrium chloratum.

Nr. 10 Natrium sulfuricum fördert die Entschlackung und hilft bei Durchfall.

Krämpfe lindert Nr. 7 Magnesium phosphoricum als „Heiße Sieben" in Kombination mit Nr. 19 Cuprum arsenicosum.

Anthroposophische Medizin

- Digestodoron: 3 × tgl. 2 Tbl.

Ohrakupunktur

Französische Punkte Polster (29), Point de Jérôme (29b), Antiaggression, Diaphragma, gestörtes Wirbelsäulensegment, Allergie, ACTH

Chinesische Punkte Polster (29), Graue Substanz (34), Vegetativum (51), Shen Men (55), Zwerchfell (82), Dünndarm (89), Kolon (91), Herz (100)

Ein Fallbeispiel: Morbus Crohn

Anamnese

Die 28-jährige Frau kommt mit der Diagnose „Morbus Crohn“ in die Sprechstunde. Sie studiert Psychologie und schreibt gerade ihre Abschlussarbeit. Sie ist sehr ehrgeizig, will eine besonders gute Arbeit schreiben und anschließend promovieren. Sie schildert, dass ihr Bauch eigentlich ständig wehtut. Seit mehreren Wochen hat sie Durchfall, oft mit Schleim- oder Blutbeimengung. Die Vorstellung, eine unheilbare psychosomatische Erkrankung zu haben, verunsichert sie sehr. Die schulmedizinische Steroidtherapie lehnt sie ab. Stattdessen sucht sie eine alternative Behandlung und hofft auf Heilung.

Diagnose

Die Hinweise auf ihre entzündliche Darmerkrankung sind in ihrem Gesicht (**Abb. 5.88**) gut zu erkennen: Die Kontur ihrer Lippen ist teilweise kaum zu sehen. Auffallend sind viele stark gerötete Punkte sowohl am Lippensaum als auch auf den Lippen. Eine steile Falte führt vom Jochbein zum Kinn. Eine Nasen-Lippen-Falte ist allenfalls angedeutet. Das signalisiert gleichfalls ein sehr empfindliches vegetatives Nervensystem. In der Antlitzdiagnose zeigen sich außerdem Hinweise auf eine gestörte Funktion der Leber: Ihr Gesicht ist mit „Sommersprossen“ übersät. Darüber hinaus weisen geschwollene Unterlider auf eine Störung der Nierenfunktion hin.

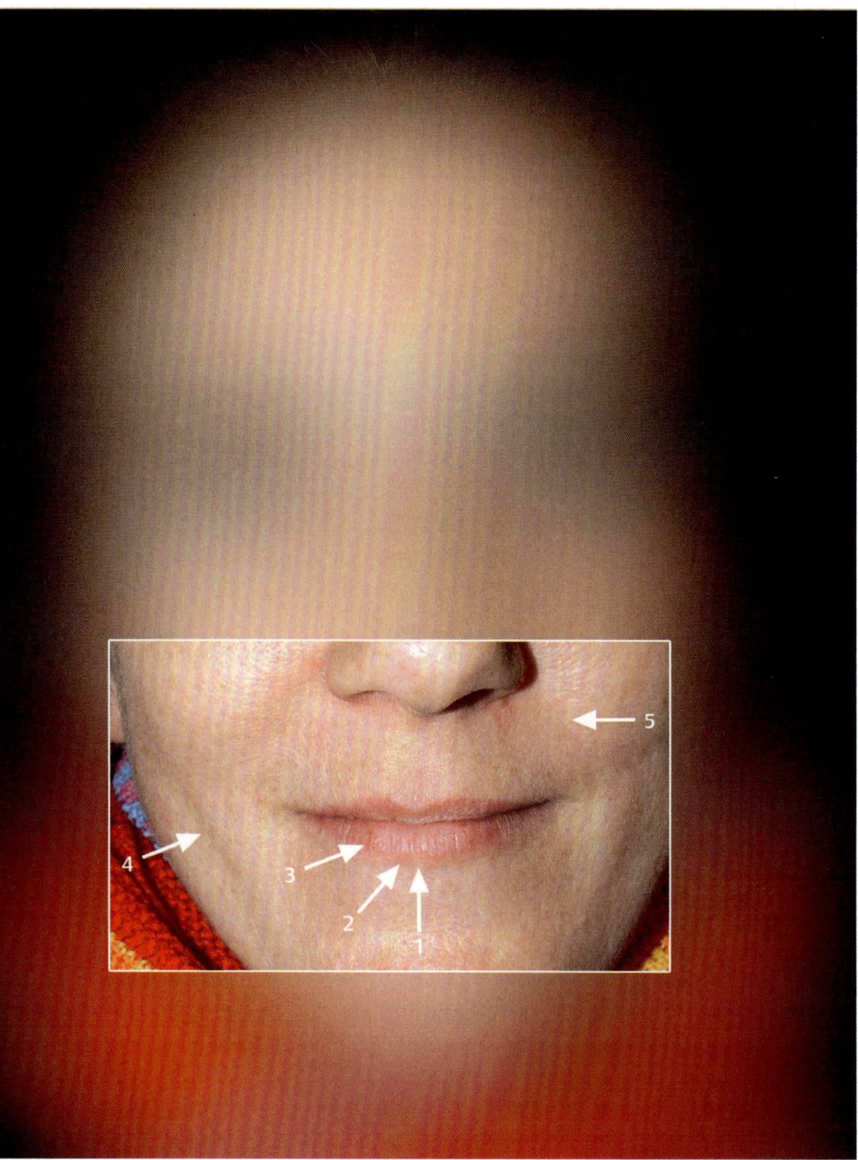

Abb. 5.88 Hinweise auf eine entzündliche Darmerkrankung im Gesicht der Patientin sind: (1) die unterbrochene Lippenkontur, (2) die roten Areale am Lippensaum und (3) auf den Lippen, (4) die Kinn-Jochbein-Falte und (5) die nahezu unsichtbare Nasen-Lippen-Falte.

Schlussfolgerung

Die Zeichen im Gesicht der Patientin offenbaren nicht nur ihre entzündliche Darmerkrankung, sondern auch ihr sehr empfindliches vegetatives Nervensystem und ihre momentane Schwäche der Ausleitungsorgane, d. h. von Leber und Nieren.

Behandlung

Um die Regulationsfähigkeit der Patientin anzuregen, werden zusätzlich zur Darmfunktion sowohl ihr Vegetativum als auch ihre Leber und Nieren behandelt. Die Darmfunktion stärkt sie durch Synergon Nr. 112 Argentum nitricum (3 × tgl. 15 Tr.), kombiniert mit einer mikrobiologischen Therapie zur Unterstützung der entgleisten Darmflora mit Mutaflor (1.–4. Tag 1 × tgl. 1 Kaps., dann 2 × tgl. 1 Kaps.). Schonkost mit täglich einer Mahlzeit „Brecht'scher Kartoffelsuppe" beschleunigen die Selbstregulation.

Ihr vegetatives Nervensystem stabilisiert sie durch morgens und abends je 20 Tr. Synergon Nr. 168 Avena sativa in etwas Flüssigkeit und kleine Atemübungen. Ergänzend trinkt sie 1,5 l Wasser mit je 50 Tr. Synergon Nr. 164 Taraxacum als Lebertherapie und Synergon Nr. 78 Solidago zur Anregung der Nierenfunktion.

Die Therapie aus dem Gesicht führt bereits nach kurzer Zeit zur Beschwerdefreiheit der Patientin. Sie schließt ihr Studium mit Erfolg ab und beginnt eine Promotion. Erst 7 Jahre später hat sie in der Endphase ihrer Habilitation einen zweiten Schub. Zu ihrem Glück hat die bewährte Behandlung wieder Erfolg.

Rezept

„Brecht'sche Kartoffelsuppe"

Kartoffeln, Möhren und Sellerie grob reiben. Porree und Petersilie schnipseln. Mit Pfeffer und Brühe würzen, etwas Olivenöl dazugeben, mit Wasser bedecken und vorsichtig köcheln.

5.9 Bronchien und Lunge

Im Gesicht gibt es verschiedene charakteristische Zeichen, die auf Funktionsstörungen der Atmungsorgane hinweisen. Die Kenntnis dieser Zeichen erlaubt sowohl eine komplementäre Diagnose bei Beschwerden im Respirationssystem als auch diese mit einem professionellen Blick sofort wahrzunehmen. Darüber hinaus ermöglicht sie sogar eine prophylaktische Einschätzung von zu erwartenden Atemwegserkrankungen, bevor sich organische Krankheitssymptome manifestieren.

5.9.1 Aufgaben der Atmungsorgane

Die Atmung ist der zentrale Lebensprozess, der jeden Menschen von seiner Geburt bis zu seinem Tod begleitet. Ohne Atmung ist kein Leben möglich. Mit jedem Atemzug gelangt ungefähr ein ½ l Luft mit Sauerstoff (O_2) in die Lunge, beim Ausatmen wird Kohlendioxid (CO_2) abgegeben. Dieser Vorgang des Gasaustauschs findet täglich ca. 20 000-mal statt. Die Atmung dient einerseits dem Aufbau des Körpers, indem sie Sauerstoff für die oxidativen Vorgänge des Stoffwechsels zur Verfügung stellt, und andererseits dem Blut, das beim Metabolismus entstandenes Kohlendioxid entzieht.

Zahlreiche schädliche Faktoren können das empfindliche Atmungssystem aus dem Gleichgewicht bringen:

- Aktives und passives **Rauchen** zählen zu den bekanntesten und gesicherten Risikofaktoren, die das respiratorische System schädigen können.
- Weitere wesentliche Risikofaktoren für entzündliche Prozesse der Atemwege sind **bakterielle und virale Infektionen**. Dafür kann es sowohl körperliche als auch psychische Ursachen geben. So kann die Folge von Überanstrengung oder Kälte durch Nässe und Wind sein, dass der Organismus die Wärme nicht gleichmäßig in allen Körperteilen aufrechterhalten kann. Hände, Füße, Rücken oder Nase werden kalt. Aber auch Stress, Enttäuschung und anhaltende Sorgen können das Immunsystem schwächen. Damit ist der Weg für Bakterien und Viren bereitet. Sie können sich dann in den Atemwegen vermehren und entzündliche Reaktionen auslösen.
- Auch **Schadstoffe** in der Umwelt und am Arbeitsplatz wie Gase und Dämpfe können die Atemwege reizen. Dabei kann es sich um berufliche Schadstoffe (wie Kadmium, Silikate, Holz-, Papier-, Getreide- und Textilstäube) und Luftverunreinigungen mit Schwefeldioxid, Stickoxiden, Ozon und Feinstaubpartikeln (PM10, PM2,5), etwa Dieselruß (NO_2) handeln. Auch Schadstoffe durch die Innenraumbelastung, z. B. durch offenes Feuer in Wohnräumen (insbesondere offene Gasöfen) ohne angemessene Belüftung, oder durch ein ungesundes Raumklima aufgrund von Schimmelpilzen, Chemikalien in Farben, Lacken usw. sowie Sprays können die Atmungsorgane reizen.
- **Medikamente** wie ACE-Hemmer, β-Blocker, Zytostatika und Immunsuppressiva beeinträchtigen ebenfalls die Funktion der Atmungsorgane.
- Auch viele **Herzerkrankungen** wie z. B. eine Linksherzinsuffizienz haben Einfluss auf die Lungenfunktion, da Lungen und Herz in engem Kontakt stehen und über gemeinsame Blutgefäße teilweise miteinander verbunden sind.

5.9.2 Zeichen im Gesicht

Die Nase ist die wichtigste Projektionszone des respiratorischen Systems im Gesicht. Daher sind Zeichen für Funktionsstörungen der Atmungsorgane hauptsächlich im Bereich der Nase, insbesondere der Nasenflügel, lokalisiert.

Die Stirn

Ein häufiger Hinweis auf eine chronische Sinusitis (**Abb. 5.89**) sind **senkrechte Falten auf der Stirn**.

> **Differenzialdiagnostischer Hinweis**
> Steile Stirnfalten können allerdings auch viele andere Ursachen haben: Sie können mimisch bedingt sein. Möglicherweise sind sie aber auch ein Signal für Kopfschmerzen oder eine Funktionsstörung der Halswirbelsäule.

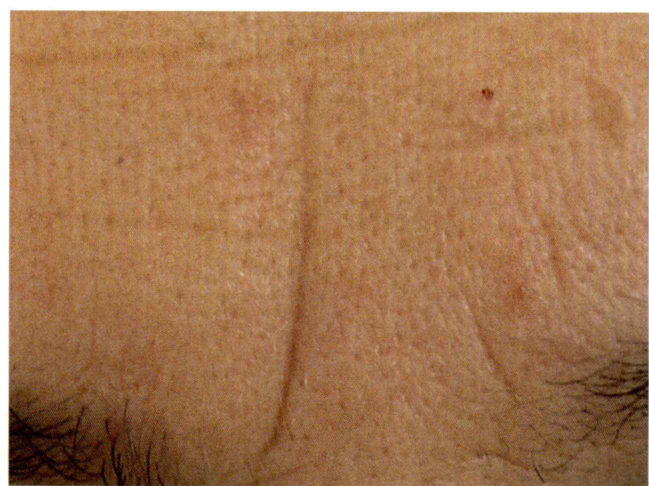

Abb. 5.89 Vertikale Stirnfalten können eine chronische Sinusitis, eine Disposition zu Kopfschmerzen oder Migräne und eine Dysfunktion der Halswirbelsäule signalisieren.

Die Nase

Vor allem im Bereich der Nasenflügel gibt es viele differenzierte Hinweise auf Atemwegserkrankungen:

Häufig deuten **gerötete Nasenflügel** (**Abb. 5.90**) entzündliche Prozesse in den Bronchien an. Die Nasenflügel werden dann ebenso stark durchblutet wie die entzündete Schleimhaut der Bronchien.

Gefäßerweiterungen auf den Nasenflügeln (**Abb. 5.91**) können auf einen Stau in den Bronchien durch Asthma, Verschleimung oder pulmonalen Hochdruck hinweisen. Die außen sichtbaren Gefäße auf den Nasenflügeln sind genauso gestaut wie die Gefäße in den Bronchien.

Differenzialdiagnostischer Hinweis

Teleangiektasien können auch Ausdruck einer Dysfunktion der Leber sein.

Braune Nasenflügel können eine Veranlagung zu Atemwegserkrankungen signalisieren.

Ebenso können **flache, spannungslose Nasenflügel** (**Abb. 5.92**) eine Anlage zu Bronchial- und Lungenerkrankungen anzeigen.

Oft sind **verdickte Nasenflügel** (**Abb. 5.93**) ein äußeres Zeichen für eine ungenügend genutzte Lungenkapazität.

Eine **blasse Nase** (**Abb. 5.94**) kann ein Hinweis auf Asthma oder eine Emphysembronchitis sein. Die Bronchien werden ebenso schlecht durchblutet wie die Nase.

Eine **breite Nasenwurzel** (**Abb. 5.95**) ist oft ein äußeres Kennzeichen für eine angeborene konstitutionelle Neigung zu Funktionsstörungen der Atmungsorgane wie Bronchitis, Emphysem oder auch Asthma.

Differenzialdiagnostischer Hinweis

Ein verdickter und breiter Nasenrücken kann gleichermaßen Ausdruck einer Anlage zu Lebererkrankungen sein.

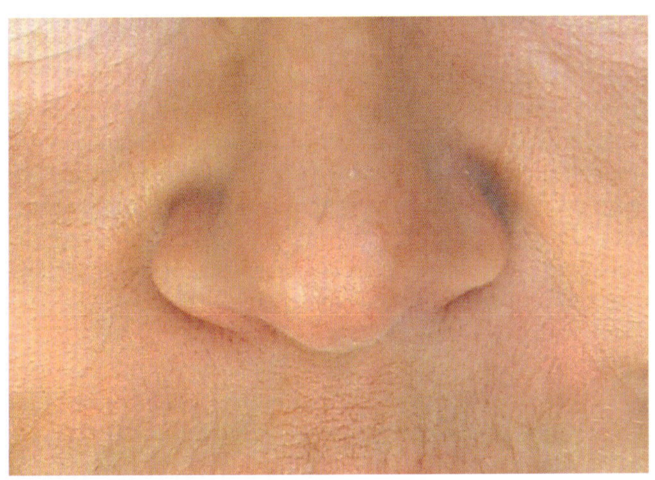

Abb. 5.90 Gerötete Nasenflügel sind ein Zeichen für eine Entzündung der Bronchien.

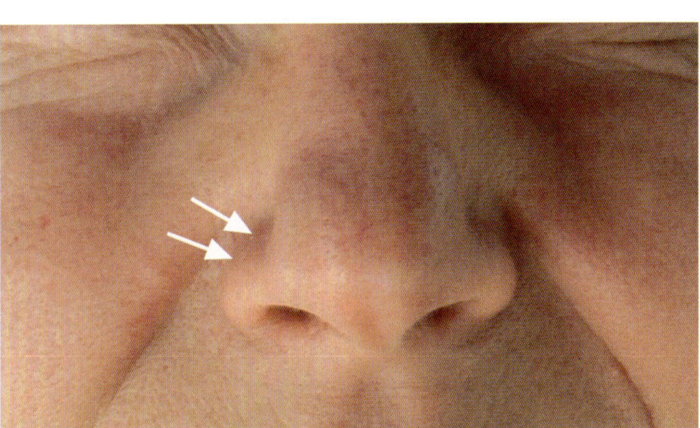

Abb. 5.91 Kleine Äderchen auf den Nasenflügeln können sowohl ein Indiz für eine Stauung in den Bronchien als auch für eine Funktionsstörung der Leber sein.

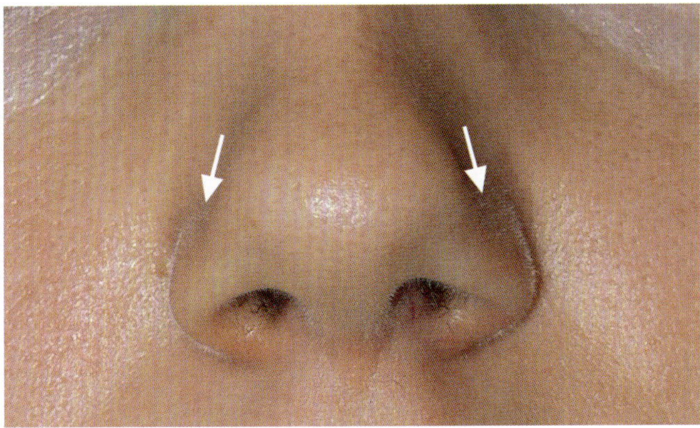

Abb. 5.92 Eine Disposition zu Funktionsstörungen des Respirationstrakts kann an flachen und spannungslosen Nasenflügeln zu erkennen sein.

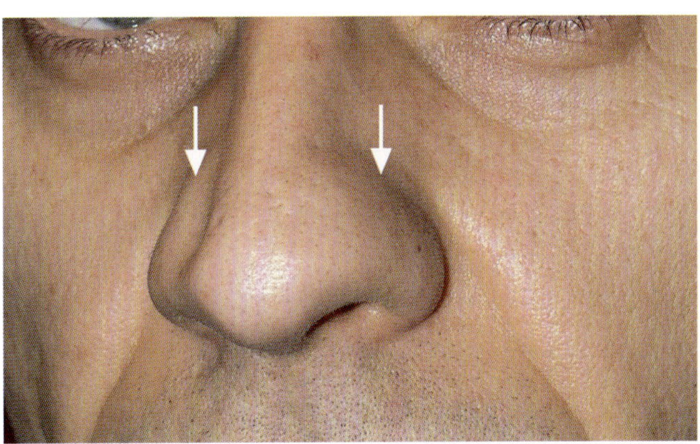

Abb. 5.93 Verbreiterte Nasenflügel sind ein Indikator für eine schlecht genutzte Lunge.

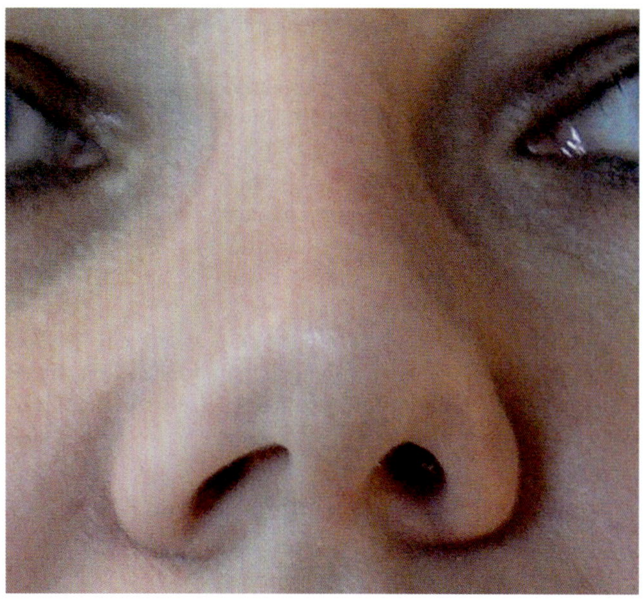

Abb. 5.94 Eine bleiche Nase deutet auf Asthma oder eine Bronchitis hin.

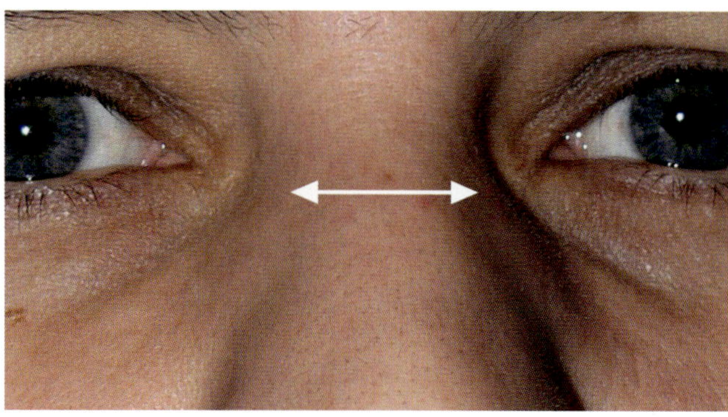

Abb. 5.95 Eine verdickte Nasenwurzel weist sowohl auf eine genetische Disposition zu Dysfunktionen des Respirationssystems als auch der Leber hin.

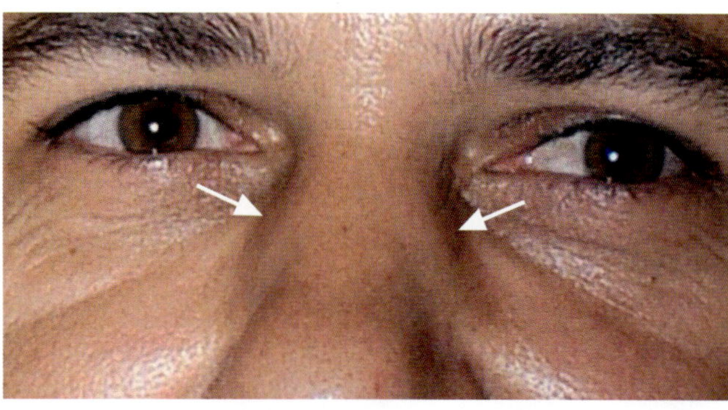

Abb. 5.96 Schwellungen der Nasenwurzel werden häufig durch Polypen verursacht.

Sichtbare **Wölbungen der Nasenwurzel** (**Abb. 5.96**) zeigen entweder Polypen oder eine Entzündung.

5.9.3 Weiterführende Diagnostik

Anamnese Veränderungen der Nasenflügel wie Rötungen, Teleangiektasien, fehlende Spannung oder Verdickungen weisen auf Funktionsstörungen der Bronchien hin wie Bronchitis, Asthma oder Emphysem. Hier ist die Frage nach Allergien, Rauchen und Medikamenten sinnvoll.

Allgemeine Untersuchung Perkussion, Auskultation, Spirometrie, Ergo-Spirometrie, Pulsoxymetrie.

Blutuntersuchung BSG, Leukozyten, CRP, IgE, Blutgasanalyse.

Bildgebende Verfahren Sonografie, Röntgen, (CT), (MRT), Bronchoskopie.

5.9.4 Komplementäre Therapie

In der Naturheilpraxis beginnt jede Therapie damit, Patienten zu einer gesunden Lebensführung zu motivieren. Sowohl chronische Infektanfälligkeit als auch allergische Erkrankungen des respiratorischen Systems entwickeln sich häufig vor dem Hintergrund einer geschwächten Abwehrleistung des Immunsystems. Deswegen ist es sinnvoll, in das Behandlungskonzept sowohl eine Darmsanierung als auch eine allgemeine Entgiftung über Leber, Niere und Haut zu integrieren.

Ernährung

Zur Therapie und Prävention von Atemwegsinfektionen sind viel frisches Obst und Gemüse empfehlenswert. Als Supplementierung können dienen:

- Omega-3-FS: 300 mg EPA/d
- Selen: 100 µg/d
- Vitamin C: 2–3 g/d
- Vitamin D: 40–60 IE/kg/KG
- Zink: 20–30 mg/d

Ordnungstherapie

Einfache Atemübungen wie die Lippenbremse, der Kutschersitz und die Torwartstellung können bei COPD und Asthma der Verengung der Atemwege entgegenwirken.

Ansteigende Fußbäder (33 °C auf 40 °C innerhalb von 15 min) sowie Arm- und Kniegüsse leiten vom Oberkörper ab.

Basenbäder unterstützen die Entsäuerung des Körpers.

Phytotherapie

Bakteriostatisch wirken die Zwiebelgewächse Knoblauch (Allii sativi bulbus) und Bärlauch (Allii ursini bulbus), ebenso Spitzwegerich (Plantaginis lanceolatae herba), Königskerze (Verbasci flos), Kapuzinerkresse (Tropaeoli maji herba), z. B. Angocin Anti-Infekt N, 3 × tgl. 4 Tbl., und zusätzlich antitussiv Sonnentau (Drosera herba).

Virustatisch wirksam sind Ehrenpreis (Veronicae herba), Eukalyptus (Eucalypti folium) sowie Melisse (Melissae folium).

Thymian (Thymi herba) wirkt sekretolytisch, spasmolytisch, antibakteriell und antiseptisch.

Efeu (Hedera helicis folium) hat sowohl einen expektorierenden, sekreto- und mucolytischen als auch einen spasmolytischen Effekt.

Homöopathie

Einzelmittel

Für die Arzneimittelwahl sind die speziellen Symptome der Entzündung, Schmerzqualität, Exkretion und Atemnot, bestimmend: Aconitum, Apis, Antimonium tartaricum, Arsenicum album, Belladonna, Bryonia, Cuprum, Hepar sulfuris, Kalium carbonicum, Lachesis, Lycopodium, Natrium sulfuricum, Phosphorus, Pulsatilla.

Komplexmittel

Die zuleitenden Atemwege stärken:

- Acidum nitricum Phcp: 3 × tgl. 15 Glob.
- Luffanest: 12 Tbl. tgl.
- Sinusitis Hevert SL: 4 × tgl. 2 Tbl.
- Sinuwiga Tr.: 3 × tgl. 15 Tr.

Bewährte Arzneimittel für Bronchien und Lunge sind:

- A-Bomin: 3 × tgl. 15 Tr.
- Pulmo Hevert Bronchialcomplex: 3 × tgl. 10 Tr.
- Pulmo-Kattwiga: 3 × tgl. 15 Tr.
- Pulmonaria S 110: 3 × tgl. 30 Tr.

Biochemie nach Dr. Schüßler

Da alle Atmungsorgane mit Schleimhaut ausgekleidet sind, unterstützt Nr. 4 Kalium chloratum D 6, 3 × tgl. 2 Tbl., in akuten Prozessen auch Nr. 3 Ferrum phosphoricum D 12, stündlich 1 Tbl.

Wird zäher Schleim produziert, reguliert Nr. 8 Natrium chloratum D 6: 3 × tgl. 2 Tbl.

Nr. 11 Silicea D 12 stärkt das Gewebe; Nr. 1 Calcium fluoratum D 12 macht es elastischer.

Anthroposophische Medizin

- Infludo: im akuten Stadium ständl. 5 Tr., wirkt Entzündungsprozessen entgegen und harmonisiert die Schleimbildung
- Infludodoron: stündl. 15 Glob., hilft bei grippalen Infekten und fieberhaften Erkältungen
- Pertudoron 1 + 2 im Wechsel: akut stündl. 10 Tr., stillt Reiz- und Krampfhusten

Ohrakupunktur

Französische Punkte Plexus bronchopulmonales, Nullpunkt, Ganglion stellatum, ACTH, Thymus, Interferon, Allergie, β_2-Rezeptor, Polster, Kiefergelenk, Omega, Thalamus

Chinesische Punkte Tragusgipfel (12), Nebennieren (13), Larynx (15), Innere Nase (16), Endokrinum (22), Asthma (31), Thorax (42), Vegetativum (51), Shen Men (55), Dyspnoe (60), Kolon (91), Nieren (95), Lunge (101), Bronchus (102)

In die Therapie sollte das im Bereich der HWS, BWS oder – selten – LWS gelegene gestörte Wirbelsäulensegment miteinbezogen werden.

Ein Fallbeispiel: Chronische Atemwegsinfektion

Anamnese

Die 33-jährige Patientin kommt in Behandlung, weil sie ständig „krank" ist. Sie leidet seit vielen Monaten nahezu ununterbrochen an einer Rhinitis, Sinusitis und Bronchitis. Weder ihre Selbstbehandlung mit viel Obst, Hausmitteln, Vitamin C und Zink noch die Therapie ihres Hausarztes mit Antibiotika haben Erfolg. Sie ist Künstlerin. Aus Kostengründen wohnt und arbeitet sie in ihrem Atelier. Dort malt sie großformatige, farbenfrohe Gemälde mit Ölfarben und Terpentin.

Diagnose

In ihrem Gesicht (**Abb. 5.97**) sind deutliche Hinweise auf ihre chronischen Atemwegsinfektionen zu sehen: Sie hat mehrere steile Falten auf der Stirn. Ihre Nasenwurzel ist breit und die ganze Nase blass. Sowohl an den Nasenflügeln als auch an den Nasenlöchern sind Gefäße erweitert. Zusätzlich zeigen sich bei der Antlitzdiagnose Hinweise auf eine gestörte Funktion der Leber: Das Gesicht der Patientin wirkt müde und kraftlos. Ihre Haut hat große Poren. Die Augenwinkel sind gelblich getönt. Ihre Unterlippe hat eine rote Kontur. Ganz besonders fällt ein Zeichen für eine gestörte Nierenfunktion auf: Die unteren Augenlider sind stark geschwollen.

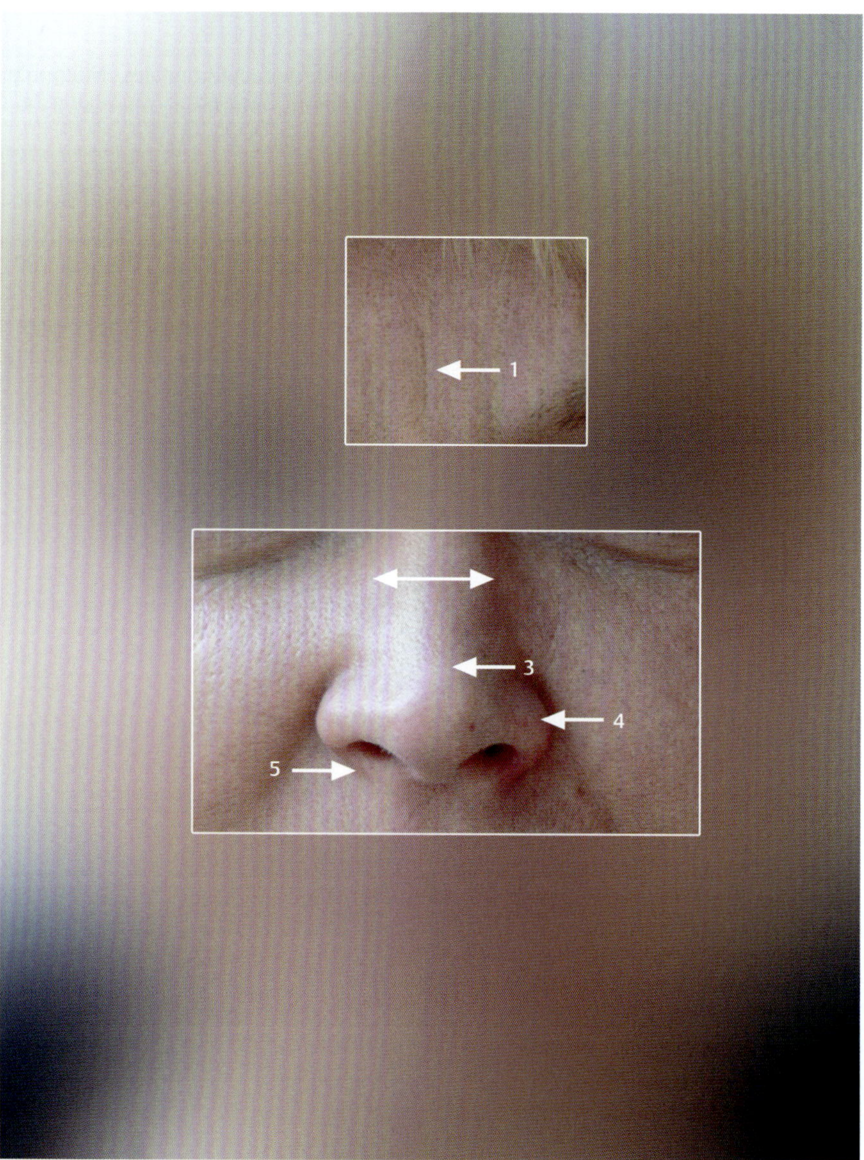

Abb. 5.97 Im Gesicht der Patientin weisen (1) vertikale Stirnfalten, (2) eine relativ breite Nasenwurzel, (3) eine blasse Nase, (4) Teleangiektasien an Nasenflügeln und (5) an Nasenlöchern auf chronische Atemwegserkrankungen hin.

Schlussfolgerung

Auch wenn die Patientin weder über leber- noch nierenspezifische Beschwerden klagt, deuten die Zeichen im Gesicht auf eine momentane Schwäche der Entgiftungsfunktion von Leber und Nieren hin. Höchstwahrscheinlich sind die Leber und die Nieren mit der Ausleitung der giftigen Substanzen aus den Farben und Lösungsmitteln überfordert. Vermutlich versucht der Körper, die toxischen Stoffe über den Schleim auszuleiten.

Behandlung

Um die Selbstregulation der Patientin anzuregen, wird nicht nur der Respirationstrakt therapiert, sondern auch die Entgiftungsfunktion ihrer Leber und Nieren angeregt. Die Behandlung der chronischen Atemwegsinfektionen erfolgt mit einer „Schaukeltherapie“: 3 Tage lang stündlich im Wechsel 2 Tbl. Sinusitis Hevert und 10 Tr. Infludodoron. Als Basistherapie nimmt sie zur Anregung für die Leber Synergon Nr. 164 Taraxacum und für die Nieren Synergon Nr. 78 Solidago, jeweils 3 × tgl. 20 Tr. Zusätzlich erhält sie nach Repertorisation einmalig 5 Glob. Sepia C 200.

Die Therapie aus dem Gesicht wirkt nur kurzfristig, dann „läuft“ die Nase wieder; sie hustet und auch die Nebenhöhlen sind wieder entzündet. Erst als die Künstlerin außerhalb ihres Ateliers wohnt und mit weniger giftigen Materialien arbeitet, braucht ihr Körper den „Umweg“ über den Schleim nicht mehr. Endlich können sich ihre Leber und Nieren regulieren. Sogar die Zeichen im Gesicht sind nicht mehr zu sehen: Die Augenlider sind abgeschwollen. Auch die Gelbfärbungen der Augenwinkel und die rote Kontur der Unterlippe sind verblasst.

5.10 Schilddrüse

Funktionsstörungen der Schilddrüse äußern sich im Gesicht durch diverse Zeichen. Die Kenntnis dieser Zeichen hilft, Dysfunktionen der Schilddrüse zu erfassen, und ist für eine komplementäre Diagnose nützlich. Vor allem dient die Erfahrung mit Schilddrüsenzeichen im Gesicht dazu, Fehlfunktionen des Organs zu erkennen, bevor kennzeichnende Symptome auftreten. So kann durch eine präventive Behandlung manifesten Erkrankungen vorgebeugt werden.

5.10.1 Aufgaben der Schilddrüse

Das kleine schmetterlingsförmige Organ ist ein wichtiger „hormoneller Schrittmacher" im menschlichen Körper. Es bildet die lebenswichtigen Hormone Triiodthyronin (T3) und Tetraiodthyronin (Thyroxin/T4). Diese beiden Botenstoffe sind Bestandteile eines hormonellen Regelkreises und steuern fast alle wichtigen Körperfunktionen. Sie regulieren den gesamten Stoffwechsel. Schilddrüsenhormone wirken vor allem auf:

- Herzaktivität und Blutdruck
- Energiestoffwechsel, Körpergewicht
- Kohlenhydratstoffwechsel, Insulinproduktion
- Fett- und Eiweißstoffwechsel, Cholesterinwerte
- Gehirnaktivität und seelisches Wohlbefinden
- Muskelstoffwechsel, Muskelkraft
- Darmtätigkeit, Verdauung
- Sexualität und Fruchtbarkeit
- Wachstum und Reifung von Ungeborenen im Mutterleib und von Kindern
- Wachstum von Haut, Haaren und Nägeln

Die Schilddrüse kann durch zahlreiche Faktoren be- oder überlastet werden:

- Übermäßiger **Stress** oder **starke psychische und physische Belastungen** beeinflussen unbewusst und automatisch über eine physiologische Stressreaktion die Amygdala und über die Hypophyse direkt die Schilddrüsenfunktion negativ.
- **Rauchen** belastet nicht nur die Atemwege und das Herz-Kreislauf-System, sondern auch in hohem Maß die Schilddrüse. Rauchen fördert besonders autoimmun bedingte Schilddrüsenerkrankungen.
- Viele **Medikamente** (z. B. Amiodaron, Interferon-alpha, Lithium), aber auch Röntgenstrahlung, Kontrastmittel in der Radiologie, Radioiodtherapie und Strahlentherapie können die Schilddrüse schädigen.
- **Umweltgifte, Quecksilber** aus Amalgamfüllungen, **Desinfektionsmittel** sowie der Verzehr von **Nitraten** (z. B. in Schinken, Räucherlachs, Beef Jerky) und **Konservierungsstoffen** wie E251 und E252 (in Käse, Wurst und Fischkonserven) gelten als Risikofaktoren.
- Starke **Blutzuckerschwankungen** können der Schilddrüse schaden.
- **Iod** ist zwar für die Produktion der Schilddrüsenhormone T3 und T4 erforderlich. Jedoch belasten sowohl Iod-Mangel als auch zu viel Iod durch Nahrungsergänzungsmittel und zu viel iodiertes Speisesalz in der täglichen Nahrung, z. B. in Käse, Brot, Wurst, Fertigprodukten, Nüssen und Chips, die Schilddrüsenfunktion.
- Auch eine **Unterversorgung mit Selen** stört die Funktion der Schilddrüse. Das Spurenelement Selen ist sowohl an der Umwandlung des inaktiven T4 in das aktive T3 direkt beteiligt als auch an der Bildung des körpereigenen Entgiftungsenzyms Glutathionperoxidase.
- Ebenso begünstigt ein **Vitamin-D-Defizit** autoimmune Schilddrüsenerkrankungen wie die Hashimoto-Thyreoiditis.
- Besonders negativ wirkt sich **elektromagnetische Strahlung** aus. Eine hohe Exposition mit elektromagnetischen Feldern (z. B. Smartphones, Tablets, schnurlose Telefone) schädigt die Schilddrüsenfunktion. Darüber hinaus können Mobiltelefone die Freisetzung von Quecksilberdämpfen aus amalgamhaltigen Zahnfüllungen beschleunigen. Dadurch erhöht sich die individuelle **Quecksilberbelastung**; dies begünstigt eine Schilddrüsenunterfunktion.

Jeder dieser Faktoren stellt eine Belastung für die Schilddrüse dar. Oft hat das zur Folge, dass das Organ seine Hauptaufgabe, den Stoffwechsel zu regulieren, nur noch begrenzt erfüllen kann. Durch eine gesteigerte Tätigkeit und vermehrte Hormonabgabe steigt der Grundumsatz um bis zu 100 %. Die gesteigerte Wärmeproduktion erschöpft die Energiereserven (Leberglykogen und Körperfett) und führt zu Kräfteverfall und Gewichtsabnahme. Kennzeichnend für eine Hyperthyreose sind auch eine vermehrte Nervosität sowie eine erhöhte kardiovaskuläre und respiratorische Aktivität. Im Gegensatz dazu führt ein Mangel an Schilddrüsenhormonen zu einer verminderten körperlichen (Abnahme des Grundumsatzes um bis zu 40 %) und geistigen Aktivität bis hin zu Psychosyndromen.

5.10.2 Zeichen des Halses

Der Hals ist eine wichtige, vielleicht sogar die wichtigste Projektionszone für eine Funktionsstörung der Schilddrüse.

Eine oder mehrere **horizontale Falten des Halses** (**Abb. 5.98**) weisen fast immer auf eine Schilddrüsenfunktionsstörung hin. Zu Beginn offenbaren sie lediglich eine Dysfunktion. Oft liegen die Laborwerte dann auch noch in der Norm. In diesem Stadium genügen erfahrungsgemäß eine Ausleitung und Entgiftung über Leber und Nieren, um die Selbstregulation der Schilddrüse anzuregen. Je mehr Querfalten am Hals verlaufen, umso länger und schwerer ist die Störung. Quer verlaufende Falten am Hals sind reversibel. Sie bilden sich zurück, wenn sich die Schilddrüsenfunktion normalisiert.

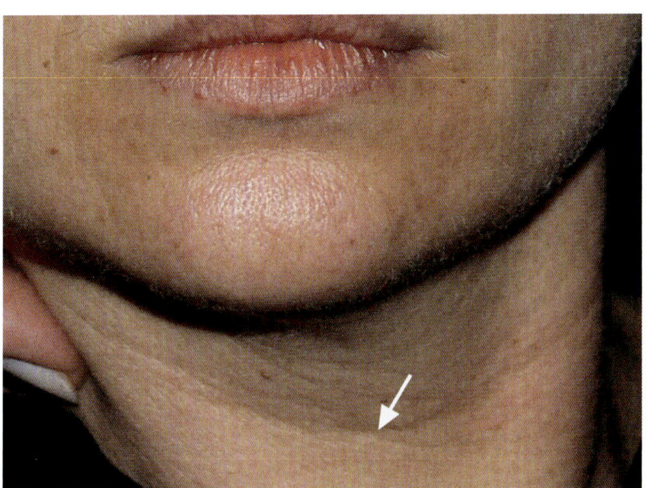

Abb. 5.98 Horizontale Falten des Halses signalisieren schon frühzeitig eine Schilddrüsendysfunktion.

Eine **Schwellung am Hals** über dem Kehlkopf ist meistens Ausdruck einer Struma, die sich bei einer Hyperthyreose durch die vermehrte TSH-Stimulation entwickelt.

Dicke Halsvenen schwellen bei einer Struma an. Die Venen sind durch die vergrößerte Schilddrüse gestaut.

5.10.3 Zeichen im Gesicht

Die Zeichen für eine Fehlfunktion der Schilddrüse sind sehr früh im Gesicht zu erkennen, oft bevor charakteristische Beschwerden vorliegen und die Blutwerte verändert sind. Häufig sind die ersten Signale am Hals zu sehen. Eine Funktionsschwäche der Schilddrüse signalisieren insbesondere Hinweise im Bereich der Augen, aber auch der Nase und des Kinns.

Allgemeiner Eindruck

Störungen der Schilddrüse äußern sich bei Unter- und Überfunktion auf verschiedene Art und Weise. Zu den äußeren Merkmalen einer Hypothyreose gehören ein aufgequollenes ödematöses Gesicht, eine teigige Verdickung der Haut und fettiges Haar, während Patienten mit einer Hyperthyreose im Gegensatz dazu eher schmal und rasch verschwitzt wirken.

Die Augen

Ein **Protrusio bulbi** (Exophthalmus) (**Abb. 5.99**) signalisiert einen Morbus Basedow.

Auch große **glänzende Augen** (**Abb. 5.99**) sind häufig Ausdruck einer Hyperthyreose.

Die Augenbrauen sind die Projektionszone der hormonellen Steuerung durch Hypothalamus und Hypophyse. **Kurze Augenbrauen** weisen auf einen Hormonmangel hin. Entsprechend können kurze Augenbrauen (**Abb. 5.100**) ein Hinweis auf eine Hypothyreose sein.

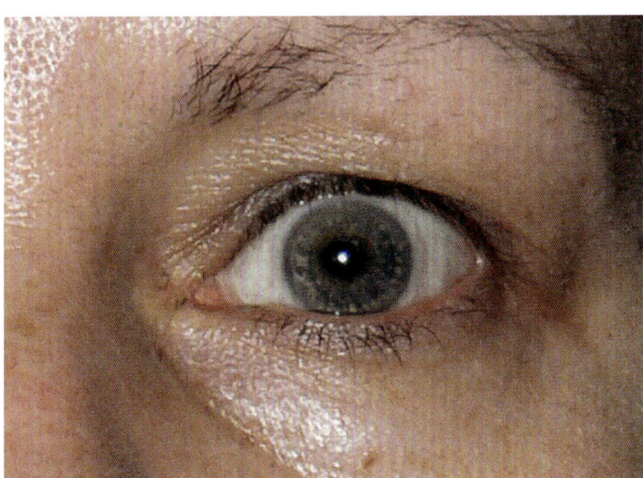

Abb. 5.99 Vorstehende und glänzende Augen sind charakteristische Anzeichen für eine Schilddrüsenüberfunktion.

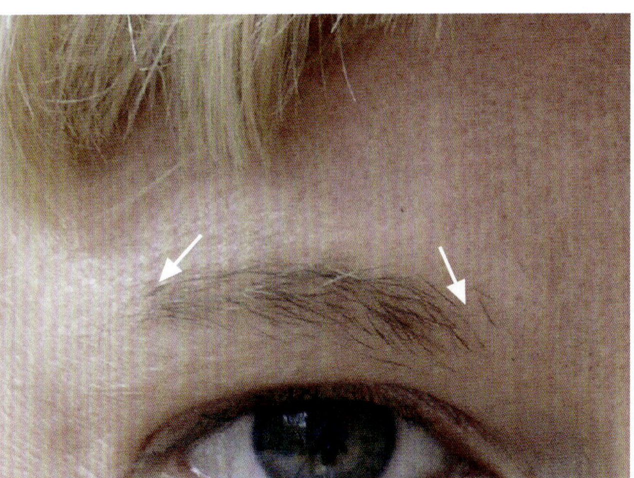

Abb. 5.100 Kurze Augenbrauen können Zeichen eines Hormonmangels der Schilddrüse sowie der Nebennieren sein.

Differenzialdiagnostischer Hinweis

Kurze Augenbrauen können auch ein Erkennungszeichen für eine Funktionsstörung der Nebenniere oder ein chronisches Müdigkeitssyndrom sein.

Ein **Xanthelasma** ist ein Zeichen für eine Fettstoffwechselstörung, oft in Zusammenhang mit einer Hypothyreose (**Abb. 5.101**). Xanthelasmen sind umschriebene weiße oder gelbliche Ablagerungen, meistens am Augenlid. Sie bestehen aus Cholesterin oder anderen Fettverbindungen. Dabei ist zu berücksichtigen, dass sich solche Ablagerungen nicht nur äußerlich sichtbar in Augennähe, sondern auch im Körper (z. B. auf der Innenschicht der Gefäße) befinden. Folglich können sie Arteriosklerose begünstigen.

Differenzialdiagnostischer Hinweis

Xanthelasmen entwickeln sich auch im Zusammenhang mit einer Leberfunktionsstörung, einer Koronarsklerose oder eines Diabetes.

Schimmert die **Schwellung der Unterlider wächsern** (**Abb. 5.102**), kann das eine Hypothyreose anzeigen.

Differenzialdiagnostischer Hinweis

Eine wächserne Schwellung des Unterlids kann ebenso auf eine Fettstoffwechselstörung der Leber oder auch auf eine Herzinsuffizienz hindeuten.

Bei einer Schilddrüsenunterfunktion erfolgt der **Lidschlag** selten, während bei einer Schilddrüsenüberfunktion der Lidschlag häufiger wird.

Merke

Auch bei einer vegetativen Dystonie kann der Lidschlag rascher erfolgen.

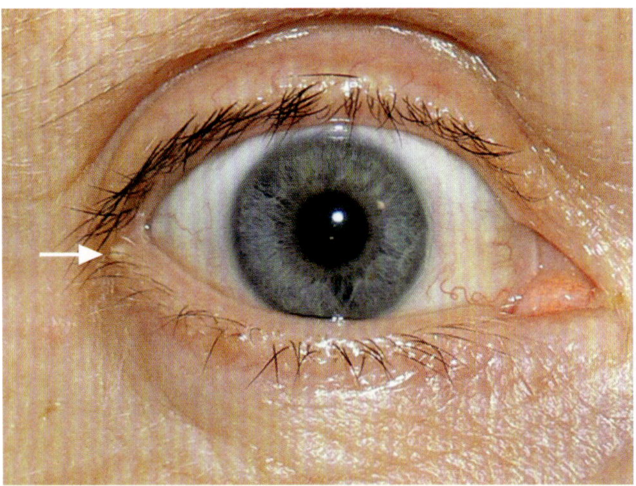

Abb. 5.101 Ein Xanthelasma kann auf eine Hypothyreose, eine Fettstoffwechselstörung, eine Koronarsklerose sowie Diabetes hinweisen.

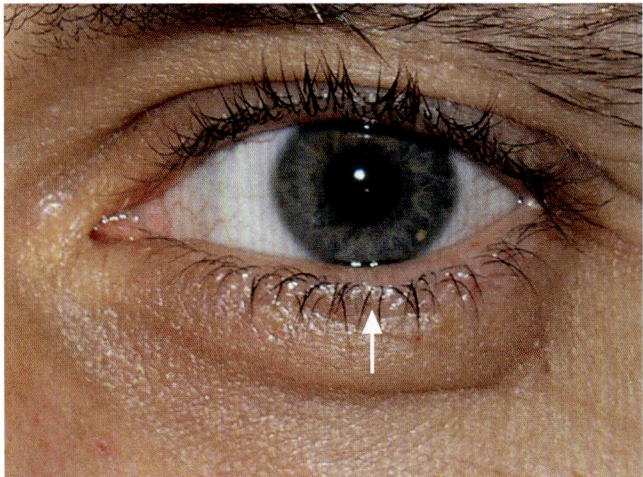

Abb. 5.102 Eine glänzende Schwellung des Unterlids kann ein Anzeichen für eine Hypothyreose, eine Fettstoffwechselstörung und eine Dysfunktion des Herzens sein.

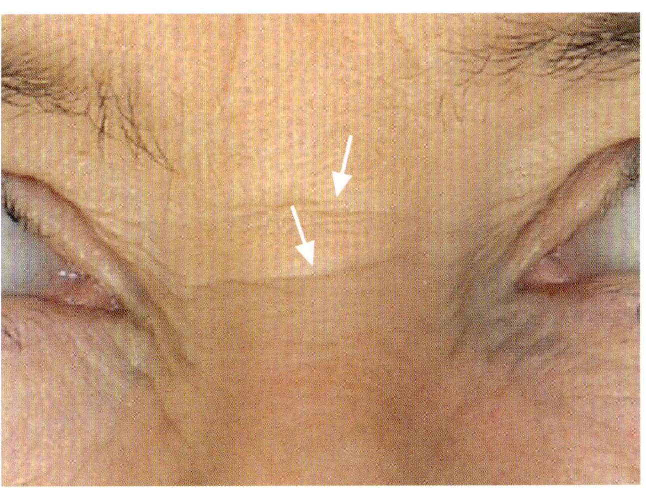

Abb. 5.103 Eine vertikale Falte über die Nasenwurzel kann auf eine Dysfunktion der Schilddrüse und der Halswirbelsäule hindeuten.

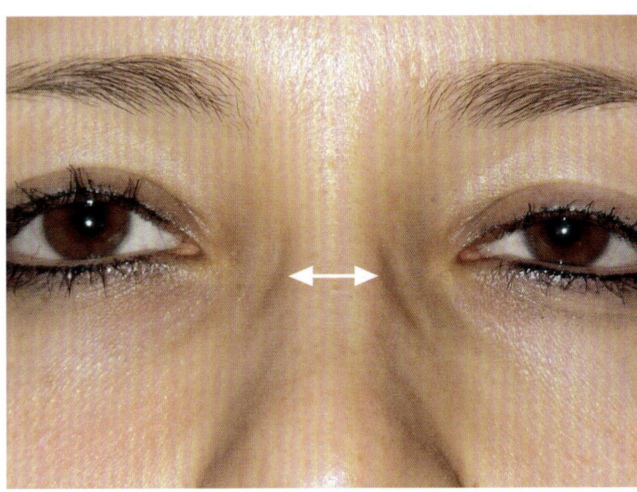

Abb. 5.104 Ein schmaler Nasenrücken kann eine Schilddrüsenüberfunktion, nervöse Herzbeschwerden oder auch nur Nervosität verraten.

Die Nase

Eine **Querfalte auf der Nasenwurzel** (**Abb. 5.103**) signalisiert eine Funktionsstörung der Schilddrüse.

Differenzialdiagnostischer Hinweis
Eine waagerechte Falte über der Nasenwurzel kann ebenfalls ein Indikator für Rückenbeschwerden, insbesondere der Halswirbelsäule, sein.

Der Nasenrücken ist eine Projektionszone des vegetativen Nervensystems. Ein **schmaler Nasenrücken** (**Abb. 5.104**) ist Ausdruck eines sensiblen vegetativen Nervensystems und kann auf eine Hyperthyreose hinweisen.

Differenzialdiagnostischer Hinweis
Ein schmaler Nasenrücken ist ein äußeres Zeichen für eine Disposition zu Nervosität. Oft äußert sich diese Anlage auch durch nervöse Herzbeschwerden.

Das Kinn

Ausbuchtungen an den Kieferbögen (**Abb. 5.105**) – ohne dabei ein „Doppelkinn“ zu bilden – sind ein dezentes Signal für eine Hypothyreose.

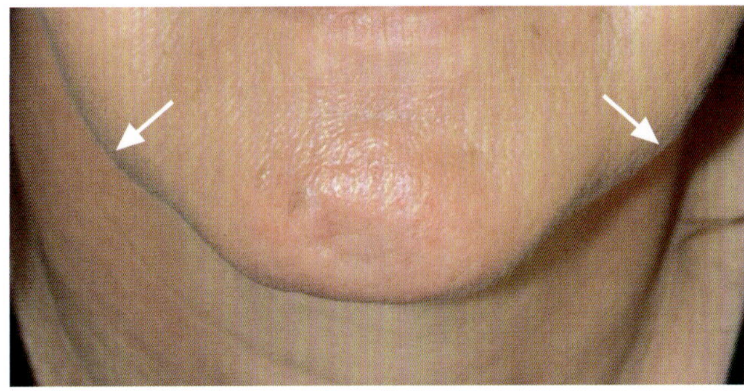

Abb. 5.105 Wulstige Kieferbögen sind ein Indikator für eine Schilddrüsenunterfunktion.

5.10.4 Weiterführende Diagnostik

Anamnese Waagerechte Falten am Hals und eine Querfalte der Nasenwurzel signalisieren eine gesteigerte Tätigkeit der Schilddrüse mit erhöhter Hormonabgabe. Hier müssen Stressbelastungen, Gifte aus der Umwelt oder dem Körper sowie Internet- und Handynutzung thematisiert werden. Xanthelasmen und wächsern schimmernde Unterlidschwellungen sind Hinweise auf eine Hypothyreose und eine Fettstoffwechselstörung. Folglich sind einerseits eine klärende Leberdiagnostik und andererseits die Frage nach dem Lebensstil (Ernährung, Alkohol, mangelnde körperliche Bewegung, Übergewicht und Diabetes) wichtig.

Allgemeine Untersuchung Inspektion, Schlucktest, Palpation.

> Info
>
> **Schlucktest**
>
> Anzeichen einer Schilddrüsenvergrößerung lassen sich frühzeitig mit einem Schlucktest feststellen:
>
> - Halsbereich zwischen Kehlkopf und Schlüsselbein betrachten.
> - Kopf in den Nacken legen.
> - Etwas Wasser schlucken.
> - Während des Schluckens Schwellungen unterhalb des Kehlkopfes beobachten.
> - Gegebenenfalls den Test einige Male wiederholen.

Blutuntersuchung T 3, T 4, TSH, FT 3, FT 4, TPO-AK, Tg, Tg-AK, BSG, CRP, Cholesterin, LDL-Cholesterin, Triglyceride.

Bildgebende Verfahren Sonografie, Szintigrafie.

5.10.5 Komplementäre Therapie

Grundvoraussetzung für eine erfolgreiche Behandlung der Schilddrüse ist eine gesunde Lebensführung. Von elementarer Bedeutung ist es, nachts jegliche Datenverbindungen, die stets elektromagnetische Strahlung produzieren, abzuschalten – insbesondere in Schlafzimmernähe. Dazu gehört z. B., das Smartphone, das Tablet und den WLAN-Router vollständig auszuschalten. Auch Stand-by-Geräte (wie LED-Bildschirme) sollten vom Netz genommen werden. Besonders in einem frühen Stadium kann so die Regulationsfähigkeit der Schilddrüse angeregt werden. Eine ganzheitliche Therapie bezieht viele Faktoren ein: Stressabbau, gesunde Ernährung, Anregung der Entgiftungsorgane, Infektionen behandeln, Vitalstoffmangelausgleich, Gluten meiden, Darm sanieren und Nebennieren stärken.

Ernährung

Siehe Abschnitt „Vegetatives Nervensystem“, Ernährung (S. 36).

Ordnungstherapie

Ein strukturierter Tagesrhythmus mit einem gesunden Verhältnis von Arbeit und Ruhe unterstützen die Schilddrüsenfunktion ebenso wie Entspannungsübungen (z. B. autogenes Training, Progressive Muskelentspannung, Achtsamkeitstraining, Tai-Chi, Qigong, Yoga). Auch regelmäßige tägliche körperliche Bewegung hilft, Spannungen und innere Unruhe abzubauen.

Orthomolekulare Therapie

- Selen
  - Selen Forte Syxyl: 2 × tgl. 1 Tbl.
  - Selen-Loges 200 NE: tgl. 1 Tbl.
  - Cefasel: 2–3 × tgl. 2 Tbl.
- Vitamin D von Oktober bis Mai
  - Vitamin D_3 Hevert 4000 IE: tgl. 1 Tbl.
  - Vitagamma D_3 1000 IE: tgl. 1 Tbl.
  - Vitamin D_3 Köhler 2000 IE: tgl. 1 Kaps.

Während der Sommermonate genügt ein mittägliches Sonnenbad von 15 min – möglichst wenig bedeckt und ohne Sonnenschutzmittel, da ab einem Lichtschutzfaktor 14 die körpereigene Vitamin-D-Synthese verhindert wird.

Phytotherapie

Bei Hypothyreose eignet sich als Stoffwechselaktivator Blasentang (Fucus): Krophan Blasentangtabletten 1 × tgl. 2 Tbl.

Bei Hyperthyreose in Verbindung mit vegetativen Beschwerden hat sich Wolfstrapp (Lycopi herba) bewährt. Bei nervösen Herzbeschwerden wirkt Herzgespann (Leonuri cardiacae herba) sedierend und senkt die Herzfrequenz und den Blutdruck.

Homöopathie

Einzelmittel

Bewährte Mittel sind: Apis, Aurum, Arsenicum album, Belladonna, Calcium carbonicum, Conium, Fucus, Gelsemium, Graphites, Jodum, Lachesis, Lycopodium, Natrium muraticum, Phosphorus.

Komplexmittel

- Hypothyreose
  - Synergon Nr. 157 Badiaga: 1 × tgl. 5 Tr.
  - Phönix Spongia spag.: 2 × tgl. 10–20 Tr.
  - Fucus Oligoplex: 2 × tgl. 1 Tbl.
- Hyperthyreose, Morbus Basedow, Struma
  - Synergon Nr. 136 Spongia: 3 × tgl. 8–10 Tr.
  - Lycopus H 170: 3–6 × tgl. 8–10 Tr.
  - Hewethyreon N: 3 × tgl. 1 Tbl.
  - Thyreo-Loges: 2 × tgl. 1 Tbl.
  - Presselin Thyri Badiaga: 1–3 × tgl. bis zu 15 Tr.
  - Vegital: 1–3 × tgl. 5–10 Tr.

> **Merke**
> Um die Schilddrüse bestmöglich einzustellen, ist es sinnvoll, Schilddrüsenpräparate langsam einzuschleichen und die Anfangsdosis von 1 × tgl. 1 Tr. um 1 Tr./d bis auf die optimale individuelle Dosis zu steigern.

Biochemie nach Dr. Schüßler

Bei Hypothyreose als Begleittherapie Nr. 2 Calcium phosphoricum D 3, morgens 4 Tbl., Nr. 15 Kalium jodatum D 3, 3 × tgl. 2 Tbl. als „Regulator", und zusätzlich bei Ödemneigung Nr. 8 Natrium chloratum D 6, 3 × tgl. 2 Tbl.

Bei hartem Kropf und knotigem Struma Nr. 1 Calcium fluoratum D 6–D 12 im täglichen Wechsel mit Nr. 2 Calcium phosphoricum D 6.

Anthroposophische Medizin

- Ferrum metallicum praep. D 6 Trit.: 1–2 × tgl. 1 Msp.
- Thyreoidea/Ferrum: 3 × tgl. 7 Glob.
- Externum: Kupfersalbe rot 1–2 × tgl.

Ohrakupunktur

Französische Punkte Autoaggressionspunkt, Schilddrüse, TSH, Nullpunkt, Lateralitätssteuerungspunkt

Chinesische Punkte Endokrinum (22), Schilddrüse (45)

Anfangs wöchentlich 1 Behandlung, dann auf 1–2 × monatlich „ausschleichen".

Ein Fallbeispiel: Burnout-Syndrom

Anamnese

Eine Patientin kommt wegen massiver Schlafstörungen und ausgeprägter Erschöpfung in Behandlung. Die 43-jährige Frau hat im vergangenen Jahr mit viel Engagement einen Store eines Premium-Modelabels aufgebaut. Sie hat die Kollektion kennengelernt, das Personal eingearbeitet und einen Stamm von Kundinnen aufgebaut. Oft hat sie 60 Stunden wöchentlich gearbeitet. Ihr Job dominiert ihr Leben somit vollkommen. Die Kontakte zu ihrer Familie und zu Freunden sind fast eingeschlafen und ihr Pferd hat sie schon seit mehreren Monaten nicht mehr gesehen. Sie ernährt sich schlecht, trinkt wenig und bewegt sich kaum. Nachts wacht sie häufig auf und liegt lange wach.

Diagnose

Trotz der Bitte, ungeschminkt in die Praxis zu kommen, trägt sie ein volles Make-up. Sie ist nicht bereit, sich abzuschminken. Eine Antlitzdiagnose ist so nicht möglich. Deswegen vereinbaren wir einen Hausbesuch am kommenden Morgen.

Die Frau (**Abb. 5.106**), die mir die Tür öffnet, erkenne ich kaum wieder. Gestern wirkte die geschminkte Frau energisch; heute sieht sie einfach nur müde, matt und „leer“ aus. In der Diagnose aus dem Gesicht zeigen sich Hinweise auf eine gestörte Funktion von Leber, Nieren, Darm und Schilddrüse. Es gibt viele Hinweise auf eine gestörte Leberfunktion: Sie wirkt niedergedrückt und

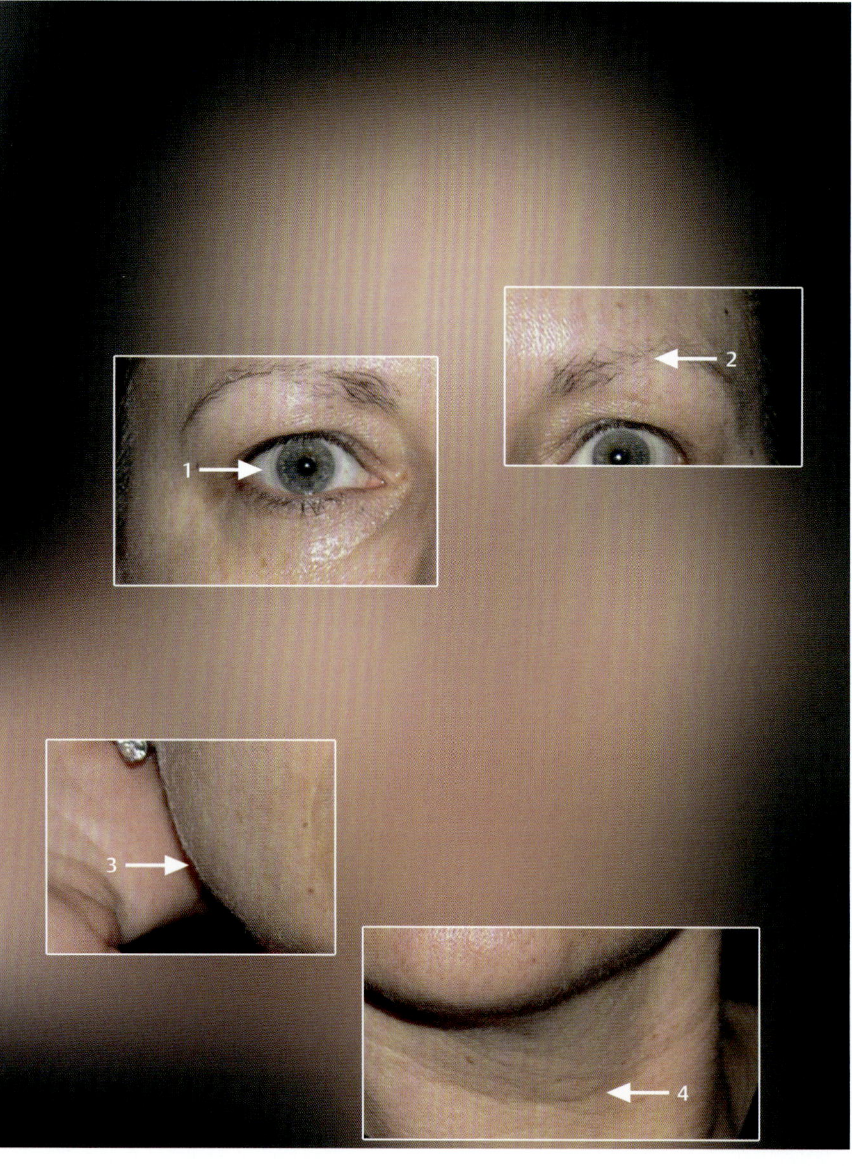

Abb. 5.106 Schilddrüsenzeichen im Gesicht der Patientin sind (1) stark vorstehende, große glänzende Augen, (2) sehr kurze und schüttere Augenbrauen, (3) Ausbuchtungen an den Kieferbögen und (4) mehrere waagerechte Falten am Hals.

depressiv. Ihre Haut ist großporig. Ihr Gesicht ist von unzähligen gelblichen Pigmenten „übersät“. Sogar die Augen- und Mundwinkel sind gelblich getönt. Zusätzlich weisen die morgens geschwollenen oberen Augenlider auf eine Störung der Nierenfunktion hin. Andere Zeichen signalisieren ein Leaky-Gut-Syndrom: Die Kontur der Lippen ist unterbrochen. Sie ist teils hell, teils rot. Ganze Lippenareale sind auffällig blass. Darüber hinaus deuten mehrere Hinweise auf eine Schilddrüsendysfunktion. Sie hat stark vorstehende, große glänzende Augen, außerordentlich kurze und schmale Augenbrauen und Ausbuchtungen an den Kieferbögen. Besonders auffällig sind mehrere waagerechte Falten am Hals.

Schlussfolgerung

Die Erschöpfung und die Schlafstörung der Patientin scheinen sowohl auf einer Dysfunktion der Schilddrüse als auch einer Überforderung der wichtigsten Ausleitungsorgane zu beruhen.

Behandlung

Um die Regulationsfähigkeit der Patientin zu unterstützen, erhält sie eine Kombinationstherapie. Die Basistherapie besteht in einer Entgiftung über Leber, Nieren und Darm. Zusätzlich wird die Schilddrüse als Steuerungsorgan gestärkt. Als Entgiftungskur nimmt sie 45 Tage lang im Wechsel für die Leber 3 Tage Synergon Nr. 168 Taraxacum (1 × tgl. 50 Tr.), für die Nieren 3 Tage Synergon Nr. 78 Solidago (1 × tgl. 50 Tr.), für die Schilddrüse 3 Tage Synergon Nr. 157 Badiaga (1 × tgl. 5 Tr.) ein. Die Darmtherapie erfolgt mit Synergon Nr. 112 Argentum nitricum (3 × tgl. 15 Tr.), kombiniert mit Mutaflor für 4 Tage (1 × tgl. 1 Kaps., dann 2 × tgl. 1 Kaps.). Zincum valerianicum D 30, 2 × wöchentlich (je 1 × tgl. 5 Glob.), holt sie aus dem „Hamsterrad“. Sie kann wieder schlafen und wacht morgens ausgeruht auf.

Zur vegetativen Stabilisierung erhält sie über 6 Wochen 2 × wöchentlich eine Ohrakupunktur der druckdolenten Punkte Polster (29) und Shen Men (55).

Langsam beginnt sie ihren Lebensstil zu verändern. Sie ernährt sich regelmäßiger und ausgewogener. Mit Freude reitet sie wieder auf ihrem Pferd. Entspannung, Schlaf, Rhythmus, eine kognitive Neuorientierung und ein gesunder Umgang mit ihren Gefühlen tragen dazu bei, wieder Kraft zu bekommen und diese zu behalten. Ihre Augen fangen wieder an zu strahlen.

5.11 Nebennieren

Im Gesicht gibt es mehrere prägnante Zeichen, die auf eine Funktionsstörung der Nebennieren hinweisen. Die Kenntnis dieser Zeichen erlaubt nicht nur die komplementäre Diagnose bei Beschwerden und hilft, diese auf einen Blick zu erkennen. Sie ermöglicht darüber hinaus eine Fehlfunktion zu erkennen, lange bevor labordiagnostische Befunde diese kundtun oder Beschwerden manifest sind. Eine frühzeitige Behandlung ist dadurch möglich und es kann so z. B. chronischer Müdigkeit, einem Burnout-Syndrom, chronischen Infekten, Allergien und Stressintoleranz vorbeugt werden.

5.11.1 Aufgaben der Nebennieren

Die Nebennieren sind ein lebenswichtiges endokrines Organ. Sie vereinen funktionell zwei verschiedene Organe: Nebennierenmark und Nebennierenrinde. Das Nebennierenmark ist dem sympathischen Nervensystem zuzurechnen und bildet die „Stress"-Hormone Adrenalin und Noradrenalin. Die Zellen in der Nebennierenrinde unterliegen dem hormonellen Regelkreislauf und produzieren vor allem Glukokortikoide, Mineralokortikoide und Androgene:

- Glukokortikoide wie Cortisol, Cortison und Corticosteron beeinflussen den Kohlenhydrat-, Fett- und Eiweißstoffwechsel. Bei Stress nimmt die Glukokortikoidsekretion zu, um den Blutzuckerspiegel als schnell verfügbaren Energielieferanten anzuheben. Außerdem unterdrücken die Glukokortikoide allergische und entzündliche Reaktionen; sie vermindern die Antikörperbildung und die RNS-Synthese.
- Das Mineralokortikoid Aldosteron wirkt auf die Elektrolytkonzentration und -zusammensetzung der Körperflüssigkeiten; es dient der Blutdruckregulation. Das Mineralokortikoid Dehydroepiandrosteron (DHEA) ist ein Hormonvorläufer und stellt eine Ausgangssubstanz für männliche und weibliche Sexualhormone (Testosteron und Östrogen) dar.
- Androgene (männliche Geschlechtshormone) haben eine virilisierende Wirkung.

Vielfältige psychische und physische Faktoren können die Nebennieren be- oder überlasten:

- Zu den häufigsten Stressoren gehören **emotionale Belastungen** wie Überarbeitung, wiederkehrende Stresssituationen, emotionaler Stress, Ängste, finanzieller Druck sowie negative Überzeugungen.
- Aber auch **körperliche Überanstrengungen** durch Verletzungen, Operationen, Allergien, rezidivierende Infekte und deren medikamentöse Behandlung, Kälte, Hypoglykämien oder auch Leistungssport schwächen die Funktion der Nebennieren.
- Darüber hinaus behindern ein **ungesunder Lebensstil** (Rauchen, übermäßige Zufuhr von Koffein, Fehlernährung, Schlafmangel usw.) sowie der Kontakt mit schädlichen **Umweltgiften** die Selbstregulation der Nebennieren.

Jeder dieser Faktoren stellt eine Belastung der Nebennieren dar. Häufig potenzieren sich die Stressfaktoren emotionaler und physischer Art. Zusätzlich geschwächt durch einen Mangel an guter Nahrung und Vitalstoffen, können die Nebennieren nicht mehr angemessen auf Stresssituationen reagieren. Der ACTH-Spiegel ist chronisch erniedrigt. Als Konsequenz entwickelt sich eine allgemeine Infektanfälligkeit mit Ausprägung an unterschiedlichen Organen. So können z. B. eine Parodontitis, eine Dysbiose und/oder zunehmende Nahrungsmittelallergien, Energiemangel, Inkonstanz des Blutzuckers, Adynamie, Müdigkeit, Bradykardie und Hypotonie Folgen sein. Die Schwäche der Nebennierenrinde entwickelt sich ebenso wie die der Hypophyse meistens über Jahre mit schleichendem Verlauf.

5.11.2 Zeichen im Gesicht

Die Zeichen für eine Funktionsstörung der Nebennieren sind nicht auf eine Projektionszone im Gesicht beschränkt, sondern äußern sich auf mehreren Gesichtsarealen. Wichtige Repräsentationsbereiche sind:

- Schläfen
- Wangen
- Augenbrauen

Allgemeiner Eindruck

Menschen mit einer geschwächten Nebennierenfunktion wirken ständig müde und erschöpft. Oft ist ihr Gesicht auffällig blass mit einer leicht bräunlichen Hautfärbung.

Differenzialdiagnostischer Hinweis

Bräunliche Hautverfärbungen weisen ebenso auf eine Störung des Fettstoffwechsels durch eine Dysfunktion der Leber hin.

Die Augen

Die Augenbrauen sind Projektionszonen des hypophysär-hypothalamischen Regelkreises bzw. des Endokrinums. Entsprechend geben die Augenbrauen durch Länge und Volumen wichtige Hinweise auf die körpereigene Hormonproduktion.

Voluminöse Augenbrauen sind Zeichen eines gesunden Hormonspiegels mit Vitalität, Stressresistenz und Adaptationsfähigkeit.

Im Gegensatz dazu können sowohl **kurze** als auch **spärliche Augenbrauen** (**Abb. 5.107**) ein chronisches Müdigkeitssyndrom signalisieren. Der Mangel an Augenbrauenhaaren repräsentiert den Hormonmangel. Es fehlen Nebennierenhormone (Cortisol, Aldosteron, Androgene) ebenso wie Schilddrüsenhormone und Sexualhormone. Appetitlosigkeit, Gewichtsverlust, Hypoglykämie, Hypotonie und Amenorrhö können die Folge sein.

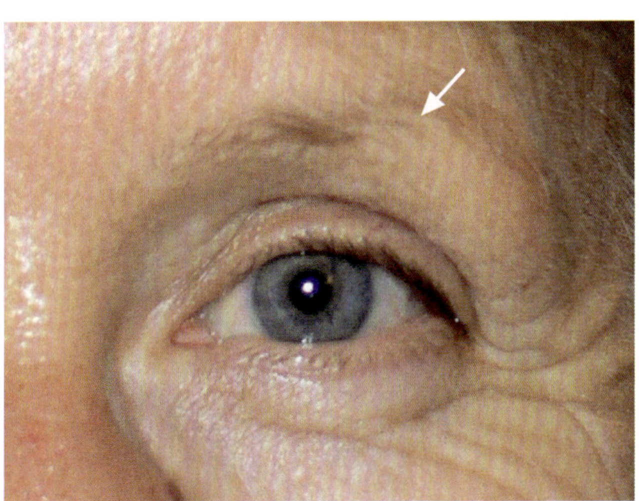

Abb. 5.107 Kurze und schüttere Augenbrauen sind ein Indiz für Hormonmangel der Nebennieren, Schilddrüse und Gonaden.

> **Differenzialdiagnostischer Hinweis**
> Kurze oder schüttere Augenbrauen weisen oft auch auf eine Hypothyreose hin.

Ebenso zeigen **sehr schmale Augenbrauen** (**Abb. 5.108**) einen Hormonmangel an. Oft ist eine Nebennierenschwäche die Ursache von chronischer Schwäche, leichter Ermüdbarkeit und Konzentrationsschwäche.

> **Differenzialdiagnostischer Hinweis**
> Vielfach leiden Patientinnen mit schmalen Augenbrauen an Östrogenmangel, desgleichen an Hypotonie.

Die Schläfen

Das Kardinalzeichen für eine Funktionsschwäche der Nebennieren sind **eingefallene Schläfen** (**Abb. 5.109**). Sie signalisieren Erschöpfung, ein Schlafdefizit und Substanzverlust. Meistens ist eine Erholung nur langsam zu erreichen und bedarf der Substitution vieler Vitalstoffe, um die leeren Depots auffüllen.

> **Differenzialdiagnostischer Hinweis**
> Patienten mit konsumierenden Prozessen, malignen Erkrankungen, Diabetes oder dialysepflichtigen Nierenfunktionsstörungen haben erfahrungsgemäß eingefallene Schläfen.

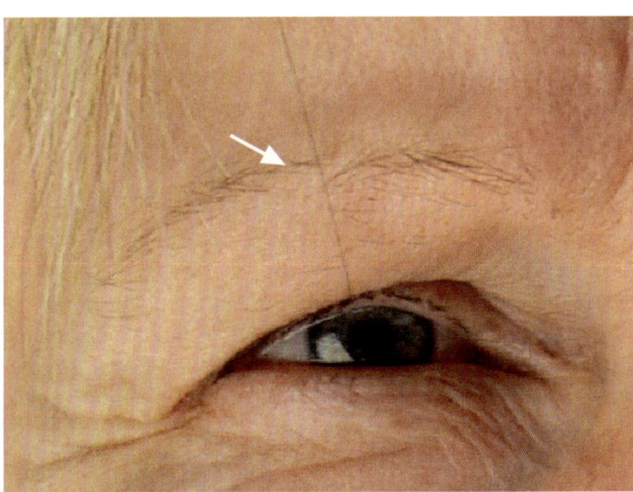

Abb. 5.108 Extrem schmale Augenbrauen können sowohl einen Mangel an Nebennierenhormonen und Östrogen offenbaren als auch eine Kreislaufschwäche.

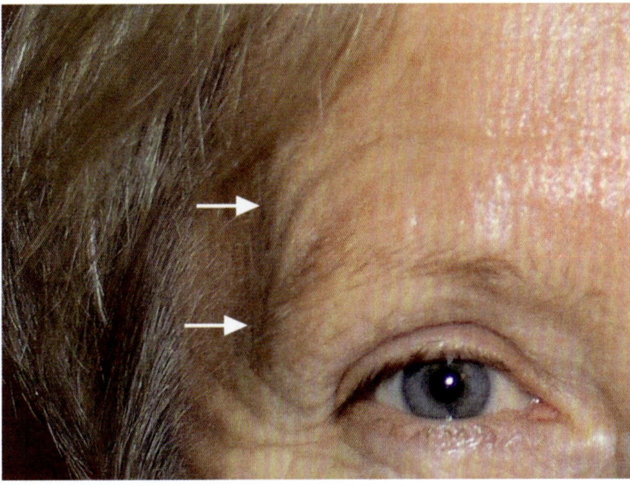

Abb. 5.109 Eingefallene Schläfen sind ein häufiger Hinweis auf eine Funktionsstörung der Nebennieren.

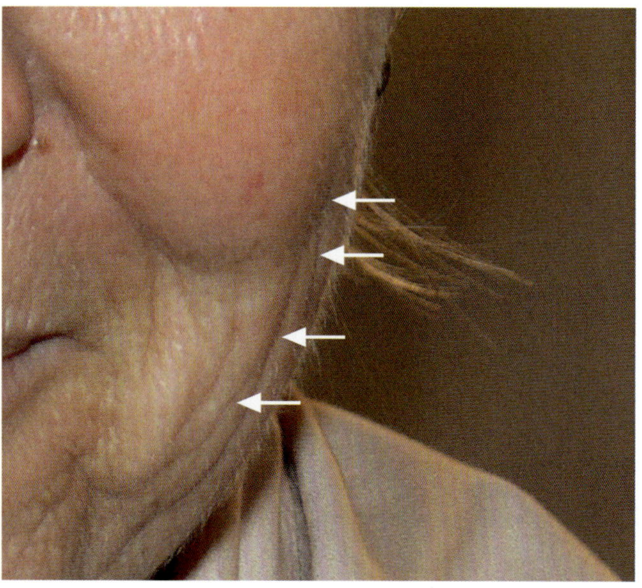

Abb. 5.110 Pergamentfalten auf den Wangen können Dysfunktionen der Nebennieren, Nieren oder Milz signalisieren sowie Ängste und Depressionen.

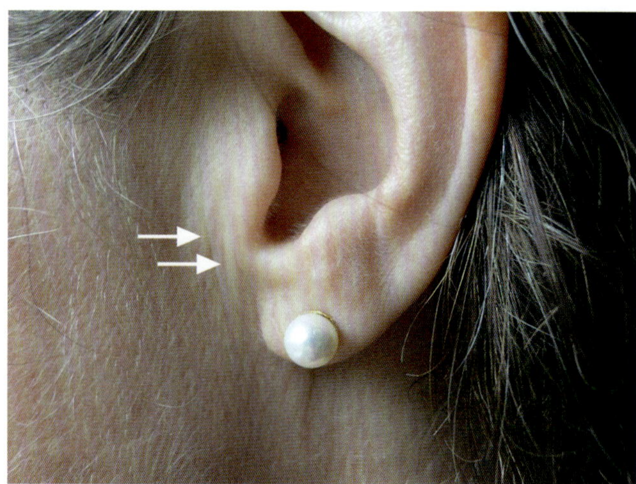

Abb. 5.111 Senkrechte Falten vor den Ohren können ein Zeichen für eine Funktionsstörung der Nebennieren, Nieren und Milz sein.

Die Wangen

„Pergamentfalten" (**Abb. 5.110**) sind oft Ausdruck einer Funktionsschwäche der Nebennieren. Pergamentartige Wangenfalten verlaufen meist senkrecht und erinnern an zerknittertes Butterbrotpapier.

Differenzialdiagnostischer Hinweis
Außerdem können Pergamentfalten auf den Wangen sowohl auf Funktionsstörungen der Nieren oder Milz als auch auf Ängste und Depressionen hindeuten.

Auf eine schwindende Nebennierenfunktion deuten auch **steile Fältchen vor den Ohren** (**Abb. 5.111**) hin. Viele dieser Fältchen werden mit zunehmendem Alter zahlreicher und plastischer.

Differenzialdiagnostischer Hinweis
Ebenso können senkrechte Falten vor den Ohren ein Signal für eine Fehlfunktionen der Nieren oder Milz sein.

5.11.3 Weiterführende Diagnostik

Anamnese Eingefallene Schläfen signalisieren Erschöpfung, ein Schlafdefizit und Substanzverlust. Hier muss einerseits der Lebensstil angesprochen werden: emotionaler Stress, körperliche Überanstrengung, Ernährung und Schlafmangel. Andererseits sollte vorsichtig nach konsumierenden Prozessen, malignen Erkrankungen und Diabetes „gefahndet" werden.

Kurze, sehr schmale oder auch spärliche Augenbrauen sind Hinweise auf einen Hormonmangel. Entsprechend wichtig ist der Fokus auf Zeichen für Funktionsstörungen der Schilddrüse und der Fortpflanzungsorgane.

Urinuntersuchung Cortisol im 24-Stunden-Sammelurin.

Speicheluntersuchung Speichel (Cortisol-Tagesprofil).

Blutuntersuchung TSH, T 3, T 4.

5.11.4 Komplementäre Therapie

Die Behandlung einer Nebennierenfunktionsstörung erfordert eine Änderung der Lebensgewohnheiten, der Ernährung und eine medikamentöse Therapie.

Ernährung

Jeder Morgen sollte mit einem Frühstück beginnen! Als Kur hat sich die Diät nach Dr. Konrad Werthmann bewährt: Kuhmilchprodukte, Eier, Schwein und Weizenmehlprodukte ebenso wie Kaffee, Alkohol, Zucker und Nikotin sind zu meiden. Gegen den oxidativen Stress wirken in der täglichen Ernährung Antioxidanzien wie Lycopin (in Tomaten), oligomere Proanthocyanidine (OPC; diese sind in Früchten wie Himbeeren, Brombeeren, Hagebutten enthalten) und Polyphenolen (in grünem Tee). Zusätzlich empfiehlt es sich, Nahrungsmittelallergien abzuklären, da Histamin die Cortisolausschüttung fördert und dadurch die Nebennierenfunktion zusätzlich geschwächt wird.

Ordnungstherapie

Für die Regeneration der Nebennieren ist ausreichender Schlaf von zentraler Bedeutung. Optimal ist, vor 22 Uhr ins Bett zu gehen und so oft wie möglich bis 9 Uhr zu schlafen. So kann genug Melatonin ausgeschüttet werden.

Darüber hinaus gilt es, die Stressfaktoren zu identifizieren, um sie dann zum Guten zu ändern.

Begleitende Entspannungstechniken wie Atemübungen, Yoga, Tai-Chi, Qigong, Progressive Muskelentspannung, Achtsamkeitsbasierte Stressreduktion (mindfulness-based stress reduction, MBSR) unterstützen den Erholungsprozess und helfen, Energien zu bewahren. Ausgleichende Bewegung fördert Ausdauer, Kraft und Beweglichkeit.

Orthomolekulare Therapie

Um die „leeren Speicher" zu füllen, ist die Substitution von Mikronährstoffen sinnvoll.

- Vitamin C: 1000–1500 mg/d
- Vitamin B_5 (Pantothensäure): 3 × 400 mg/d
- Magnesium: 400 mg/d
- Zink: 15 mg/d
- Vitamin B_3, B_6, B_{12}
  - Vitamin B-Loges komplett: 1 × tgl. 1 Tbl.
- Vitamin D von Oktober bis Mai
  - Vitamin D_3 Hevert 4000 IE: tgl. 1 Tbl.
  - Vitagamma D 3 1000 IE: tgl. 1 Tbl.
  - Vitamin D_3 Köhler 2000 IE: tgl. 1 Kaps.

Phytotherapie

- Rosenwurz (Rhodiola rosea)
  - Rhodio-Loges: morgens und mittags je 1 Tbl.
- Ginsengwurzel (Panax ginseng)
  - Orgaplasma: 2 × tgl. 2 Tbl.
- Teemischung

Rezeptur

Nebennierentee

Rp.

- Süßholzwurzel (Glycyrrhiza glabra) (10,0 g)
- Schlafbeere (Withania somnifera) (10,0 g)
- Koreanischer Ginseng (Panax ginseng) (10,0 g)
- Sibirischer Ginseng (Eleutherococcus senticosus) (10,0 g)
- Ingwer (Zingiber officinale) (10,0 g)
- Ginkgoblätter (Ginkgo biloba) (10,0 g)

M.D.S.:
1 TL auf 1 l, 10 min

Homöopathie

Einzelmittel

Bei Funktionsstörungen der Nebennieren ist meistens eine personotrope Konstitutionsbehandlung erforderlich. Ansonsten hat sich Strophanthus D 4, 1–3 × tgl.1 Tbl./5 Tr., bewährt.

Komplexmittel

- Phytocortal N: 3 × tgl. 30 Tr., stimuliert die körpereigene Cortisolproduktion der Nebennieren
- Phyto-C: 3 × tgl. 30 Tr., unterstützt die Regulation in der Hypophyse

Biochemie nach Dr. Schüßler

- Nr. 2 Calcium phosphoricum D 6
- Nr. 3 Ferrum phosphoricum D 6
- Nr. 5 Kalium phosphoricum D 6
- Nr. 11 Silicea D 12
- Nr. 13 Kalium arsenicosum D 12
- Nr. 21 Zincum chloratum D 12

Anthroposophische Medizin

- Glandulae suprarenales comp.: 3 × tgl. 7 Glob. oder tgl. 0,5 ml s. c. in den Bereich der Nierenpole injizieren
- Neurodoron: 3 × tgl. 1 Tbl.
- Levico: 1–3 × tgl. 5–10 Tr.
- Aurum natural D 10/Prunus spinosa, Summitates D 5: 2 × wöchentlich bis 1 × tgl. s. c. injizieren

Ohrakupunktur

Französische Punkte Antidepression (Lok. 1 + 2), Epiphyse, Vegetativum II, ACTH, Cortison, Thalamus, Hypophyse, Polster (29), Point de Jérôme (29a), TH12/L 1 Nebennieren, Th 6 Nebennieren

Chinesische Punkte Nebennieren (13), Endokrinum (22), Hirnanhang (26a), Hirn (28), Polster (29), Sonne (35), Shen Men (55), Nieren (95), Leber (97), Milz (98)

Ein Fallbeispiel: Tinnitus

Anamnese

Die 42-jährige Patientin kommt wegen ihrer störenden Ohrgeräusche in Behandlung. Seit 14 Tagen leidet sie an einen Tinnitus. Die berufstätige Mutter von 2 Kindern im Vorschulalter arbeitet als Controllerin für ein amerikanisches Unternehmen und reist regelmäßig zu Audits in ganz Europa. Jeden Tag pendelt sie fast 50 Kilometer zur Arbeit und zurück. Sie hat eine hohe Leistungsbereitschaft – im Job und zu Hause. Dadurch ist die psychische Belastung zeitweise für sie sehr hoch. Die schulmedizinischen Therapien haben keinen Erfolg gehabt. Weder die Infusionen in der HNO-Praxis noch die Justierung der Halswirbelsäule haben sich auf die Ohrgeräusche ausgewirkt.

Diagnose

In der Antlitzdiagnose (**Abb. 5.112**) zeigen sich Hinweise auf eine gestörte Funktion der Halswirbelsäule, aber auch des Kreislaufs und der großen Entgiftungsorgane, d. h. der Leber, der Nieren sowie sehr deutlich der Nebennieren. Ein Hinweis auf eine Störung der HWS sind drei waagerechte Falten über ihrer Nasenwurzel. Mehrere Zeichen deuten auf eine Schwäche des Kreislaufs: Ihre Nasenspitze ist ungewöhnlich blass; ihre Nasen-Lippen-Falte ragt bis in den Kinnbereich. Ihr Unterlid ist wächsern geschwollen und ihr Ohrläppchen angewachsen. Besonders auffällig sind viele Hinweise auf eine gestörte Funktion der Leber: Ihr Gesicht ist mit gelblichen Pigmenten „übersät“. Auch ihre Augenwinkel und ihr

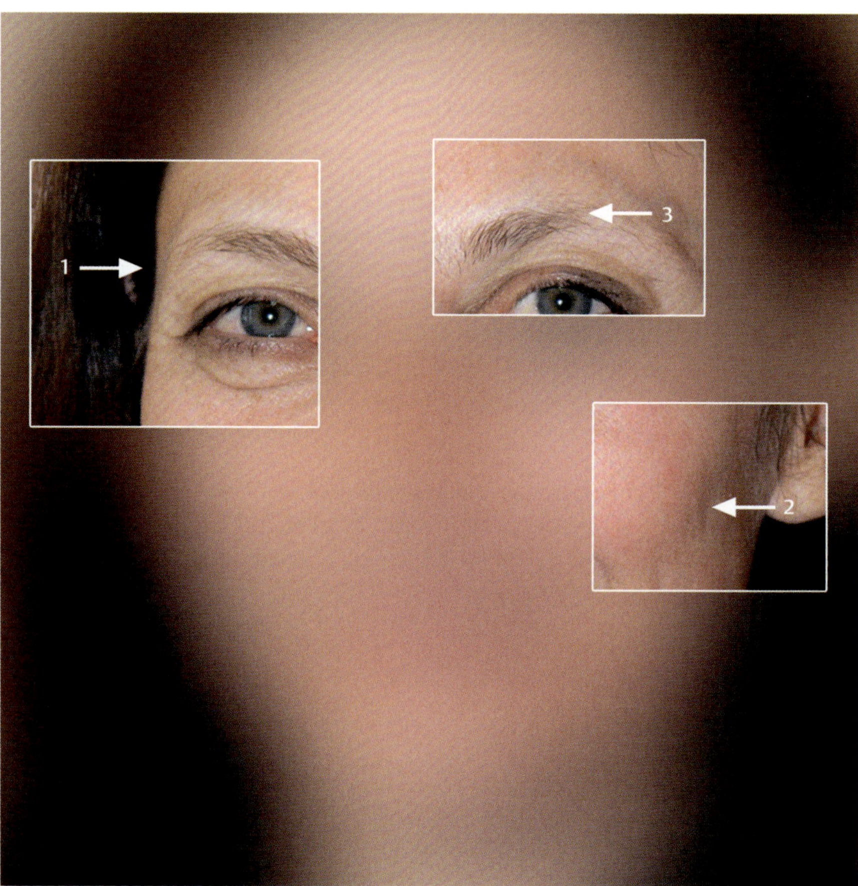

Abb. 5.112 Auf eine Funktionsstörung der Nebennieren weisen im Gesicht der Patientin (1) eingefallene Schläfen, (2) pergamentähnliche Wangenfalten und (3) sehr kurze Augenbrauen.

Oberlid sind gelblich gefärbt. Auf der Sklera befindet sich ein Lipidhügel und in ihrer Iris sind viele braune Pigmente zu erkennen. Darüber hinaus hat ihre Unterlippe eine rote Kontur. Auf eine zusätzlich gestörte Nierenfunktion weisen ausgeprägte Unterlidsäckchen hin. Die Signale auf eine gestörte Nebennierenfunktion sind nicht zu übersehen: Ihre Schläfen sind deutlich eingefallen, auf ihren Wangen sind kleine pergamentähnliche Falten zu erkennen und ihre Augenbrauen sind kurz und schütter.

Schlussfolgerung

Auch wenn die Patientin nur über Ohrgeräusche klagt, deuten die Zeichen in ihrem Gesicht unübersehbar auf eine momentane Schwäche der Leber-, Nieren- und Nebennierenfunktionen hin. Vermutlich führt die starke psychische Belastung zu ihrer psychosomatischen Erkrankung und zu den Funktionsstörungen der Nebennieren, Leber und Nieren.

Behandlung

Eine ganzheitlich kausale Kombinationstherapie fördert die Eigenregulation der Patientin: Eine Woche lang erhält sie täglich eine Ohrakupunktur der druckdolenten Punkte (Polster, Sonne, C 4, Shen Men).

Parallel dazu trinkt sie täglich 2–3 l Wasser. In dieses Wasser gibt sie je 60 Tr. Synergon Nr. 15 Teucrium scorodonia zur Ausleitung und Entgiftung, 90 Tr. Phytocortal N, um ihre Nebennierenfunktion anzuregen, und 60 Tr. Spiraphan für eine gute Durchblutung. Durch die große Flüssigkeitszufuhr unterstützt sie sowohl die Ausleitung als auch die Wirksamkeit der Akupunkturbehandlung. Die zusätzliche Einmalgabe von 5 Glob. Silicea C 30 nach Repertorisation stärkt ihre Konstitution.

Bereits nach der ersten Akupunkturbehandlung ist das Geräusch im Ohr merklich leiser; nach 1 Woche ist es vollkommen verstummt. Es kommt auch nicht wieder. Nach 3 Wochen sind sogar die Gelbfärbungen der Haut verblasst und die Patientin freut sich über erheblich mehr Energie.

5.12 Geschlechtsorgane

Funktionsstörungen der Geschlechtsorgane äußern sich vielfältig in Form von Zeichen im Gesicht. Antlitzdiagnose ermöglicht dabei nicht allein eine komplementäre ganzheitliche Diagnose bei bereits bestehenden Beschwerden zu stellen, sondern auch Funktionsstörungen der Geschlechtsorgane auf einen Blick zu erkennen. Sie gestattet darüber hinaus sogar Fehlfunktionen zu diagnostizieren, bevor Symptome auftreten. Eine präventive Behandlung kann so vor Erkrankungen schützen.

5.12.1 Aufgaben der Geschlechtsorgane

Die Geschlechtsorgane dienen unmittelbar der geschlechtlichen Fortpflanzung, aber auch der Hormonregulation und dem Lustempfinden. Sowohl das Wachstum als auch die Funktion der Geschlechtsorgane werden durch die Sexualhormone beeinflusst, die ihrerseits von den gonadotropen Hormonen aus Hypothalamus und Hypophyse gesteuert werden. Bei der Frau bilden die Eierstöcke die weiblichen Geschlechtshormone Östrogen und Progesteron. Östrogene fördern die Brustentwicklung, führen zur Reifung der Eizellen und beeinflussen den Menstruationszyklus sowie die Schwangerschaft. Darüber hinaus haben sie Einfluss auf andere Organe im Körper: Sie beeinflussen den Knochenaufbau, bauen Körpermasse auf und wirken auf Verhalten und Stimmung. Progesteron ist besonders in der Schwangerschaft von Bedeutung, da es unterstützend auf die Gebärmutter und den Embryo wirkt. Beim Mann produzieren die Hoden das Sexualhormon Testosteron. Dieses ist für das Wachstum von Hoden und Penis sowie die Spermienreifung verantwortlich. Darüber hinaus beeinflusst es Bartwuchs, Stimmhöhe, den Aufbau von Körpermasse, das männliche Erscheinungsbild und führt zu den „männlichen Verhaltensmustern“. Zwar werden die Geschlechtsorgane schon während der Embryonalentwicklung angelegt, jedoch erfolgt die eigentliche Aufnahme ihrer Tätigkeit erst in der Pubertät. Die Hormonproduktion reicht bei einer Frau bis in die Wechseljahre und beim Mann bis ins hohe Alter.

Es gibt eine große Anzahl verschiedener Faktoren, die eine Be- oder auch Überlastung der Geschlechtsorgane bewirken können:

- **Genussgifte**, insbesondere Alkohol, belasten das Fortpflanzungssystem. Alkohol kann beim Mann die Potenz, die Produktion von Testosteron und die Spermienreifung negativ beeinflussen. Die weibliche Sterilität wird durch Störungen der Hypothalamus-Hypophysen-Achse beeinträchtigt. Zudem erhöht Alkoholkonsum die Abortrate. Bereits kleine Mengen erhöhen das Brustkrebsrisiko.
- **Rauchen**, schon Passivrauchen, erhöht das Erkrankungsrisiko für Brustkrebs und reduziert die weibliche Fertilität durch die Beeinflussung der Durchblutung von Uterus- und Tubenmuskulatur und die Zusammensetzung der Genitalsekrete. Es wirkt teilweise direkt toxisch auf die Eizelle. Auch die Spermienmigration wird durch Nikotin gehemmt.
- Besonders **Umweltgifte** wie Quecksilber und Blei sowie **chemische Substanzen** mit hormonartiger Wirkung (endokrine Disruptoren) belasten die Fortpflanzungsorgane. Sie können sowohl die Länge und die Blutungsregelmäßigkeit des weiblichen Zyklus beeinflussen als auch das Wachstum von Myomzellen sowie Endometriose anregen.

> **Info**
>
> **Endokrine Disruptoren**
>
> Endokrine Disruptoren sind Umwelthormone oder hormonaktive Substanzen. Sie kommen z. B. in Pestiziden, Lösemitteln, Babyprodukten, Kunststoffflaschen, Spielzeug aus Kunststoff oder Kosmetikbehältern vor und werden in vielen Fällen über die Nahrung (wie Fisch aus belasteten Gewässern) aufgenommen. Sie können aber auch natürlichen Ursprungs sein, wie Phytoöstrogene (z. B. Isoflavone und Lignane) in Sojabohnen, Leinsamen, Hülsenfrüchten. Ihre Ähnlichkeit zu Östrogen ermöglicht eine Bindung an Östrogenrezeptoren, wodurch eine östrogene oder auch antiöstrogene Wirkung erzielt werden kann. Endokrine Disruptoren sind u. a. an der Entstehung von Brust- und Prostatakrebs, Unfruchtbarkeit, Diabetes mellitus, kardiovaskulären Erkrankungen, Schilddrüsenerkrankungen sowie neurologischen, neurodegenerativen und psychischen Erkrankungen beim Menschen beteiligt (RKI 2016).

- Ebenso beeinträchtigt ein zu **hohes Gewicht** (> 120 % des Idealgewichts) die Fertilität und erhöht v. a. nach der Menopause das Brustkrebsrisiko.
- Auch **fettreiche Ernährung** erhöht das Risiko von Brustkrebs signifikant.
- **Orale Kontrazeptiva/Hormonersatztherapie** aktivieren ebenfalls das Wachstum von Myomen, Endometrioseherden und Mammaknoten.
- Außerdem wirken sich **Stresssituationen** negativ auf die Funktion der Geschlechtsorgane aus. Psychische Belastungen wie Ärger, Angst und Trauer führen über die Amygdala und von da aus über das autonome Nervensystem und das Neuroendokrinum zu Funktionsstörungen der Fortpflanzungsorgane. Jede Form von Stress bringt einen erhöhten Bedarf an Cholesterin für die Synthese der Steroidhormone mit sich.

5.12.2 Zeichen im Gesicht

Das Gesicht als Projektionsfeld innerer Organe bildet Überbelastungen der Geschlechtsorgane in vielfältiger Weise ab.

Das primäre Projektionsfeld für Funktionsstörungen der Geschlechtsorgane im Gesicht ist das Kinn. Aber auch in anderen Gesichtszonen, wie im Bereich der Augenbrauen, der Nasenlöcher und der Oberlippe, können charakteristische Zeichen eine gestörte Funktion der Geschlechtsorgane signalisieren.

Die Stirn

Sind bei Frauen vor der Klimax die **horizontalen Stirnfalten** stark ausgeprägt (**Abb. 5.113**), besteht sehr häufig eine Disposition zu Erkrankungen der Eierstöcke und der Gebärmutter.

> **Info**
> Die meisten Menschen entwickeln mit zunehmendem Alter waagerechte Stirnfalten. Diese sind keine zwangsläufige Alterserscheinung, sondern vielmehr ein äußeres Zeichen für Anspannung und Aktivität. Falten auf der Stirn sind ein dezenter Hinweis, wie aktiv – aber auch wie angespannt – ein Mensch generell ist.

Die Augen

Die Augenbrauen sind eine wichtige Projektionszone des Endokrinums.

Sehr **schmale Augenbrauen** (**Abb. 5.108**) sind ein Anzeichen für Hormonmangel. Vielfach fehlt Östrogen. Oft leiden die Patientinnen unter Dysmenorrhö.

> **Differenzialdiagnostischer Hinweis**
> Vielfach weisen schmale Augenbrauen ebenfalls auf eine Kreislaufschwäche, Reizbarkeit, Müdigkeit oder Konzentrationsmangel hin.

Auch **sehr kurze Augenbrauen** (**Abb. 5.100**) signalisieren einen Hormonmangel. Bei vielen Frauen fehlt Östrogen.

> **Differenzialdiagnostischer Hinweis**
> Sehr kurze Augenbrauen können ebenso ein Hinweis auf eine Hypothyreose und eine Funktionsstörung der Nebennieren sein.

Die Wangen

Bräunliche und gelbliche Pigmente im oberen Wangenbereich einer Frau (**Abb. 5.114**) weisen auf chronische gynäkologische Prozesse hin – auf ein Myom, eine chronische Endometritis oder eine Endometriose.

> **Differenzialdiagnostischer Hinweis**
> Gelbliche und bräunliche Hautverfärbungen im Gesicht zeigen i. d. R. eine gestörte Leberfunktion an.

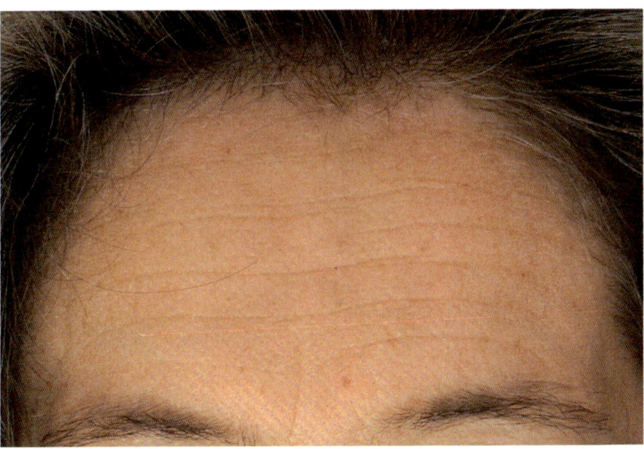

Abb. 5.113 Auffällige waagerechte Stirnfalten einer jungen Frau sind ein Anzeichen für eine Disposition zu gynäkologischen Erkrankungen.

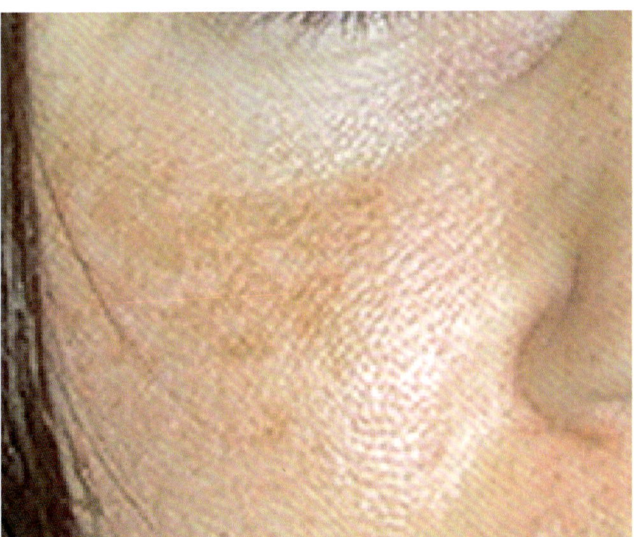

Abb. 5.114 Eine gelbe oder braune Pigmentierung der oberen Wangen einer Frau signalisiert eine chronische gynäkologische Erkrankung.

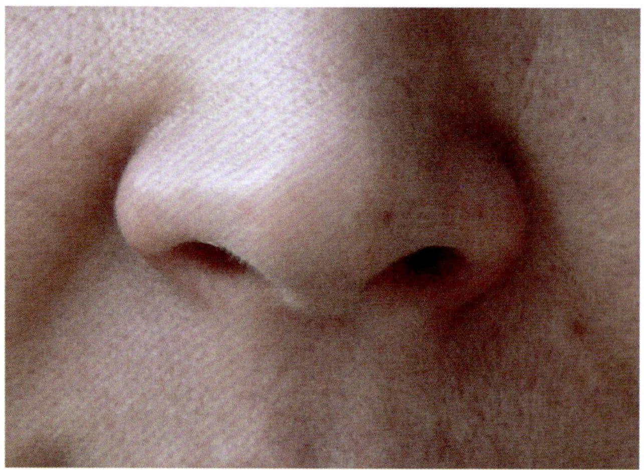

Abb. 5.115 Gerötete Nasenlöcher können ein Zeichen für eine Entzündung der Geschlechtsorgane sein.

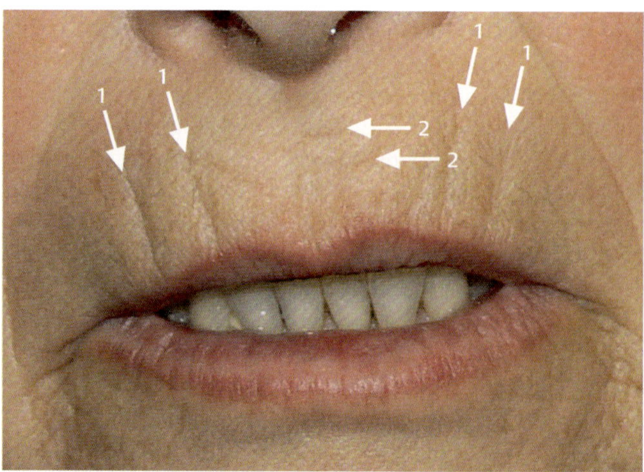

Abb. 5.116 Sowohl (1) vertikale als auch (2) horizontale Falten über den Lippen sind ein Hinweis auf Östrogenmangel.

Die Nase

Funktionsstörungen der Geschlechtsorgane äußern sich außerdem an den Nasenlöchern. Selbstverständlich sind gerötete Nasenlöcher eine zwangsläufige Begleiterscheinung einer Rhinitis. Ohne Schnupfen jedoch deuten **rote Nasenlöcher** (**Abb. 5.115**) auf eine Entzündung des Unterleibs hin. Auch **rezidivierende Herpesinfektionen an den Nasenlöchern** können ein dezenter Hinweis auf entzündliche Prozesse der Geschlechtsorgane sein. Die Nasenlöcher sind ebenso gerötet und entzündet wie die Unterleibsorgane.

Der Mund

Die Zone zwischen Nase und Oberlippe hat einen besonderen Bezug zum gynäkologischen System. Sie repräsentiert vor allem die hormonelle Funktion der weiblichen Fortpflanzungsorgane.

Steile Falten über der Oberlippe (**Abb. 5.116**, 1) sind ein deutlicher Indikator für Östrogenmangel. Sie entwickeln sich bei Frauen besonders nach den Wechseljahren.

Manchmal bilden sich zusätzlich auch **Steilfalten unter der Unterlippe**. Sie weisen auf einen massiven Östrogenmangel hin.

Genauso signalisieren **Querfalten zwischen Nase und Lippe** (**Abb. 5.116**, 2) einen Östrogenmangel.

Ein weiterer Hinweis auf einen Östrogenmangel – vielfach in Verbindung mit Dysmenorrhö – können **schmale, blasse Lippen** (**Abb. 5.118**, 2) sein.

Differenzialdiagnostischer Hinweis

Schmale, blasse Lippen können ebenso ein Signal für eine Herzinsuffizienz, eine Funktionsschwäche des Magens oder eine Anämie sein.

Eine **schwache Oberlippenbehaarung bei Frauen**, ein „Damenbärtchen“ (**Abb. 5.117**), verrät eine Unterfunktion der Eierstöcke bzw. eine Keimdrüseninsuffizienz. Dies bedeutet, dass weibliche Hormone fehlen und – relativ betrachtet – zu viel männliche Hormone vorhanden sind. Erfahrungsgemäß leiden viele der Patientinnen, auf die dies zutrifft, unter Dysmenorrhö (schmerzhaften Monatsblutungen).

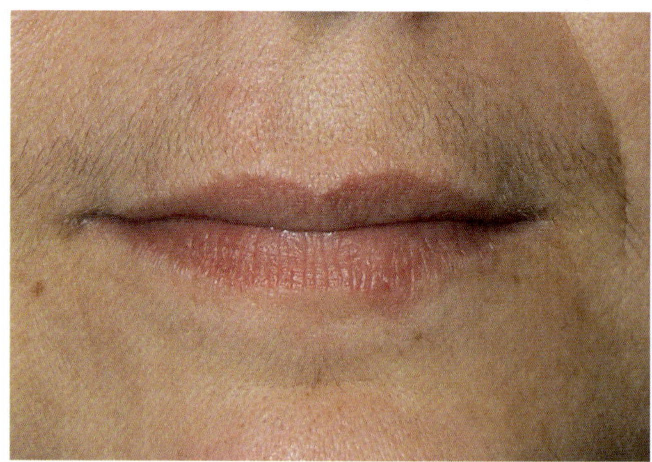

Abb. 5.117 Ein „Damenbärtchen“ signalisiert eine Keimdrüseninsuffizienz.

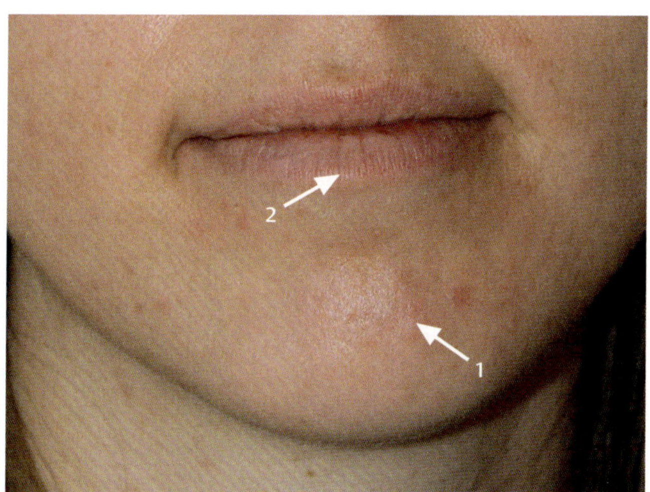

Abb. 5.118 (1) Rötungen und Entzündungen am Kinn geben vielfach Entzündungstendenzen im Unterleib wieder. (2) Blasse Lippen signalisieren häufig einen Östrogenmangel und Dysmenorrhö.

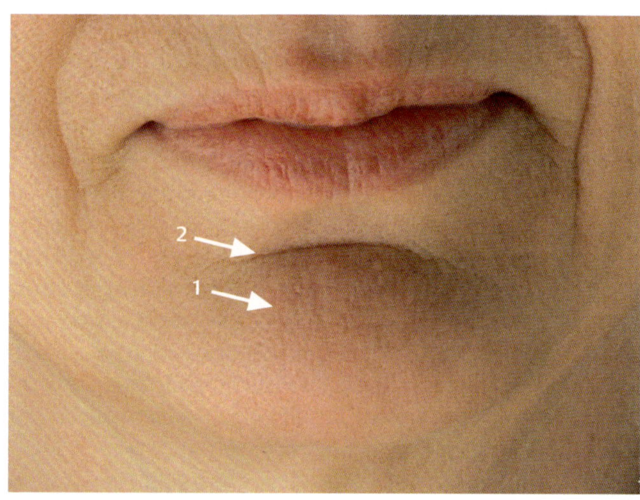

Abb. 5.119 (1) Ein rot gefärbtes Kinn weist auf eine Plethora des Unterleibs und (2) eine horizontale Falte auf einen Uterusprolaps oder ein Prostataadenom hin.

Das Kinn

Das Kinn ist die Projektionszone des Unterleibs im Gesicht und damit die zentrale Repräsentationszone der Geschlechtsorgane.

Viele **Rötungen, Schwellungen** und **Hautunreinheiten am Kinn** (**Abb. 5.118**, 1) sind ein deutlicher Indikator für eine hormonelle Dysbalance. Bei vielen Frauen weisen gerötete und entzündete Areale am Kinn auf Entzündungen von Ovarien, Adnexen oder Uterus hin. Die Entzündungen der Haut am Kinn bilden die Entzündungen im Unterleib ab.

Ein **rotes Kinn** (**Abb. 5.119**, 1) deutet auf eine Stauung im Unterleib hin. Das Kinn ist ebenso intensiv durchblutet wie der Unterleib. Mögliche Ursachen für die starke Durchblutung können sowohl eine Entzündung als auch ein Stau durch ein Myom oder ein Prostataadenom sowie auch nur Obstipation sein.

Merke

Im Unterschied dazu weist ein bläulich rot gefärbtes Kinn auf eine Funktionsstörung der Milz hin.

Eine **waagerechte Falte unter der Unterlippe** (**Abb. 5.119**, 2) ist ein Zeichen für ein lockeres oder schwaches Bindegewebe im Unterleib. Demzufolge kann eine Querfalte am Kinn das äußere Kennzeichen für einen Uterusprolaps bei Frauen oder auch eine Prostatavergrößerung bei Männern sein.

Differenzialdiagnostischer Hinweis

Durch die Querfalte am Kinn kann allerdings ebenso eine Veranlagung zu einer Dysfunktion der Lendenwirbelsäule, zu Hämorrhoiden sowie zu Verstopfung zum Ausdruck kommen.

Ebenso beruht ein **hängendes Doppelkinn** (**Abb. 5.120**) häufig auf einer Bindegewebsschwäche. Vielfach ist ein Uterusprolaps die Folge.

Differenzialdiagnostischer Hinweis

Ein Doppelkinn entwickelt sich oft in Zusammenhang mit Adipositas. Manchmal ist es außerdem ein Hinweis auf eine Funktionsschwäche des Kreislaufs.

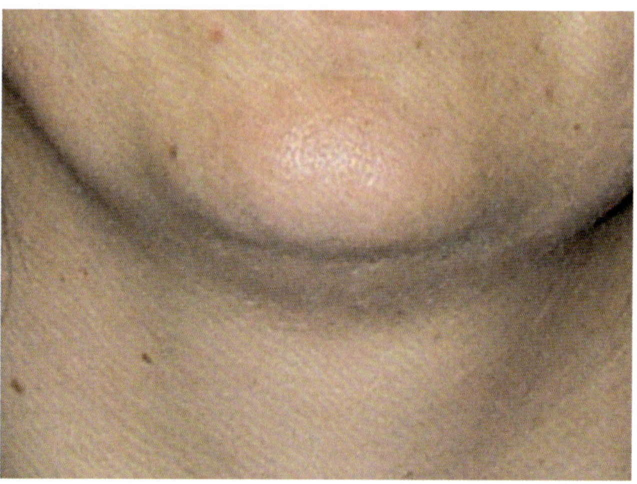

Abb. 5.120 Ein Doppelkinn kann einen Uterusprolaps signalisieren.

5.12.3 Weiterführende Diagnostik

Anamnese Rötungen, Schwellungen und Hautunreinheiten am Kinn deuten auf eine hormonelle Dysfunktion wie ein prämenstruelles Syndrom oder entzündliche Prozesse der gynäkologischen Organe hin. Beides lässt sich durch einen gesunden Lebensstil günstig beeinflussen, sodass es sinnvoll ist, die Ernährung, die tägliche Flüssigkeitszufuhr, körperliche Aktivität, Rauchen, Alkoholgenuss und psychosoziale Belastungen anzusprechen. Das Gleiche gilt für waagerechte Stirnfalten bei jungen Frauen. Sie sind ein Hinweis auf die Disposition zu gynäkologischen Erkrankungen. Eine bewusste Lebensführung und regelmäßige „Stärkungskuren" für das Organsystem können Beschwerden vorbeugen.

Blutuntersuchung BB, BSG, PSA, LH, FSH, Prolaktin, DHEAS.

Bildgebende Verfahren Sonografie, Mammografie.

5.12.4 Komplementäre Therapie

Die Regenerationsfähigkeit von Patientinnen mit gynäkologischen Erkrankungen nimmt erheblich zu, wenn diese einen gesunden Lebensstil (S. 37) pflegen. Es lohnt sich, sie gezielt zu beraten, zu motivieren und zu begleiten, selbst Verantwortung für ihre Gesundheit zu übernehmen (Salutogenese).

Ernährung

Als Basistherapie empfiehlt sich eine mediterrane Vollwertkost mit viel grünem Gemüse. Auf tierische Fette und Proteine sollte soweit wie möglich verzichtet werden, um den endogenen Östrogenspiegel zu senken. Auch Glykämie induzierende Genussmittel wie Zucker, Feinmehle, Süßigkeiten und Kuchen sollten gemieden werden, um Entzündungen und Tumorwachstum entgegenzuwirken. Bei zahlreichen Befindlichkeitsstörungen genügt bereits die Ausbilanzierung des Säure-Basen-Haushalts. Häufig ist eine begleitende Darmbehandlung sinnvoll, da die Darmfunktion bei den meisten gynäkologischen Erkrankungen mitgestört ist.

Ordnungstherapie

Bewegung

Regelmäßige sportliche Aktivitäten (mindestens 3 × in der Woche ½ h) wie z. B. gymnastischen Übungen, Walking, Jazz-/Bauchtanz oder Schwimmen unterstützen insbesondere aufgrund der erhöhten Endomorphin-Ausschüttung die Selbstregulation. Aufgrund der optimalen Sauerstoffaufnahme und der Tageslichtexposition wirkt Bewegung an der frischen Luft besonders günstig. Dabei ist bedeutsam, dass das „Fitnessprogramm" so viel Spaß macht, dass daraus eine Gewohnheit wird.

Entspannung

Entspannende Verfahren (z. B. Progressive Muskelentspannung, Qigong) und Stressmanagement fördern die Heilung und beugen Beschwerden vor. Yoga-Übungen zur Entkrampfung stärken die Beckenregion.

> **Merke**
> Durch zu seltenen Aufenthalt im Freien bei Tageslicht, zu spätes Zubettgehen und zu viel Zeit, die mit Fernsehen oder vor anderen Bildschirmen verbracht wird, wird der hormonelle Regelkreis via Retina erheblich gestört.

Balneotherapie

Wechselwarme Knie- und Schenkelgüsse (1–2 min warm, dann 20 s kalt, 2 × wechseln und mit kalt beenden) haben sich bei Dysmenorrhö und Sterilität bewährt.

Kalte Güsse (40–60 s) regulieren eine Hypermenorrhö.

Blitzgüsse (5–8 min warm, dann 10–15 min kalt, 2 × wechseln und mit kalt beenden) lindern eine Salpingitis.

Phytotherapie

Arzneipflanzen der 1. Wahl sind Keuschlammfrüchte/Mönchspfeffer (Agni casti fructus) und Traubensilberkerze (Cimicifugae racemosae rhizoma). Agnus castus wirkt direkt auf die Steuerung der Östrogen- und Gestagenproduktion sowie auf Hormone der Schmerzverarbeitung. Cimicifuga wirkt östrogenmodulierend und hemmt das Hormon, das die Gestagenbildung steuert.

Schafgarbe (Millefolii herba/flos) und Frauenmantel (Alchemillae herba) fördern die Progesteronproduktion.

Ein Sitzbad aus Eichenrinde (Quercus cortex) lindert Vulvitis und Kolpitis: Die zerkleinerte Droge ca. 15 min auf kleiner Flamme kochen. Die Sitzbaddauer beträgt ca. 20 min bei 32–37 °C.

Die Enzyme aus Ananas und Papaya (Wobenzym, Regazym, Phlogenzym: 3 × tgl. 3 Tbl.) stimulieren das Immunsystem bei Prostatitis.

Brennnessel (Urticae herba/folium) verringert die Häufigkeit des nächtlichen Toilettengangs, der Harnflussrate und des Restharnvolumens bei benignen Prostatasyndromen (BPS).

Homöopathie

Einzelmittel

Bewährte Arzneimittel bei Erkrankungen der männlichen Geschlechtsorgane sind Calcium carbonicum, Conium, Lycopodium, Sabal serrulatum und Staphisagria.

Bei Erkrankungen der weiblichen Geschlechtsorgane haben sich Apis, Aurum muraticum natronatum, Aristolochia clematitis, Calcium carbonicum, Cimicifuga, Cyclamen, Lachesis, Natrium muraticum, Phosphorus, Phytolacca, Pulsatilla, Sabina, Sanguinaria, Secale cornutum und Sepia bewährt. Meistens ist hier eine Konstitutionstherapie erforderlich.

Komplexmittel

- Regulation der Hypothalamus-Hypophysen-Ovar/Testes-Achse
  - Phyto-Loges: 3 × tgl. 30–50 Tr.
- Bewährte Komplexmittel bei gynäkologischen Beschwerden
  - Synergon Nr. 6 Sepia: 3 × tgl. 15 Tr.
  - Synergon Nr.61 Cimicifuga: 3 × tgl. 20 Tr.
  - Naranofem H: 3 × tgl. 5 Tr.
  - Agnolyt: morgens 1 × tgl. 40 Tr.
  - Bomaklim Complex: 3 × tgl. 20 Tr.
  - Femi-Loges: 1 × tgl. 1 Tbl.
  - Phyto-Strol: 1 × tgl. 1 Tbl.
- Organotrop-funktionell zur Unterstützung der Prostata
  - Urokatt: 3 × tgl. 1 Tbl.
  - Ursinol: 3 × tgl. 10 Tr.

Biochemie nach Dr. Schüßler

Da alle Geschlechtsorgane mit Schleimhaut ausgekleidet sind, ist Nr. 4 Kalium chloratum D 6 ein Basismittel.

Bei allen Entzündungen hat sich Nr. 3 Ferrum phosphoricum D 12 bewährt.

Nr. 7 Magnesium phosphoricum reguliert hormonelle Schwankungen und lindert als „Heiße Sieben" Menstruationskrämpfe.

Starke Blutungen werden mit einer Kombination aus Nr. 3 Ferrum phosphoricum D 12, Nr. 5 Kalium phosphoricum D 6 und Nr. 8 Natrium chloratum D 6 über 4 Wochen behandelt.

Frauen hilft bei nahezu allen Beschwerden der Fortpflanzungsorgane Nr. 25 Aurum chloratum natronatum D 12.

Die Fruchtbarkeit steigert eine Mischung aus Nr. 2 Calcium phosphoricum D 6, Nr. 12 Calcium sulfuricum D 6 und Nr. 21 Zincum chloratum D 6 (3 × tgl. 2 Tbl., 6 Wochen lang).

Die Lust steigert Nr. 3 Ferrum phosphoricum D 12 und Nr. 11 Silicea D 12 in Verbindung mit Nr. 14 Kalium bromatum.

Anthroposophische Medizin

Störungen des Menstruationszyklus regulieren 2 × tgl. 20 Tr. Menodoron.

Bei Endometritis, Fluor vaginalis, Kolpitis und Prostatitis hat sich bewährt, abends 1 Supp. Majorana/Melissa in die Scheide oder den Mastdarm einzuführen.

Ohrakupunktur

Französische Punkte Frau: Gestagen, Östrogen, Gonadotropin, ACTH, TSH, Antiaggression, Point de Jérôme (29b), Valium; **Mann:** Thalamus (26a), Point de Jérôme (29b), Omega

Chinesische Punkte Frau: Shen Men (55), Uterus (58); **Mann:** Tragusgipfel (12), Hirnanhang (26a), Hirn (28), Parotis (30), Hoden (32), Blase (92), Prostata (93)

Ein Fallbeispiel: Prämenstruelles Syndrom

Anamnese

Die 28-jährige Patientin kommt wegen ihres prämenstruellen Syndroms in Behandlung. Sie leidet oft bereits viele Tage vor ihrer Monatsblutung unter Mastodynie, Wassereinlagerungen, Kopf-, Bauch- und Rückenschmerzen. Sie fühlt sich ständig müde und matt. Nachts schläft sie schlecht. Ihre Stimmungen schwanken sehr. Oft sind ihre Nerven sehr dünn. Sie studiert im 10. Semester. Ihr fehlt sowohl die Energie, sich für ihre Abschlussarbeit anzumelden, als auch die Orientierung, wie es anschließend für sie weiter geht. Sie trinkt wenig und ernährt sich hauptsächlich von Süßigkeiten.

Diagnose

In der Antlitzdiagnose (**Abb. 5.121**) sind Hinweise auf eine hormonelle Dysbalance, eine Funktionsstörung der Milz, der Leber und des vegetativen Nervensystems sowie auf eine Anämie zu erkennen. Viele Hautunreinheiten und Rötungen am Kinn, blasse Lippen und bräunliche Pigmente auf dem Jochbein weisen auf ihre Menstruationsbeschwerden hin. Besonders auffällig sind mehrere Hinweise auf eine Anämie und eine Störung der Milzfunktion: Ihre Lippen sind blutleer. Die Schatten unter ihren Augen sind bläulich. Neben den Mundwinkeln verlaufen senkrechte Fältchen. Zusätzlich deuten einige Signale auf eine gestörte

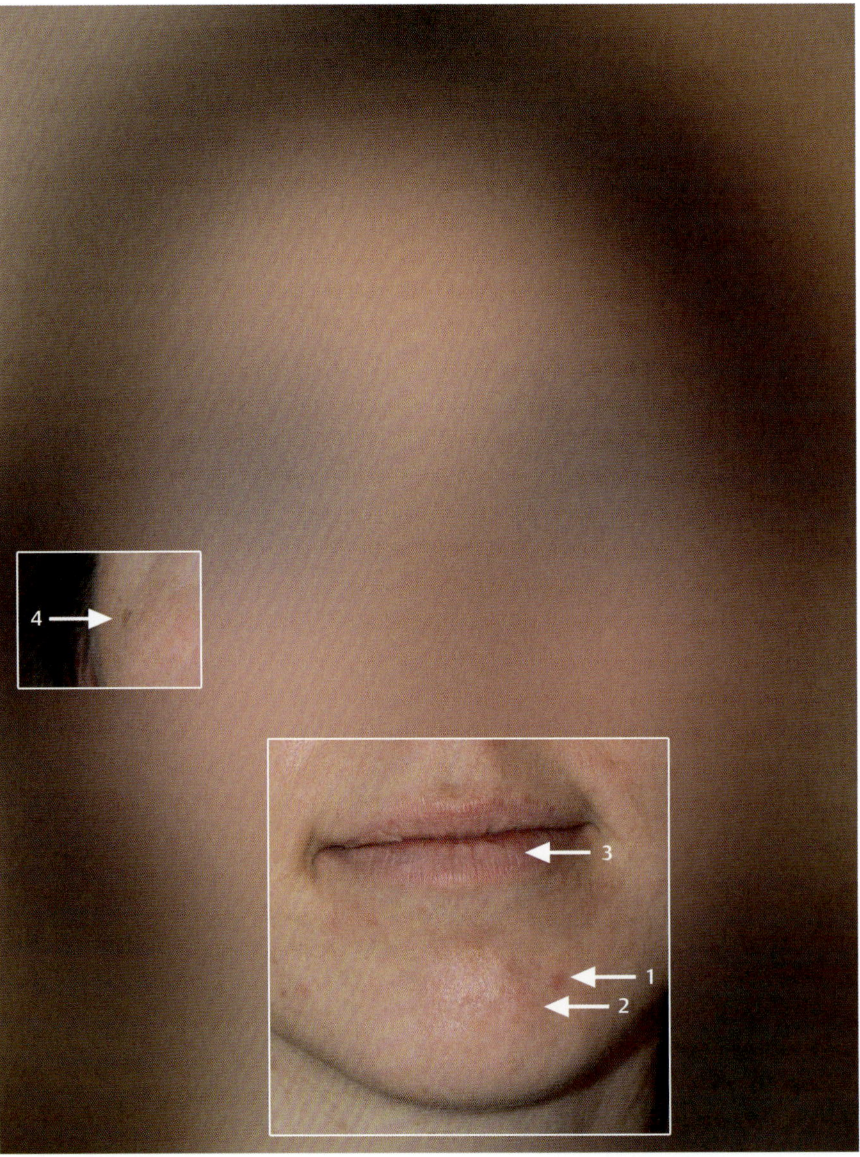

Abb. 5.121 Zeichen im Gesicht der Patientin für die gynäkologische Erkrankung sind sowohl (1) Hautunreinheiten als auch (2) Rötungen am Kinn, (3) auffällig blasse Lippen und (4) ein braunes Pigment auf dem Jochbein.

Leberfunktion: Sie wirkt kraftlos und depressiv. Ihr Gesicht scheint bewegungslos zu sein, ihre Augen ohne Glanz. Ihre Haut ist leicht gelblich pigmentiert. Sogar ihre Augen- und Mundwinkel sind gelblich getönt. Ihre kurze verstrichene Nasen-Lippen-Falte und ihre langen Wimpern offenbaren unverkennbar ihr empfindliches vegetatives Nervensystem.

Schlussfolgerung

Die Zeichen im Gesicht der Patientin spiegeln die Vielschichtigkeit des prämenstruellen Syndroms sehr gut wider. Die hormonelle Dysbalance scheint begünstigt zu werden von der Kombination aus ungesundem Lebensstil, einem Übermaß an Denken, Sorgen und Grübeln, ihrer Sensibilität bei gleichzeitigen Funktionsstörungen von Leber und Milz.

Behandlung

Um die Regulationsfähigkeit der Patientin zu unterstützen, werden ihre individuellen momentanen „Schwächen" 4 Wochen lang angeregt – insbesondere das hormonelle Gleichgewicht, die Blutbildung sowie die Milz- und Leberfunktion. Das Wechselspiel von Östrogen, Progesteron und ihren Metaboliten normalisiert sie mit Phyto-L, 1 × tgl. 50 Tr. Zur Stärkung ihrer Milzfunktion und gegen die Anämie nimmt sie morgens 45 Tr. Synergon Nr. 57 Ceanothus, 3 Tbl. Ferrum phosphoricum D 6 und 1 Tbl. Manganum sulfuricum D 6. Die Ausleitung über die Leber regt sie mit 3 × tgl. 15 Tr. Synergon Nr. 164 Taraxacum an.

Die wichtigste nichtmedikamentöse Therapie ist die Veränderung ihres Lebensstils. Sie bemüht sich, täglich mindestens 2 l Wasser zu trinken und sich „gesünder" zu ernähren. Sie isst nun viele Bananen, Avocados, Hafer und Hirse und verzichtet gleichzeitig auf Zucker, Eiweiß, Koffein und Alkohol. Darüber hinaus bewegt sie sich regelmäßig körperlich und trainiert ihre Achtsamkeit (Achtsamkeitsbasierte Stressreduktion [mindfulness-based stress reduction, MBSR]).

Von zentraler Bedeutung für ihre körperliche und psychische Selbstregulation ist der bewusste Umgang mit Stress. Denn hier entscheidet sich, wie hoch die Belastungen sind, denen sie sich in ihrem Alltag aussetzt, wie sie diese Anforderungen bewertet und letztendlich bewältigt.

Die Therapie aus dem Gesicht bringt in kurzer Zeit eine deutliche Besserung der Symptomatik. Auch ihr Gesicht hat sich verändert: Die Lippen sind rosa. Die Augenschatten und die Gelbfärbungen der Haut sind verblasst. Sogar die steilen Mundwinkelfalten sind nicht mehr zu sehen. Das Erstaunliche aber ist, dass eine auffallende Verbesserung ihrer Grundstimmung eintritt. Sie verfügt über viel mehr Energie, schreibt ihre Examensarbeit und plant schon ihren anschließenden Urlaub.

5.13 Bewegungssystem

Funktionsstörungen des Stütz- und Bewegungsapparates können sich durch verschiedenartige Zeichen im Gesicht äußern. Die Kenntnis dieser Zeichen ermöglicht sowohl Beschwerden auf einen Blick zu erkennen als auch eine komplementäre ganzheitliche Diagnose bei bereits bestehenden Beschwerden. Sie gestattet sogar Fehlfunktionen zu erkennen, bevor Symptome spürbar sind. Dadurch wird eine frühzeitige Behandlung möglich und es kann chronischen, degenerativen Erkrankungen wie Arthrosen, Osteoporose und rheumatoider Arthritis vorgebeugt werden.

5.13.1 Aufgaben des Bewegungssystems

Das Bewegungssystem umfasst ein komplexes Organsystem des Körpers. Als passive Komponente bestimmen Knochen, Gelenke, Bänder, Knorpel und Bandscheiben die körperliche Gestalt und Haltung. Den aktiven Anteil bilden Muskeln, Sehnen, Schleimbeutel und Faszien. Sie verbinden die Knochen miteinander und dienen der körperlichen Bewegung und Fortbewegung.

Fast immer entstehen Erkrankungen des Bewegungssystems auf der Basis multipler Belastungen:

- Zu **Haltungsschäden** kommt es, wenn Teile des Körpers über einen längeren Zeitraum fehlbelastet werden. Klassische Fehlbelastungen entstehen z. B. durch zu viel oder falsches Sitzen (v. a. bei „Bürojobs“), durch einseitige körperliche Arbeit (falsches Heben, monotone Drehbewegungen, Erschütterungen o. Ä.), aber auch durch Leistungssport, unpassende Schuhe, Übergewicht – und auch durch zu wenig Bewegung.
- Besonders hohe berufliche Anforderungen und chronischer **Stress** sind ein häufiger Risikofaktor für Schäden des Bewegungs- und Stützapparates. Psychische Belastungen wirken auf die Amygdala und führen über die Aktivierung des vegetativen Nervensystems und Neuroendokrinums z. B. zu chronischen Muskelverspannungen.
- Störfelder wie ein **Fehlbiss oder fokale Herde v. a. im Kopfbereich** (z. B. eine chronische Sinusitis) lösen häufig Krankheitsprozesse aus und unterhalten sie.
- Giftstoffe wie **Umweltgifte** (z. B. Quecksilber, Blei, Kadmium) oder **Genussgifte** (z. B. Tabak, Alkohol) werden sowohl durch unzureichende Ausscheidungsfunktionen der Nieren, der Leber und Lymphe sowie auch aufgrund einer schlechten Durchblutung von Gelenken und Bindegewebe gerade hier „deponiert“.
- Ebenso fördern eine **Dysbiose und Kandidose** des Darms über die Stoffwechselbelastung Ablagerungen im Bindegewebe.
- Sowohl eine **mangelhafte Flüssigkeitsbilanz** als auch ein **hoher Kaffeekonsum** haben eine geringe renale Ausscheidung zur Folge und führen ebenso wie **Ernährungsfehler** (z. B. zu fettes Essen) zu einer Übersäuerung des Bindegewebes.
- Auch **Nährstoffmangel** beeinträchtigt die muskuloskelettalen Strukturen. Werden zu wenige Proteine aufgenommen, kann die Muskulatur nicht gesund aufgebaut und erhalten werden. Fehlen Mikronährstoffe wie Kalzium und Vitamin D, ist der Knochenaufbau gestört. Eine geringe Aufnahme von Omega-3-Fettsäuren und eine hohe Aufnahme von Omega-6-Fettsäure begünstigen entzündliche Erkrankungen.
- Durch den abfallenden Östrogenspiegel im Klimakterium und in der Postmenopause verändern sich die Durchblutung, der Stoffwechsel in Knochen und Gelenken und die Schmerzleitung und -verarbeitung. Entsprechend kann ein **Östrogenmangel** für akute und chronische Muskelschmerzen und Schmerzen im Bewegungsapparat verantwortlich sein.
- **Metabolische Störungen** bzw. Erkrankungen wie Gicht (Hyperurikämie) und Hyperparathyreoidismus (Nebenschilddrüsenüberfunktion) können ebenso wie die Einnahme von bestimmten Medikamenten (wie Glukokortikoide, Blutverdünner, Laxanzien und Schilddrüsenhormone) die Funktion des Bewegungssystems nachhaltig stören.

Diese Faktoren können allein oder auch in Verbindung miteinander das Bewegungssystem überlasten. Oft kann es dann seiner Hauptaufgabe, den Körper zu stützen und zu bewegen, nicht nachkommen. Viele Bewegungen sind nur eingeschränkt und/oder nur unter Schmerzen möglich.

Info

Erkrankungen des Bewegungssystems wie Arthrose, Osteoporose und rheumatoide Arthritis sind die führende Ursache von chronischen Schmerzen, körperlichen Funktionseinschränkungen und Verlust an Lebensqualität. Muskel- und Skeletterkrankungen verursachen die meisten Arbeitsunfähigkeitstage. In Vorsorge- oder Reha-Einrichtungen sind sie die häufigste Diagnose und der zweithäufigste Grund für gesundheitlich bedingte Frühverrentungen (RKI 2016).

5.13.2 Zeichen im Gesicht

Die Schwäche des Bewegungssystems bildet das Gesicht als Projektionsfeld innerer Organe häufig, differenziert und frühzeitig ab.

Merke
Im Gesicht sehr vieler Menschen sind Hinweise auf ein geschwächtes Bewegungssystem zu sehen.

Der gesamte Körper wird durch Knochen, Muskeln, Bänder und Sehnen gestützt und bewegt. Entsprechend ist auch das ganze Gesicht Repräsentationszone des Bewegungssystems. Die wichtigsten Zeichen für eine Funktionsstörung der Bewegungssystems befinden sind auf

- der unteren Stirn,
- der Nasenwurzel und
- dem Kinn.

Die Stirn

Die Stirn stellt die Projektionszone des Halses und damit auch der Halswirbelsäule dar.

Zwar entwickeln viele Menschen mit zunehmendem Alter Falten auf der Stirn. Aber diese Stirnfalten sind keine zwangsläufige Alterserscheinung, sondern weisen oft auf Beschwerden hin. So signalisieren vielfach **senkrechte Stirnfalten** (**Abb. 5.122**, 1) eine Funktionsstörung der Halswirbelsäule.

Differenzialdiagnostischer Hinweis
Steile Falten auf der Stirn können auch ein Indikator für eine chronische Sinusitis oder eine Disposition zu Kopfschmerzen und Migräne sein. Wenn senkrechte Stirnfalten nur rechts oder rechtsseitig plastischer sind, besteht häufig eine Funktionsstörung der Leber. Entsprechend weist eine einseitig links sichtbare oder linksseitig deutlichere senkrechte Stirnfalte oft auf eine mögliche Funktionsstörung des Magens oder der Milz hin. Allerdings können senkrechte Falten auf der Stirn auch mimisch bedingt sein. Verständlicherweise entwickeln sich bei kritischen oder grüblerischen Menschen oder auch durch intensive Konzentration aufgrund der anhaltenden Muskelspannung vertikale Falten auf der Stirn.

Auch ein **Wulst über den Augenbrauen** (**Abb. 5.123**) kann ein Hinweis auf eine Veränderung der Halswirbelsäule sein.

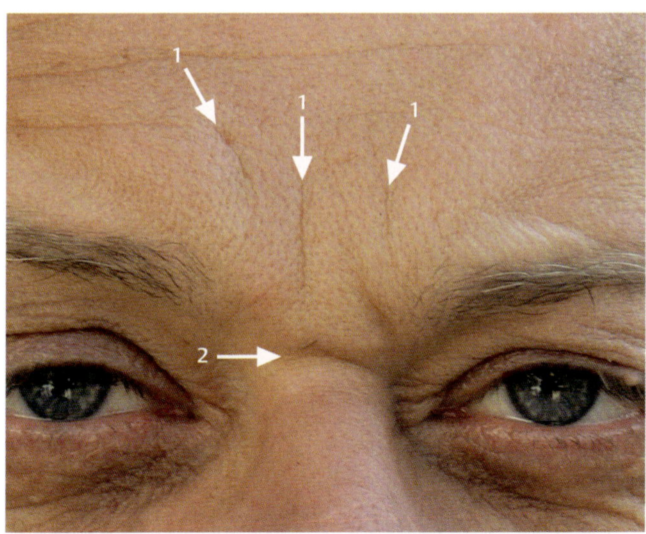

Abb. 5.122 Senkrechte Stirnfalten (1) können sowohl auf eine Dysfunktion der Halswirbelsäule als auch auf eine chronische Sinusitis oder Kopfschmerzen hinweisen. Auch eine waagerechte Falte über der Nasenwurzel (2) kann auf eine Funktionsstörung der Halswirbelsäule hinweisen.

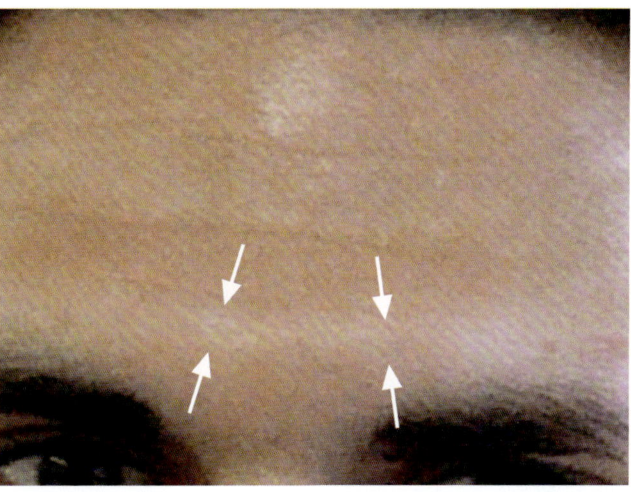

Abb. 5.123 Eine Wölbung über den Augenbrauen deutet auf eine Dislokation der Halswirbelsäule hin.

Die Ohren

Sowohl **Knötchen am Ohr** (Darwin-Ohrhöcker) (**Abb. 5.124**) als auch eine **eingerollte Helix** (Ohrkrempe) (**Abb. 5.124**) können auf eine Disposition zu Erkrankungen des Skelettsystems hinweisen.

> **Merke**
> Es gibt einen besonderen Zusammenhang zwischen Ohren und Nieren. Infolgedessen sind Formveränderungen der Ohren wie eine eingerollte Helix und Tophi oft auch Zeichen für eine Neigung zu Nierenfunktionsstörungen.

Die Wangen

Die Wangen sind der Projektionsbereich der unteren Extremitäten. Daher können **Kinn-Jochbein-Falten** (**Abb. 5.125**) Funktionsstörungen von Hüften, Knien und Füßen anzeigen.

> **Differenzialdiagnostischer Hinweis**
> Eine steile Falte vom Jochbein zum Kinn weist möglicherweise auch auf eine Resorptionsstörung des Dünndarms hin. Wenn zu wenige Mikronährstoffe wie Kalzium und Vitamin D im Dünndarm aufgenommen werden, fehlen diese für den Knochenaufbau von Hüft-, Knie- und Fußgelenken.

Die Nase

Die Nasenwurzel ist ein Repräsentationsareal des Halses. Hier werden ebenso wie auf der unteren Stirn Funktionsstörungen der Wirbelsäule abgebildet. Eine **Querfalte auf der Nasenwurzel** (**Abb. 5.122**, 2) deutet vielfach auf Beschwerden der Halswirbelsäule hin. Meistens sind muskuläre Verspannungen die Ursache für diese.

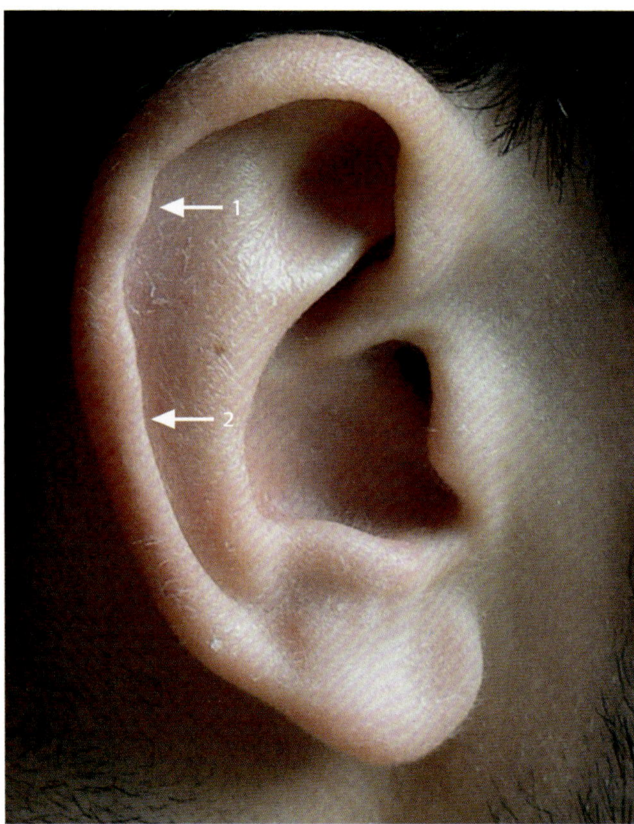

Abb. 5.124 Normvarianten des Ohrs wie (1) Tophi oder (2) eine eingerollte Helix sind Hinweise auf eine Disposition zu Funktionsstörungen des Bewegungsapparats, oft in Verbindung mit Funktionsstörungen der Nieren.

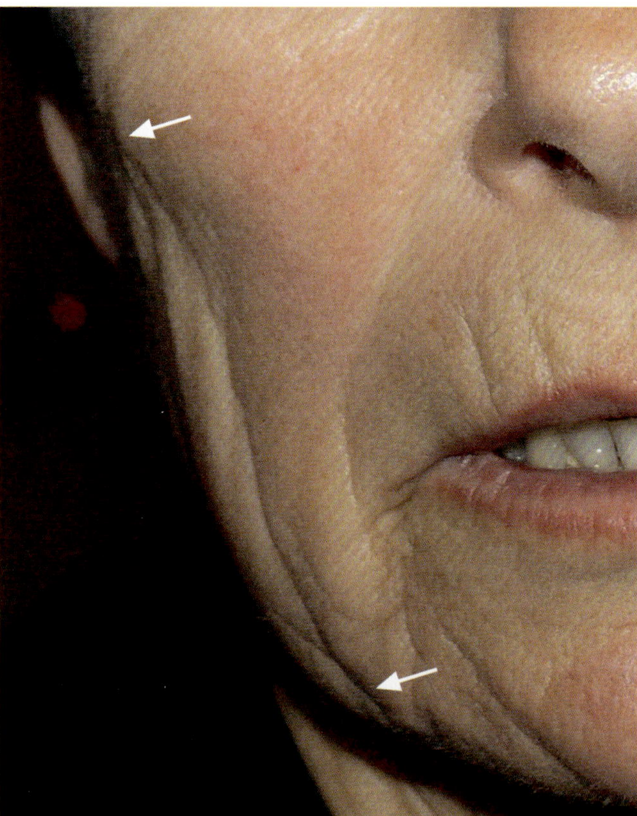

Abb. 5.125 Eine senkrechte Falte vom Jochbein zum Kinn kann Zeichen einer Dysfunktion der unteren Extremitäten sowie des Dünndarms sein.

Differenzialdiagnostischer Hinweis

Eine horizontale Falte über der Nasenwurzel kann ebenfalls ein Indikator für eine Schilddrüsenunterfunktion sein. Vielfach bedingen sich Dysfunktionen der Halswirbelsäule und der Schilddrüsen gegenseitig. Einerseits kann durch eine Dislokation der HWS die Innervation der Schilddrüse und damit auch deren Funktion beeinträchtigt werden, andererseits wird durch eine vergrößerte Schilddrüse die gesunde Statik der Wirbelsäule gestört.

Das Kinn

Das Kinn ist das Repräsentationsareal des Unterleibs. Entsprechend werden hier Funktionsstörungen der Lendenwirbelsäule, aber auch der Geschlechtsorgane projiziert.

Eine **Kinn-Querfalte** (**Abb. 5.126**, 1) signalisiert eine Schwäche des Bindegewebes im Unterleib. Oft resultieren daraus Beschwerden der Lendenwirbelsäule.

Differenzialdiagnostischer Hinweis

Eine quer verlaufende Falte unterhalb des Mundes kann auch ein Hinweis auf Verstopfung, Hämorrhoiden, einen Uterusprolaps und/oder eine Prostatahypertrophie sein.

Ebenso ist eine **senkrechte Falte** oder **ein Grübchen auf dem Kinn** (**Abb. 5.126**, 2) häufig ein Zeichen für eine Neigung zu Beschwerden der Lendenwirbelsäule.

Merke

Bei vielen Menschen deuten eine Kinnsteilfalte oder ein Kinngrübchen gleichzeitig auch auf eine empfindliche Psyche hin.

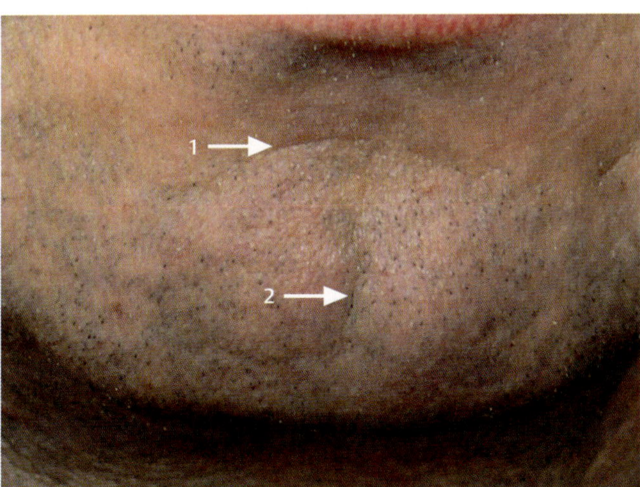

Abb. 5.126 Sowohl (1) horizontale und (2) vertikale Falten als auch Grübchen auf dem Kinn können Funktionsstörungen der Lendenwirbelsäule offenbaren.

5.13.3 Weiterführende Diagnostik

Anamnese In den seltensten Fällen haben Beschwerden des Bewegungssystems eine monokausale Genese. Fast immer verursachen Funktionsstörungen anderer Organsysteme wie der Nieren, der Milz, des Darms, der Geschlechtsorgane usw. muskuloskelettale Erkrankungen oder halten sie aufrecht. Bei einer Vielzahl orthopädischer Erkrankungen ist in hohem Maße von einer psychogenen Mitbeteiligung auszugehen. Besonders akute Beschwerden werden meistens durch psychische Belastungen bzw. Stress ausgelöst. Entsprechend wichtig ist hier, sowohl nach Stressoren zu fragen als auch im Gesicht nach vegetativen Zeichen wie kurzen wellenförmigen Stirnfalten oder einer kurzen Nasen-Lippen-Falte zu „fahnden". Chronische Störungen sollten Anlass geben, auch über die Grenzen des orthopädischen Bereichs hinaus nach funktionellen Störungen von Organen des Thorax und Bauchs zu fragen. Erfahrungsgemäß ist in fast allen Fällen stets auch die Nierenfunktion geschwächt. Daher sollte zum einen der Lebensstil thematisiert werden: Reicht die Trinkmenge? Wie hoch ist der Kaffee-, Alkohol- oder Zigarettenkonsum? Zum anderen sollte nach Hinweisen im Gesicht geschaut werden: Sind die Augenlider geschwollen? Wirken die Wangen zerknittert? Insbesondere bei Patientinnen im Alter jenseits der 40 ist i. d. R. auch die Funktion der Milz geschwächt. Entsprechend sollte der Blick auf wegweisende Signale (z. B. steile Falten neben den Mundwinkeln) gerichtet werden.

Inspektion Bewegungseinschränkungen, Gangstörungen, Schon- und Fehlhaltungen, Schwellungen der Weichteile und Gelenke, Rheuma-, Gicht- und subkutane Knoten.

Allgemeine Untersuchung Palpation, Funktionsprüfungen, Tests

Blutuntersuchung BB, BSG, CRP, Rh, Harnsäure, Kreatinin, Harnstoff, ASL, GOT, alkalische Phosphatase, Immunglobuline, Serumeisen, Serumkupfer, mikrobiologische und mykologische Stuhlanalyse, RF neg., HLA-B27, Borrelien-AK, Hormonstatus, Mikronährstoffe.

Bildgebende Verfahren Sonografie, CT.

5.13.4 Komplementäre Therapie

Besonders bei orthopädischen Erkrankungen beginnt die naturheilkundliche Therapie damit, die Patienten zu einer gesunden Lebensführung zu motivieren. Dann kann in einem frühen Stadium die Regulationsfähigkeit des Bewegungssystems sehr wirkungsvoll unterstützt werden. Da bei orthopädischen Erkrankungen von einer multikausalen Genese auszugehen ist, müssen die Funktionsstörungen beteiligter Organsysteme mittherapiert werden. Leider lassen sich bereits bestehende Gelenkzerstörungen nicht mehr rückgängig machen. Allerdings können sowohl Entzündungsprozesse gemildert oder gar zum Stillstand gebracht werden als auch die Beweglichkeit der Gelenke optimiert und das subjektive Schmerzempfinden erheblich verringert werden. Die aufgelisteten Therapievorschläge dienen als Anregung und sollten in ein individuell-konstitutionelles Konzept integriert werden.

Ernährung

Speziell bei chronischen Störungen profitieren Patientinnen von einer vegetarisch orientierten Vollwerternährung nach Leitzmann (2009). Empfehlenswert ist, auf Eier zu verzichten und die Zufuhr von Omega-3-Fettsäuren durch z. B. 2–3 Fischmahlzeiten oder die Substitution von Omega3-Loges vegan (3 × tgl. 1 Kaps.) zu erhöhen. Sinnvoll ist meistens auch ein Ausgleich des Säure-Basen-Haushalts. Zusätzlich ist eine Gewichtsabnahme zweckmäßig, um die Gelenke zu entlasten.

Ordnungstherapie

Ein regelmäßiges Ausdauertraining an frischer Luft (Laufen, Gehen, Schwimmen, Radfahren) – angepasst an das individuelle Leistungsvermögen und kombiniert mit Achtsamkeitstraining – normalisiert eine hypersympathikotone Reaktionslage des vegetativen Nervensystems.

Trockenbürsten, Wechselduschen und Kneipp-Güsse steigern die Durchblutung, regen den Kreislauf an und wirken ableitend.

Saunabesuche und Schwimmen im Thermalbad „entgiften".

Heiße Kompressen und Senfwickel lindern Schwellungen und Schmerzen.

Rückenschule stärkt Rücken- und Bauchmuskulatur, korrigiert Haltungsfehler und reduziert Übergewicht.

Phytotherapie

Analgetisch, hyperämisierend und entzündungshemmend wirken sowohl innerlich als auch äußerlich:

- Bromelain (Enzyme aus Ananas, Papaya)
  - Wobenzym plus: 3 × tgl. 2 Tbl.
  - Bromelain-POS: 1–2 × tgl. 1 Tbl.
  - Regazym: 3 × tgl. 2 Tbl.
  - Weidenrinde (Salicis cortex), Weihrauch (Boswellia serrata), Zitterpappel (Populi gemma) und Teufelskralle (Harpagophyti radix) als Tee oder Tinktur
- Beinwellwurzel (Symphyti radix) als Salbe, Arnika (Arnica flos) als Tee oder Tinktur (Verdünnung 1:5), Cayennepfeffer (Capsicum) als Pflaster, Kampfer (Camphora)

Den Stoffwechsel und die Diurese fördern Löwenzahn (Taraxaci herba cum radix), Goldrute (Solidaginis herba) und Brennnessel (Urticae herba).

Homöopathie

Einzelmittel

Sowohl auf Nerven als auch auf Knochen wirken Belladonna, Calcium carbonicum, Hypericum, Kalium carbonicum, Nux vomica, Rhus toxicodendron.

Auf Muskeln und Sehnen wirken Arnica, Bryonia, Causticum, Rhus toxicodendron, Ruta

Den Knochenaufbau fördern Calcium carbonicum, Calcium fluoricum, Calcium phosphoricum, Silicea und Symphytum.

Komplexmittel

Als organotrop-funktionelle Unterstützung dienen Steirocall (3 × tgl. 30 Tr.), Diluplex (3 × tgl. 10 Tr.), Sponwiga (3 × tgl. 15 Tr.), Fraxinus excelsior comp. Gemmo (3 × tgl. 3 Sprühstöße), Chiroplexan (3 × tgl. 15 Tr.).

Bei Frakturen beschleunigt Infiossan (3 × tgl. 20 Tr.) die Kallusbildung.

Zur Traumatherapie eignen sich Traumeel S (3 × tgl. 2 Tbl.) und Traumakatt (3 × tgl. 1 Tbl.).

Entzündlich degenerative Erkrankungen reagieren gut auf Rheuma-Loges (3 × tgl. 20 Tr.), Rheumakatt (3 × tgl. 15 Tr.), Rheuma Hevert N (3 × tgl. 30 Tr.), Nestmann Rheumatropfen 150 (3 × tgl. 20 Tr.).

Biochemie nach Dr. Schüßler

Nr. 4 Kalium chloratum D 6 setzt den pathologischen Dauertonus der Muskulatur herab und wirkt antiphlogistisch.

Nr. 7 Magnesium phosphoricum D 6 lindert reißenden einschießenden Schmerz.

Nr. 1 Calcium fluoratum D 6–D 12 wirkt bei Verkürzung, Verhärtung, Vernarbung von Sehnen und Kapseln im täglichen Wechsel mit Calcium phosphoricum D 6.

Nr. 11 Silicea stärkt das Bindegewebe.

Anthroposophische Medizin

- Interna
  - Symphytum comp.: 3 × tgl. 5–10 Glob.
  - Tendo/Alluim cepa comp.: 3 × tgl. 5–10 Glob.
  - Taraxacum comp.: 3 × tgl. 3–5 Tr. in Wasser
- Externa
  - Arnica/Symphytum comp. Salbe, Stannum met. 0,4 % Salbe

Ohrakupunktur

Die Behandlung von Beschwerden des Bewegungssystems stellt eine klassische Domäne der Ohrakupunktur dar. Insbesondere bei akuten Störungen ist mit einem schnellen Wirkungseintritt zu rechnen; nicht selten sind Sekundenphänomene zu beobachten.

Französische Punkte gestörte Wirbelsegmente und Gelenke, Valium, PE1, ACTH, NNR, Antiaggression, Thymus

Chinesische Punkte Thalamus (26a), Polster (29), relaxierender Punkt zur Muskelentspannung (98a), Tragusgipfel (12)

Die Behandlung des Bewegungssystems erfolgt bei akuten Störungen mit täglichem bis zweitäglichem Behandlungsintervall. Die Nadeln bleiben 20–30 min (durchaus auch bis zu 60 min) liegen. Nach 4–5 Behandlungsterminen ist mit deutlicher Beschwerdereduktion zu rechnen. Dann kann das Behandlungsintervall auf 1–2 × wöchentlich bis zur Beschwerdefreiheit reduziert werden.

Bei chronischen Störungen ist von einem deutlich prolongierten Verlauf auszugehen. Daher beträgt das Behandlungsintervall 1–2 × pro Woche mit einer Liegezeit der 5–7 Nadeln von 20–30 min. Etwa 10–15 Sitzungen sind notwendig, um einen spürbaren Behandlungserfolg zu erzielen. Weil hier häufig chronische Regulationsstörungen vorliegen, muss mit Rezidiven gerechnet und die Akupunktur nach 3–6 Monaten wieder aufgefrischt werden.

Ein Fallbeispiel: Chronische Gelenkbeschwerden

Anamnese

Die 63-jährige Patientin kommt mit chronischen Gelenkbeschwerden in die Sprechstunde. Sie leidet seit Monaten unter einem Schulterarmsyndrom und Lendenwirbelsäulenbeschwerden mit rezidivierender Ischialgie. C 3 und C 4 reiben aufeinander. Ihre Schultern schmerzen. Die rechte Schulter wurde bereits operiert. Die Handgelenke tun weh, auch Hüften und Knie machen Probleme.

Diagnose

Ihr Gesicht (**Abb. 5.127**) „erzählt" sehr deutlich ihre Lebens- und Leidensgeschichte, auch ohne, dass sie ein einziges Wort sagt. Die vielen Falten in ihrem Gesicht geben nicht nur Hinweise auf ihre Gelenksymptome, sondern auch auf die Dyskrasie, die Schwäche der Ausleitungs- und Entgiftungsorgane, die schlechte Durchblutung durch die Herz-Kreislauf-Schwäche, die hormonelle Situation und die psychische Überbelastung durch viele Ängste und Kummer.

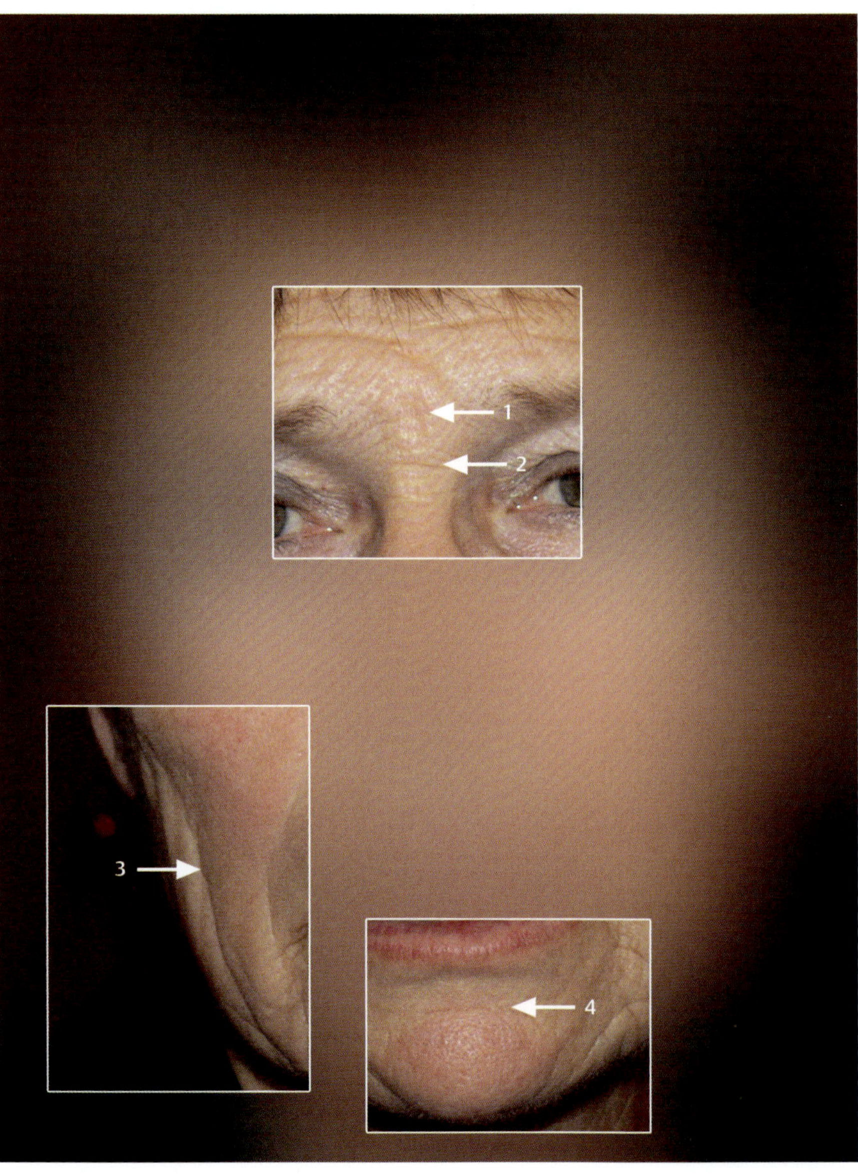

Abb. 5.127 Hinweise auf die Gelenkbeschwerden der Patientin sind (1) senkrechte Stirnfalten zwischen den Augenbrauen, (2) Querfalten über der Nasenwurzel, (3) steile, vertikale Falten vom Jochbein bis zum Kinn und (4) eine horizontale Falte unter der Unterlippe.

Antlitzdiagnostisch weisen mehrere Zeichen auf ihre Gelenkbeschwerden hin: die senkrechten Stirnfalten zwischen ihren Augenbrauen, die Querfalten über ihrer Nasenwurzel, die steile, vertikale Falte vom Jochbein bis zum Kinn und eine waagerechte Falte unter ihrer Unterlippe. Darüber hinaus können die vielen Pergamentfalten auf ihren Wangen, die kleinen Steilfalten vor ihren Ohren, die Schwellung und leichte Rötung ihrer Unterlider als Nierenzeichen in ihrem Gesicht interpretiert werden. Zusätzlich weisen alle gelblichen und bräunlichen Verfärbungen der Haut – am Oberlid, unter den Mundwinkeln – sowie auch die rote Kontur und die Schwellung unter ihrer Unterlippe auf ihre geschwächte Leberfunktion hin. Außerdem sind sowohl ihre Pergamentfalten, die Falten vor ihren Ohren, die Falten im oberen Wangenbereich als auch ihr rötlich blau gefärbtes Kinn Zeichen für ihre gestörte Milzfunktion. Ihre hängenden Oberlider, ihre blasse Nasenspitze, ihre roten Wangen und die lange Nasolabialfalte signalisieren ihre geschwächte Herz-Kreislauf-Funktion. Auf ihre gestörte Darmfunktion weisen die weißen Flecken auf ihren Lippen, die verschwommene Kontur ihrer Lippen und ihre Kinn-Jochbein-Falten hin. Dazu kommen viele steile Falten über der Oberlippe und zwei kleine Querfalten zwischen Nase und Lippen als Erkennungszeichen für ihren ausgeprägten Östrogenmangel. Die meisten Hinweise in ihrem Gesicht deuten allerdings auf ihre starke psychische Belastung – die kurzen, unterbrochenen, wellenförmigen Querfalten auf ihrer Stirn, ihre außen hängenden Oberlider, ihre eingefallenen Oberlider, die Blaufärbung ihrer Augenlider, die Rötung ihrer Lidränder, ihre eingefallenen Schläfen, ihre Pergamentfalten auf den Wangen und die steilen Falten direkt vor ihren Ohren.

Schlussfolgerung

Die chronischen Gelenkbeschwerden der Patientin treten nicht isoliert auf. Die Veränderungen ihres Stoffwechsels sind sowohl die Ursache oder auch eine Begleiterscheinung. Ihre Ausleitungsorgane sind geschwächt und überlastet. Des Weiteren ist ihre Nierenfunktion beeinträchtigt. Als Meister des Bindegewebes und der Körperflüssigkeiten erweist sich ihre Milz als geschwächt. Auch ihre Leber- und Darmfunktion sind gestört. Aufgrund der geschwächten Herz-Kreislauf-Funktion werden insbesondere das Bindegewebe und die Gelenke nur unzureichend durchblutet und dort „Mülldepots“ angelegt. Ihre psychische Belastung fungiert dabei als „Auslöser“.

Behandlung

Die ganzheitliche, kausale Therapie der Patientin besteht aus einer Kombination aus Ausleitung, Ohrakupunktur, Komplexmittelhomöopathie, homöopathischem Konstitutionsmittel und Ordnungstherapie. Die Behandlung beginnt als Basis mit einer Entgiftung. Die Ausleitung erfolgt 30 Tage lang über die Leber mit Synergon Nr. 164 Taraxacum, über die Nieren mit Synergon Nr. 165 Juniperus und über die Milz mit Synergon Nr. 57 Ceanothus, jeweils 3 × 20 Tr./d. Zusätzlich trinkt sie täglich 2 l Wasser, um die Ausleitung zu unterstützen. Anschließend nimmt sie gegen die Gelenkbeschwerden Sponwiga (3 × tgl. 20 Tr.) und 4 Wochen lang Synergon Nr. 1b Crataegus S (3 × tgl. 20 Tr.) zur Stabilisierung ihrer Herzfunktion. Zusätzlich erhält sie 1 × wöchentlich über 3 Monate eine Ohrakupunktur der druckdolenten Punkte (Point de Jérôme, Shen Men, Angst, Depression, Hals- und Lendenwirbelsäulensegmente). Als homöopathisches Konstitutionsmittel erhält sie nach Repertorisation Platinum C 200 mehrfach im Abstand von 4–12 Wochen.

Um ihre Selbstregulation zu ermöglichen, gibt sie ihrem Leben parallel dazu eine neue Ordnung. Ihr Ziel ist ein gesundheitsorientierter Lebensstil, der einen gesunden Rhythmus und Sinn ins Leben bringt. Dies fängt beim Umgang mit Ernährung, regelmäßigem Schlaf, Bewegung, Spannungsregulation (also einem natürlichen Gleichgewicht zwischen Anspannung und Entspannung) an und endet bei einer kognitiven Neuorientierung.

Die Therapie aus dem Gesicht macht einen „neuen Menschen“ aus ihr. Sie wird nicht nur schmerzfrei und beweglicher, sondern gibt ihrem Leben eine ganz neue Richtung. Sie findet „den Mann ihres Lebens“ und zieht mit ihm aufs Land.

6 Zeichen für eine Funktionsschwäche der Psyche im Gesicht

Im Gesicht gibt es zahlreiche prägnante Zeichen, die auf psychische Funktionsschwächen hinweisen. Sie zeigen, was ein Mensch gefühlt hat und immer noch fühlt, gleichgültig, ob er seine Gefühle nach außen trägt oder nicht. Die Kenntnis dieser Zeichen gestattet nicht nur eine komplementäre Diagnose bei Beschwerden und hilft, diese mit einem Blick zu erkennen, sondern sie ermöglicht darüber hinaus, Emotionen sowie Denk- und Verhaltensmuster zu erfassen, ohne dass sich diese im verbalen oder körperlichen Verhalten äußern.

6.1 Emotionen

6.1.1 Aufgaben der Emotionen

Emotionen scheinen im Erbmaterial aller Menschen angelegt zu sein. Alle Emotionen lassen sich auf 10 Basis-, Grund- oder Primäremotionen reduzieren:

1. Glück/Freude
2. Liebe
3. Schreck/Angst/Furcht
4. Überraschung
5. Trauer/Kummer
6. Wut/Zorn/Ärger
7. Ekel
8. Scham/Schüchternheit
9. Schuld
10. Verachtung

Dabei hat sich gezeigt, dass Freude, Trauer, Furcht, Wut, Überraschung, Ekel und Verachtung weltweit in gleicher Weise erkannt und ausgedrückt werden (Ekman 2010).

Obwohl Gefühle wie Freude, Glück, Zufriedenheit, Selbstvertrauen oder Zuneigung als „angenehm" und Traurigkeit, Furcht, Wut, Ungeduld oder Scham meist als „unangenehm" erlebt werden, sind alle Gefühle etwas Positives. Für die Soziologie sind Emotionen feste Bestandteile des menschlichen Zusammenlebens, da menschliches Wahrnehmen, Deuten, Erleben und Handeln stets von Emotionen begleitet und untrennbar mit ihnen verflochten ist. In dieser Hinsicht „verkörpern" Emotionen den praktischen „Sinn", den Menschen ihrer alltäglichen Erfahrung zumessen. Ausgehend von der Beobachtung, dass ein Teil der Emotionen des Menschen evolutionäre Vorläufer in der Tierwelt hat, wird in der Psychologie davon ausgegangen, dass das gesamte Spektrum des Gefühlslebens notwendig ist und den Sinn hat, dass Menschen überleben und sich an die Umwelt anpassen:

- Liebe, Zuneigung, Lust und Begeisterung geben Antrieb, bestimmte Ziele zu verfolgen, und dienen der Fortpflanzung.
- Selbstvertrauen, Zufriedenheit, Gelassenheit, Vertrauen helfen, Gefühle bei sich und bei anderen zu erkennen und auszudrücken.
- Furcht, Angst, Schreck und Misstrauen warnen vor Gefahrensituationen.
- Ärger, Wut und Zorn sind der potenzielle Antrieb für Veränderung.

Insbesondere unangenehme Gefühle haben eine wichtige Signal-, Warn- und Überlebensfunktion. Allerdings sind Gefühle nicht neutral: Jede Wahrnehmung – sehen, hören, riechen, schmecken oder fühlen – wird emotional bewertet. Ein kläffender Hund kann z. B. zu Angst, Ärger oder Belustigung führen.

Ebenso wie Emotionen sind auch die Ausdrucksäußerungen des Gesichts angeboren, die die Grundemotionen begleiten (Ekman 2010). Infolgedessen sind die Gesichtszüge eines Menschen teils geerbt und teils erworben. Einerseits sind die Physiognomie und die körperliche Konstitution genetisch festgelegt und meistens mit einem bestimmten Charakter verbunden. Andererseits prägen Leben und Schicksal das Aussehen, abhängig von der ganz individuellen Art und Weise, damit umzugehen. Durch anhaltende Gefühle werden bestimmte Muskeln des Gesichts dauerhaft angespannt und verändern dadurch das Gesicht selbst. So entstehen viele Falten und Asymmetrien durch Gefühle.

Da jedes Gefühl bewertet wird, können Falten und Asymmetrien nicht nur Emotionen, sondern auch Denk- und Verhaltensmuster offenbaren (LeDoux 2010). In Therapie- und Beratungsprozessen ist das insbesondere dann interessant, wenn das Gesicht eines Patienten andere Gefühle offenbart, als er mitteilt – wenn also Gesichtszeichen und Worte nicht übereinstimmen. Erfahrungsgemäß sind es häufig genau die Gefühle, die er selber nicht sieht, sehen will oder mitteilen möchte, die ihn aber „krank" machen. Vor diesem Hintergrund ist Antlitzdiagnose eine Möglichkeit, dysfunktionale Denk- und Verhaltensmuster zu erkennen und ein „Gefühlsleben" offenzulegen, um dafür beim Patienten ein Bewusstsein zu entwickeln und an ihnen im Sinne einer Weiterentwicklung und Heilung zu arbeiten.

6.1.2 Asymmetrien des Gesichts

Bereits feine Unterschiede zwischen den beiden Gesichtshälften geben Informationen über psychische Prozesse eines Menschen.

Die Traditionelle Chinesische Medizin begründet diese Asymmetrie mit dem Yin-Yang-Modell. Die rechte Gesichtshälfte (vom Betrachtenden aus links) ist die Yin-Seite. Sie ist die passive, rationale, öffentliche Seite, die der Welt zugewandt ist. Die linke Gesichtshälfte (vom Betrachtenden aus rechts) ist die Yang-Seite. Als „aktive" Seite zeigt sie Gefühle, die nicht offen geäußert werden, und hält fest, was unterdrückt werden soll.

Physiologisch lässt sich die Asymmetrie des Gesichts (**Abb. 6.1**, **Abb. 6.2**, **Abb. 6.3**) durch die Aufteilung der Hirnfunktion erklären:

- Zum Denken nutzen Menschen die **linke Hirnhälfte**. Die linke Hirnhemisphäre operiert **logisch, sachlich** und **analytisch**. Da sie die rechte Körperseite steuert, beeinflusst sie das Aussehen der **rechten Gesichtshälfte**.
- Die **rechte Hirnhälfte** ist die kreative, intuitive, emotionale. Rechts befindet sich das **emotionale Zentrum**, das Empfindungen und Gefühle an die **linke Gesichtshälfte** sendet.

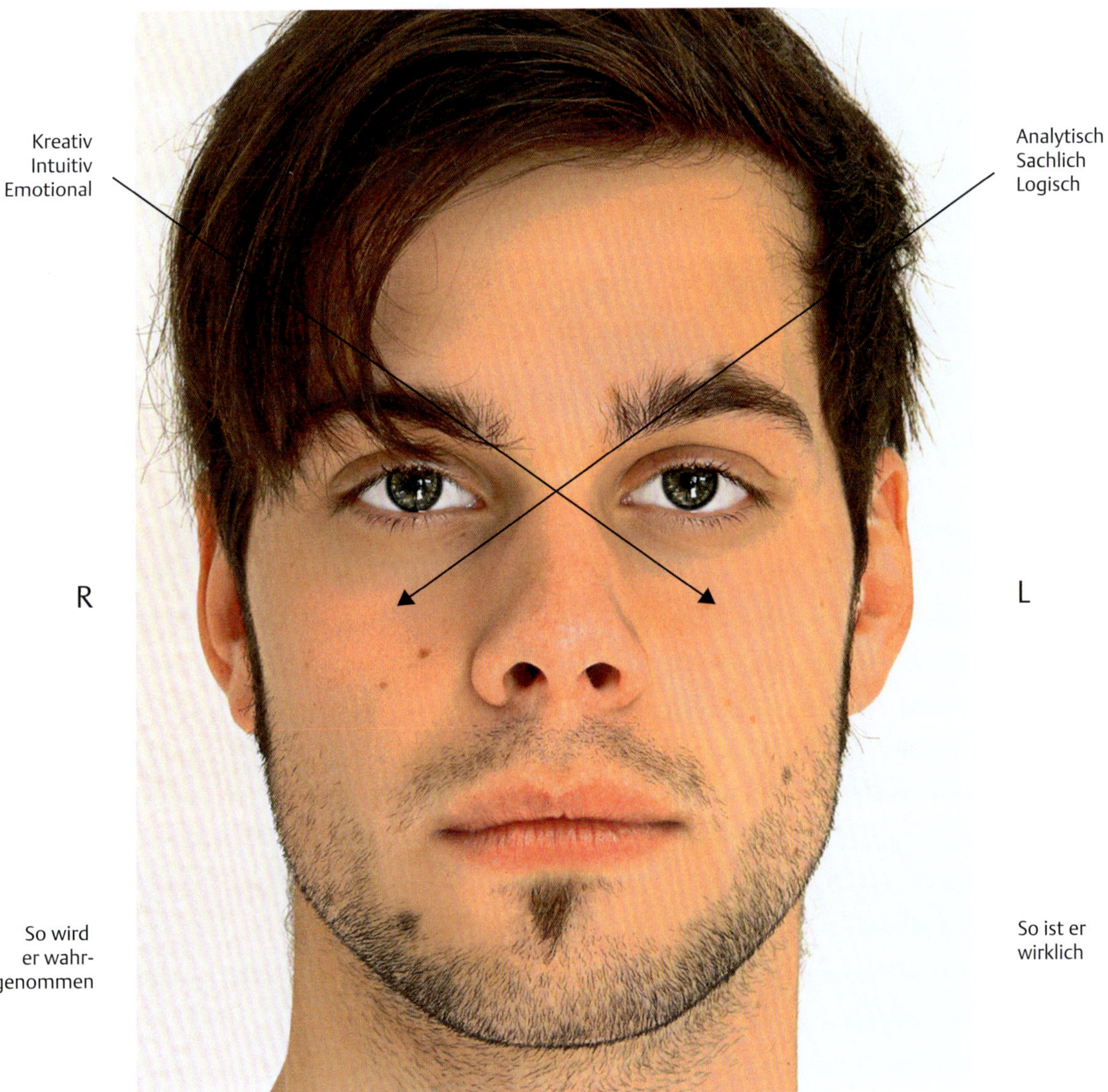

Abb. 6.1 Die rechte Gesichtshälfte zeigt die logische, sachlich-analytische Facette eines Menschen, die linke Gesichtshälfte seinen emotionalen, kreativen und intuitiven Teil.

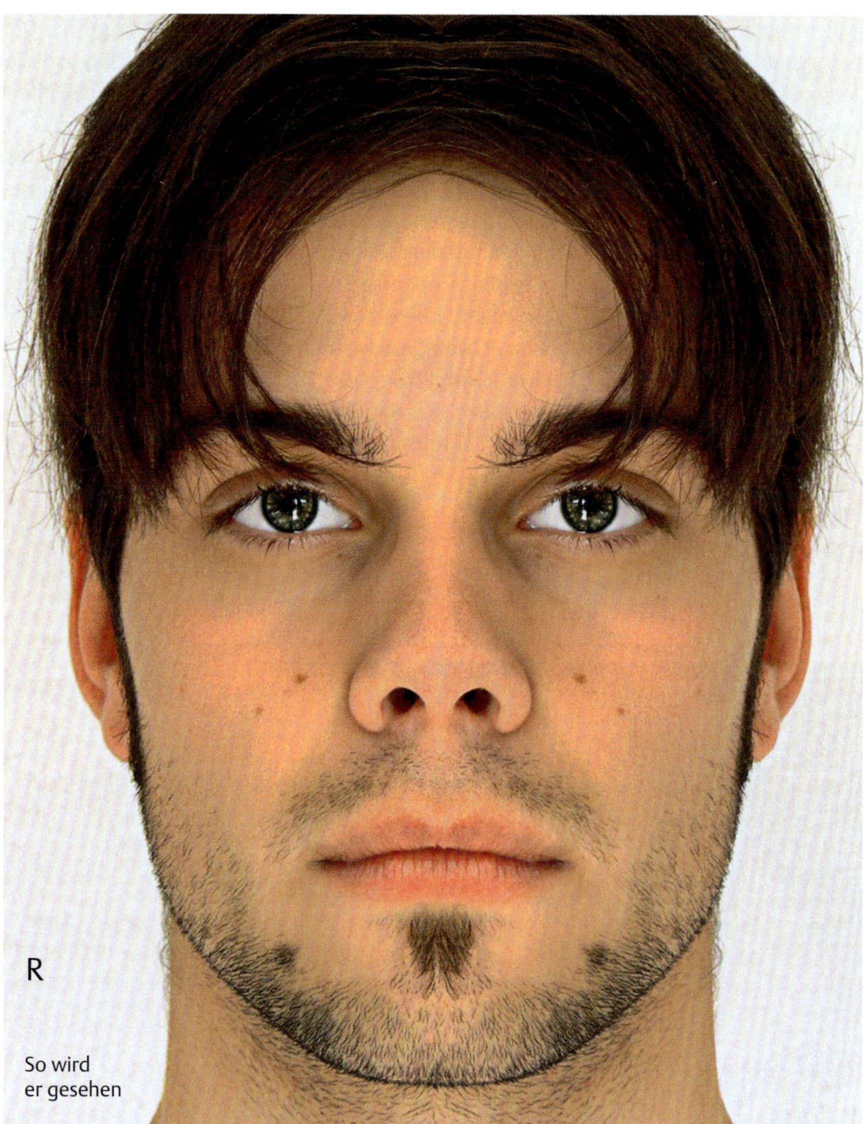

Abb. 6.2 Die beiden gespiegelten rechten Gesichtshälften zeigen, wie er wahrgenommen wird bzw. wie er wirken möchte: kräftig, gut geerdet, logisch, rational, analytisch, im zwischenmenschlichen Kontakt sehr sozial und gesellig.

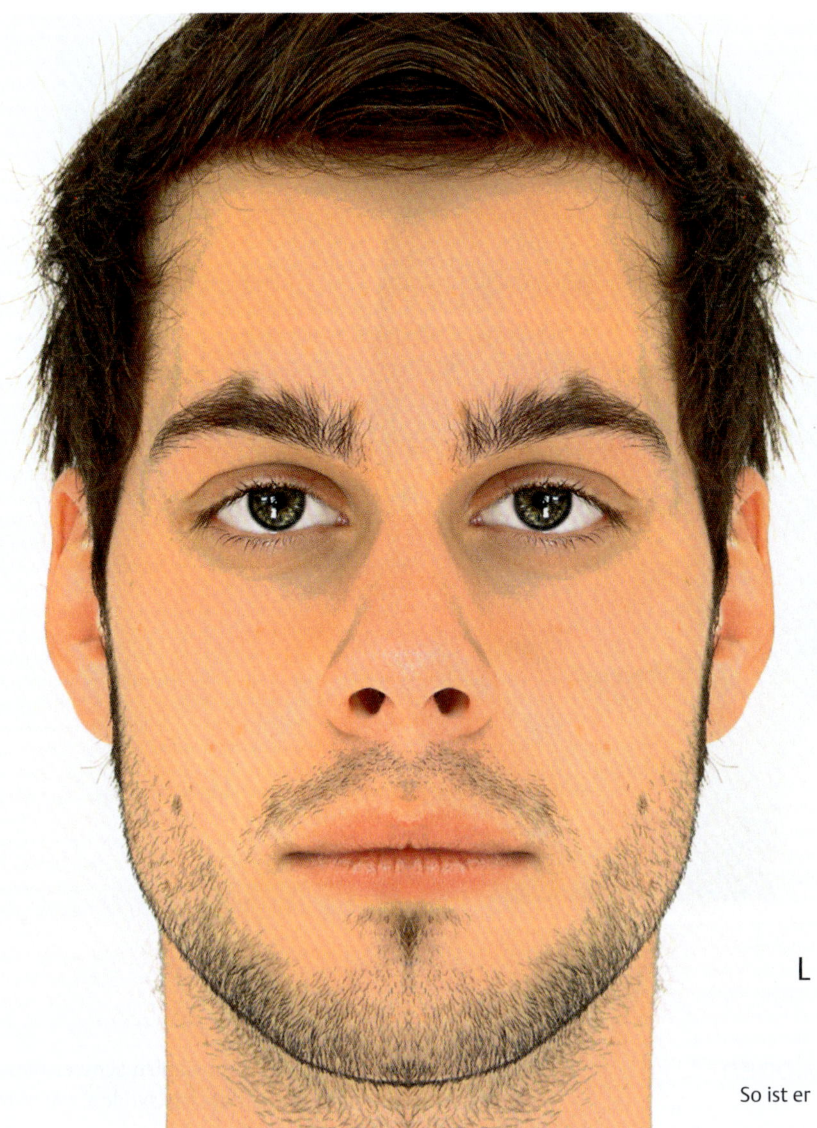

Abb. 6.3 Zwei zusammengefügte linke Gesichtshälften offenbaren, wie er wirklich ist: sehr kreativ, sehr intuitiv, sehr emotional, hochempfindlich.

6.1.3 Zeichen für Emotionen

Welche Emotionen wiederholt ausgedrückt, unterdrückt oder verdrängt werden, kann sich durch charakteristische Falten im Gesicht zeigen. Besonders Traurigkeit, Kummer und Trauer, Enttäuschung, Skepsis, Angst, Ärger und Freude zeichnen sich durch charakteristische Falten ab. Je emotionaler bzw. expressiver ein Mensch ist, desto stärker ist das Gesicht von Falten gezeichnet. Andererseits können Falten reversibel sein, wenn verdrängte Gefühle losgelassen werden. Dementsprechend verfügt jeder Mensch bis zu einem bestimmten Punkt über die morphologische „Gestaltungsmöglichkeit" seines eigenen Gesichts (**Abb. 6.4**).

6.2 Depressionen

Depressionen können sich durch sehr viele unterschiedliche Zeichen im Gesicht äußern. Die Kenntnis der Depressionszeichen ermöglicht sowohl eine komplementäre Diagnose bei bereits bestehenden Beschwerden als auch Beschwerden auf einen Blick zu erkennen. So können Depressionen erfasst werden, ohne dass sie von Patienten explizit geäußert oder sogar als solche wahrgenommen werden. Dadurch wird eine ursächliche und ganzheitliche Therapie möglich.

Info

Depressive Störungen gehören zu den häufigsten und hinsichtlich ihrer Schwere am meisten unterschätzten Erkrankungen. Schätzungen zufolge leiden weltweit ca. 350 Millionen Menschen unter einer Depression. Im Jahr 2020 sind Depressionen laut RKI (2016) weltweit die zweithäufigste Volkskrankheit.

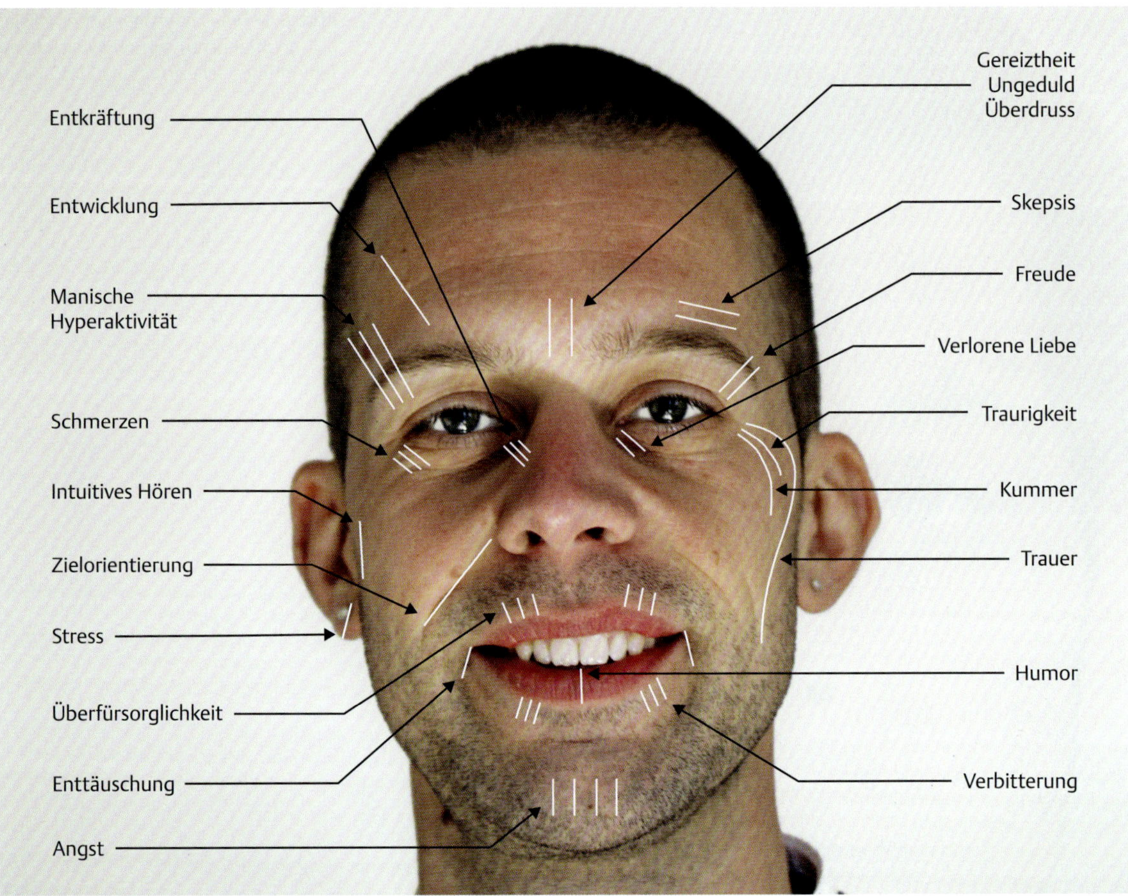

Abb. 6.4 Somatopie – Projektionszonen von Gefühlen.

6.2.1 Charakteristika von Depressionen

Typische Symptome einer Depression sind gedrückte Stimmung, Grübeln und ein verminderter Antrieb.

Depressionen haben meistens eine multifaktorielle Genese. Als Ursachen wirken genetische, neurobiologische, psychologische und soziale Faktoren zusammen:

- **Genetische Disposition:** Depressionen können auf einer genetischen Veränderung des Serotoninstoffwechsels beruhen. Häufig fehlen Serotonintransportmoleküle oder -rezeptoren. Bei diesen Patienten zeigen Johanniskrautpräparate keine Wirkung.
- **Neurobiologische Faktoren:** Bei depressiven Patientinnen sind **4 Hirnareale** charakteristisch verändert (**Abb. 6.5**):
    1. Der **präfrontale Cortex** ist um 48 % verkleinert. Hier werden planvolles Handeln, aktives Denken und Problemlösungen gesteuert. Da die Nervenzellen nicht genutzt werden, verkümmern sie. Dieser Mangel an Nervenzellen entspricht einem „Mangel" an positiven Gefühlen und einer geringen auf positive Ziele ausgerichteten Verhaltensaktivität. Die präfrontale Unteraktivierung macht es für Depressive so schwer, ihre automatisierten negativen Emotionen und Verhaltensweisen wie negative Grübeleien durch positive zielgerichtete Aktivitäten zu verdrängen. Diese sehr substanzielle Volumenverringerung verdeutlicht insbesondere, dass dem Gehirn schwer depressiver Menschen – hinsichtlich absichtsvollen, vernünftigen, aktiven Handelns und Problemlösens – keine normale Leistung abverlangt werden kann. Dafür fehlen einfach die strukturellen Voraussetzungen. Auch Schwierigkeiten, Freude an etwas zu finden und sich selbst für etwas zu motivieren, haben dementsprechend eine handfeste neuronale Grundlage.
    2. Auch der **anteriore cinguläre Cortex** ist verkleinert. Er ist eine Art Überwachungssystem, das immer dann aktiv wird, wenn Menschen mit ungewissen, konflikthaften oder mehrdeutigen Situationen konfrontiert werden. Er mobilisiert dann alle verfügbaren Kräfte. Bei Depressiven ist er ständig unteraktiviert. Deswegen reagieren sie nicht mehr, wenn irgendetwas nicht in Ordnung ist oder gerade schiefgeht, und mobilisieren nicht mehr ihre Ressourcen wie ihren Willen, um an der Situation etwas zu ändern. Durch gezielte psychologische oder pharmakologische Beeinflussung kann die gehemmte Aktivität des anteriore cinguläre Cortex reaktiviert werden. Mit abklingender Depression steigt auch die Aktivität wieder.
    3. Ebenfalls hat der **Hippocampus** bei Patienten mit Depressionen ein um 8–19 % geschrumpftes Volumen. Eine wichtige Funktion des Hippocampus besteht in der Abstimmung des Verhaltens auf sich verändernde Kontexte.

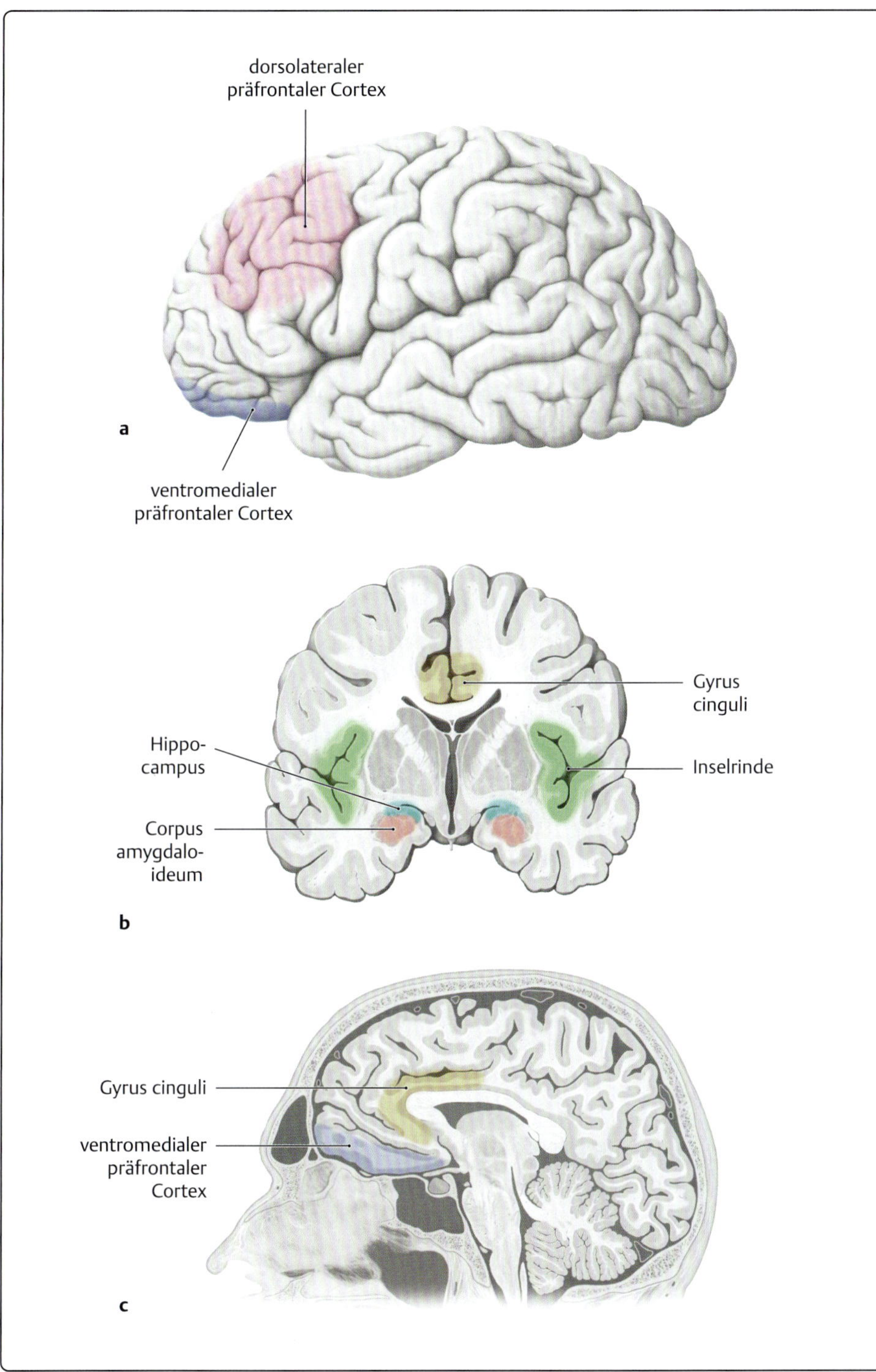

Abb. 6.5 Bei Depressiven ist das Gehirn funktionell und strukturell stark geschädigt – vergleichbar einer Organkrankheit. Insbesondere der präfrontale Cortex ist notorisch unteraktiviert und verkleinert, was mit einer verringerten Verhaltensaktivität einhergeht. Durch lang andauernden Stress und damit verbundenem zu hohem Cortisolspiegel ist auch der Hippocampus geschrumpft. Gleichzeitig ist die Amygdala (Corpus amygdaloideum) ständig überaktiviert und als Folge sehr oft vergrößert. **a** Ansicht auf die linke Hemisphäre von lateral; **b** Ansicht von frontal, Schnittebene in Höhe der Amygdala; **c** Mediansagittalschnitt, Ansicht auf die rechte Hemisphäre von medial. (Quelle: Schünke M, Schulte E, Schumacher U. Prometheus. LernAtlas der Anatomie. Kopf, Hals und Neuroanatomie. Illustrationen von M. Voll und K. Wesker. 5. Aufl. Stuttgart: Thieme; 2018)

Depressionen bestehen zu einem wesentlichen Teil darin, dass auf bestimmte Kontexte mit nicht situationsangemessenen Emotionen reagiert wird. Vermutlich schrumpft der Hippocampus durch lang anhaltenden Stress, da er viele Glukokortikoid-Rezeptoren enthält, die ihn besonders empfindlich für einen dauerhaft erhöhten Spiegel des Stresshormons Cortisol machen. Normalerweise sind die Glukokortikoid-Rezeptoren Teil eines Regelkreises, der den Cortisolspiegel herunterreguliert, wenn er zu hoch ist. Dieser negative Feedbackmechanismus funktioniert bei Depressiven nicht, sodass es zu einem dauerhaft hohen Cortisolspiegel kommt. Demnach müsste das verringerte Hippocampus-Volumen bei Depressiven letztlich auf psychosozialen Stress zurückgehen. Als Folge von antidepressiven Therapien kommt es zur Bildung neuer Neurone im Hippocampus – auch noch im Erwachsenenalter.

4. Die **Amygdala** ist bei depressiven Patienten stark vergrößert. Sie ist die „Angstzentrale". Sie lenkt die Aufmerksamkeit auf emotional-motivational wichtige Reize und wird besonders durch überraschende, mehrdeutige und ungewisse Situationen aktiviert. Weil Unsicherheit mit Gefahr einhergeht, ist die Aktivierung der Amygdala häufig mit negativen Gefühlen verbunden. Sie ist nicht nur im Wachzustand und im Schlaf chronisch überaktiviert, sondern auch situativ besonders leicht aktivierbar. Häufig reduziert sich die Aktivität der Amygdala durch eine antidepressive Therapie auf ein normales Niveau.

- **Psychische Belastungen:** Stress, d. h. stressende Emotionen wie Ärger und „Life-Events", bewirken über 2 Achsen – das autonome Nervensystem und das Neuroendokrinum – unbewusst und automatisch depressive Erkrankungen. Wenn sich Menschen entwertet oder erniedrigt fühlen, im Privaten wie im Beruflichen, kann dies zu Depressionen führen. Wenn Menschen enge Beziehungen zu anderen verlieren – Partner sich trennen, Eltern oder nahestehende Menschen sterben, Freundinnen sich entzweien –, werden oft Depressionen ausgelöst. Auslöser von Depressionen sind in vielen Fällen auch kritische Lebensereignisse („Life-Events") wie das Ende der Ausbildung, ein Jobwechsel oder insbesondere auch langfristige Belastungen, wie z. B. das Pflegen von Familienangehörigen oder Arbeitslosigkeit und Armut.
  Ob solche Lebenskrisen allerdings eine depressive Episode auslösen, hängt von psychologischen und sozialen Faktoren ab. Warum können manche Menschen Lebenskrisen scheinbar unbeschadet überstehen, während andere krank werden? Der Zugriff auf ein „soziales Netzwerk" (z. B. Familie, Freundeskreis), also die Möglichkeit, mit anderen Menschen zu reden und von ihnen Unterstützung und Hilfe zu bekommen, spielt natürlich eine wichtige Rolle bei der Bewältigung kritischer Situationen oder Lebensphasen. Der wichtigste Faktor scheint jedoch die persönliche Fähigkeit zu sein, Stress zu bewältigen. Diese Fähigkeit wird grundsätzlich von ständiger Belastung, schweren Traumata und Lernprozessen beeinflusst. Besonders Lernprozesse sind für die Entstehung depressiver Erkrankungen von großer Bedeutung. Erfahren Menschen mehrfach, dass sie Belastungssituationen nicht in den Griff bekommen, geben sie auf und verfallen in einen Zustand der „erlernten Hilflosigkeit" (Seligman 1979). Aber auch durchlebte Lebenskrisen, frühe traumatische seelische Erlebnisse (wie Misshandlungen) und eine unsichere Mutter-Kind-Bindung begünstigen insbesondere in Form neuronaler Schaltkreise im späteren Leben Depressionen.
- **Nebenwirkungen von Medikamenten:** Eine Vielzahl von Medikamenten wie Antikonvulsiva, Antibiotika, Betablocker, Glukokortikoide, Interferone, Lipidsenker, Neuroleptika, Sexualhormone und Zytostatika hat Depressionen als Nebenwirkung (z. B. Diazepam, Cimetidin, Amphotericin B und Barbiturate).
- **Symptom organischer Funktionsstörungen:** Anämien, insbesondere perniziöse Anämie, Vitamin-B_{12}-Mangel und Fruktosemalabsorption ebenso wie Funktionsstörungen der Leber, Schilddrüse und Nebennieren äußern sich oft auch über depressive Beschwerden.

Diese Faktoren können allein oder in Kombination zu einer Depression führen.

6.2.2 Zeichen im Gesicht

Das Gesicht bildet als Projektionsfeld psychischer Funktionsschwächen eine Depression früh, oft und differenziert ab. Die Zeichen für Depressionen sind nicht auf eine Projektionszone im Gesicht beschränkt, sondern äußern sich auf mehreren Gesichtsarealen. Wichtige Repräsentationsbereiche sind:

- die Wangen
- die Augenumgebung

Allgemeiner Eindruck

Empirisch signalisiert oft schon der erste Eindruck eine depressive Stimmung:

- Die Menschen wirken entkräftet, niedergedrückt und traurig.
- Die Augen sind ohne Glanz, die Gesichtszüge unbeweglich.

Die Augen

Oft vermitteln **seitlich schräg nach unten gestellte Augen** Trauer und Niedergeschlagenheit. Eine **schräge Augenstellung** (**Abb. 6.6**) ist ein Zeichen für eine Disposition zu Depressionen.

Als ein weiterer Hinweis auf Trauer, Wehmut und Depressionen sind **seitlich hängende Augenlider** (**Abb. 6.7**) zu interpretieren. Häufig sind sie auch ein Ausdruck von Adynamie und Antriebsschwäche.

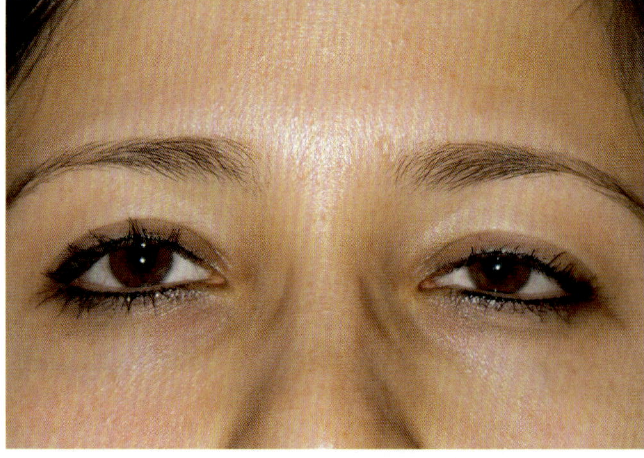

Abb. 6.6 Eine schräge Augenstellung kann auf die Disposition zu Kummer und Trauer hinweisen.

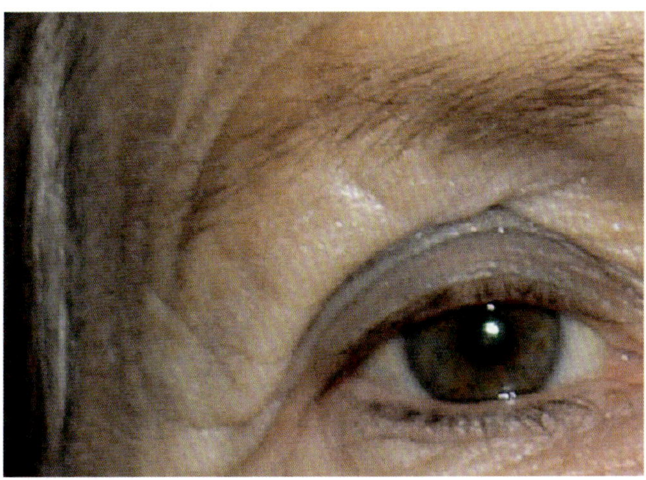

Abb. 6.7 Außen hängende Oberlider können sowohl Depressionen als auch eine Funktionsstörung des Herzens signalisieren.

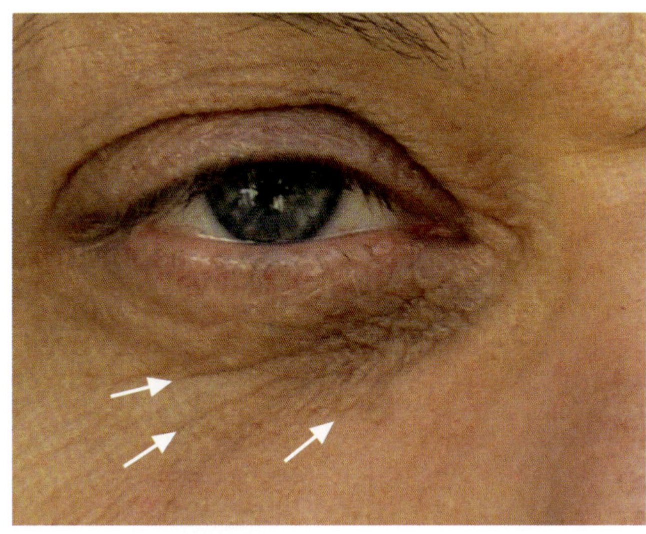

Abb. 6.8 Feine Linien vom Augeninnenwinkel nach unten deuten auf „nicht gelebte Persönlichkeitsanteile" hin.

Differenzialdiagnostischer Hinweis
Ebenso können seitlich außen herabhängende Oberlider auf eine Funktionsschwäche des Herzens hindeuten.

Zarte Falten, die **vom inneren Augenwinkel bis unterhalb des Auges** ausstrahlen (**Abb. 6.8**), deuten auf Traurigkeit über den Verlust von früher gelebten Persönlichkeitsteilen. Sie drücken Bedauern darüber aus, nicht mehr der „Alte" zu sein. Oft weisen diese Falten auf den Verlust verschiedener Facetten eines Menschen. So kann z. B. der Verlust von Talenten angezeigt werden, die früher Freude bereitet haben, zurzeit aber brachliegen. Die Falten können aber auch auf die Erkenntnis hindeuten, dass Schönheit und Stärke geschwunden sind, oder schlicht darauf, dass die Freude am Leben verloren gegangen ist. Wenn diese Falten sehr ausgeprägt sind, können sie sich mit Ausdrücken von Traurigkeit mischen und in Kummer- oder sogar Trauerfalten übergehen, die auf der äußeren Wangenseite nach unten verlaufen. Diese Falten signalisieren sehr deutlich, dass es wichtig ist, sich auf „nicht mehr gelebte" Persönlichkeitsanteile zurückzubesinnen und alles daranzusetzen, sie wieder zu aktivieren.

Die Wangen

Ein Anzeichen für **Traurigkeit** sind Linien, die **von den äußeren Augenwinkeln nach unten** verlaufen (**Abb. 6.9**, 1). Sie sind quasi das Gegenstück zu den nach oben strahlenden Freudenfalten. Allerdings ist in diesem Zusammenhang anzumerken, dass sie als nicht bedenklich einzustufen sind, solange sie in Relation nicht länger als die Freudenfalten sind und so zu „Kummerfalten" werden.

Wenn sich die **„Traurigkeitslinien" bis über das Jochbein hinaus** erstrecken, werden sie zu **„Kummerfalten"** (**Abb. 6.9**, 2). Kummer ist hierbei als eine milde Form von Trauer anzusehen.

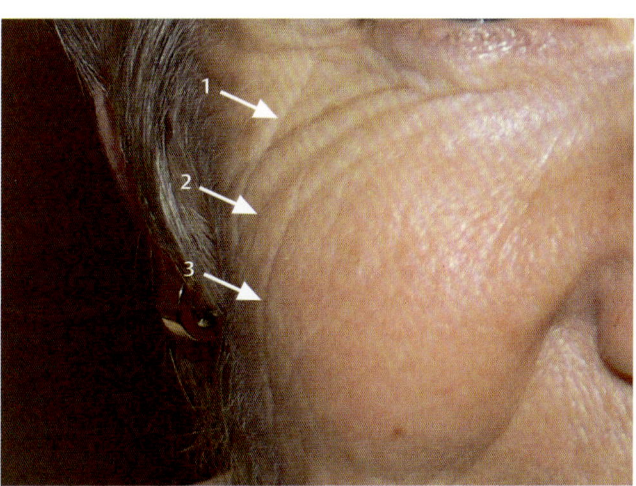

Abb. 6.9 (1) Kurze Traurigkeitsfalten, (2) halblange Kummerfalten und (3) lange Trauerfalten verlaufen vom äußeren Augenwinkel über die Wangen in Richtung Kinn.

Wird aus tiefem Gram Trauer, verlängern sich die Linien in den unteren Wangenbereich. Diese **Trauerfalten** verlaufen **von den Wangenknochen nach unten** in Richtung Kinn (**Abb. 6.9**, 3). Tief empfundene Trauer kann selten ganz verarbeitet werden. Meistens wird sie mit der Zeit nur langsam schwächer. Allerdings verdrängen viele Trauernde sie. Die Kombination von Traurigkeits- und Kummerfalten und einer langen feinen Trauerlinie ist ein sehr deutlicher Hinweis, dass ein Mensch viel Leid erlebt hat. Wenn auch gleichzeitig Freudenfalten zu erkennen sind, wird der Sachverhalt komplexer: Eine Kombination deutet auf eine ausgeprägte Emotionalität hin.

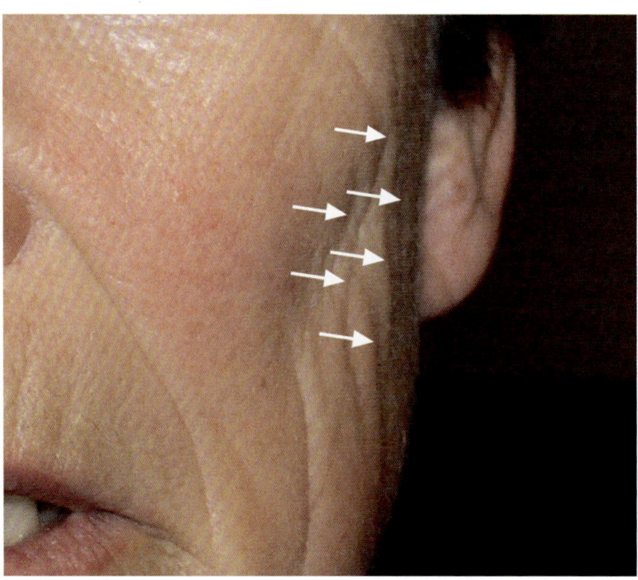

Abb. 6.10 Pergamentfalten deuten sowohl auf Depressionen und Ängste als auch auf Störungen der Funktion von Nebennieren, Nieren und Milz hin.

Auch **„Pergamentfalten"** (**Abb. 6.10**) können **Trauer und Wehmut** signalisieren. Diese Wangenfalten verlaufen meistens senkrecht. Ihre Ähnlichkeit mit der feinen Struktur von zerknittertem Pergamentpapier hat ihnen den Namen gegeben.

Differenzialdiagnostischer Hinweis
Pergamentfalten können außerdem Ausdruck von Angst sein oder auch auf Funktionsstörungen von Milz, Nieren und Nebennieren hinweisen.

6.2.3 Weiterführende Diagnostik

Anamnese Linien, die von den äußeren Augenwinkeln nach unten verlaufen, wie Traurigkeits-, Kummer- und eine lange Trauerlinie, sind ein deutlicher Hinweis auf Depressionen. Hier müssen psychosoziale Belastungen und psychische Erkrankungen in der Familie angesprochen werden. Gelbliche und bräunliche Hautfärbungen, z. B. braune Pigmente auf der Stirn oder den Wangen und eine Gelbfärbung um Augen- oder Mundwinkel, sind Zeichen einer Leberschwäche als Ursache der gedrückten Stimmung. Entsprechend sollte eine weitere Leberdiagnostik erfolgen. Horizontale Falten am Hals, kurze Augenbrauen und glänzende, vorstehende Augen signalisieren eine Dysfunktion der Schilddrüse als Grund der Niedergedrücktheit. Wichtig ist in diesem Fall die Frage nach einer Schilddrüsenerkrankung, der Dosierung der Medikamente und/oder eine gezielte Diagnostik.

Fragebögen
- WHO-5-Wohlbefindens-Index (Brähler et al. 2015)
- Gesundheitsfragebogen für Patienten (PHQ-D) (Löwe et al. 2002)
- Allgemeine Depressionsskala (ADS) als Verlaufskontrolle: Beck-Depressionsinventar (BDI) (Beck et al. 2013)
- Zwei-Fragen-Test (DGPPN et al. 2009)

6.2.4 Komplementäre Therapie

In meiner Praxis hat sich über Jahrzehnte als Therapie bei Depressionen eine individuelle Kombination aus Neuropsychotherapie, Komplexmittelhomöopathie, klassischer Homöopathie, Ohrakupunktur und Bewegungstherapie als sehr wirksam bewährt.

Neuropsychotherapie

Veränderungen werden durch reale neue, „korrigierende" Erfahrungen in der Gegenwart bewirkt. Diese sollen vor allem die Grundbedürfnisse nach Nähe und Bindung, Kontrolle und Orientierung, Selbstwerterhöhung und Lustgewinn befriedigen. Die wichtigste Aufgabe ist meistens, die Erfahrung von Nähe und Bindung zu schaffen.

Ordnungstherapie

Für die Erfahrung von Kontrolle und Orientierung ist Ordnungstherapie ein hervorragendes Instrument. Grundsätzlich geht es darum, eine neue Lebensordnung herzustellen. Das Ziel ist ein gesundheitsorientierter Lebensstil, der einen gesunden Rhythmus und Sinn ins Leben bringt. Ein solcher Lebensstil umfasst nicht nur eine ausgewogene Ernährung sowie ein Gleichgewicht zwischen Anspannung und Entspannung im Sinne von gesundem Schlaf, regelmäßiger körperlicher Bewegung und Spannungsregulation, sondern darüber hinaus einen reichhaltigen Orientierungshorizont. Das heißt, wichtig sind das Finden von verbindlichen Zielen für die nähere und weitere Zukunft, eine verbindliche Lebensphilosophie und individuelle Strategien zur Stressbewältigung.

Homöopathie

Einzelmittel

Info

Leitregeln für die homöopathische Fallauswertung
- Individuelle seelische „Symptome"
- Hinter den Beschwerden verborgenen Gefühle
- Manifeste „echte" Körpersymptome
- Deutliche Allgemeinsymptome
- Keine psychosomatischen Hauptbeschwerden

Bewährte Arzneimittel sind: Natrium chloratum, Aurum, Sepia, Ignatia, Staphisagria, Acidum phosphoricum, Nux vomica, Calcium carbonicum, Lycopodium, Pulsatilla, Cimicifuga.

Komplexmittel

Zuverlässige Mittel bei depressiven Episoden sind:

- Hypersativ: 1–6 × tgl. 5 Tr.
- Sedakatt: 1–6 × tgl. 1 Tbl.
- Calmvalera: 3 × tgl. 20–25 Tr./1 Tbl./5 Glob.
- Dysto-Loges: 1–3 × tgl. 1 Tbl.
- Presselin Nervenkomplex: 3 × tgl. 1 Tbl.

Biochemie nach Dr. Schüßler

Das Mittel der 1. Wahl bei Traurigkeit und einer Depression ist Nr. 5 Kalium phosphoricum D 6 (3 × tgl. 2 Tbl.).

Bei Kummer, Trauer und tiefer Hoffnungslosigkeit harmoniert Nr. 3 Ferrum phosphoricum D 6 (3 × tgl. 2 Tbl.). Es gilt auch als Notfallmittel, z. B. bei einem Trauerfall oder wenn sich eine Depression anbahnt (dann kann alle 10 min 1 Tbl. eingenommen werden).

Nr. 6 Kalium sulfuricum D 6 (3 × tgl. 2 Tbl.) verhilft der Seele zu „lichtvollen" Impulsen, besonders in Kombination mit Nr. 3 und Nr. 7.

Bei manisch-depressiven Zuständen harmonisiert Nr. 16 Lithium chloratum D 6 (3 × tgl. 2 Tbl.).

Anthroposophische Medizin

Neurodoron (3–4 × tgl. 1 Tbl.) wirkt bei depressiven Verstimmungen.

Ohrakupunktur

Über die Akupunktur von Polster, Point de Jérôme, Antidepression 1 + 2, Angst und Antiaggression können direkt Impulse auf Amygdala, Hippocampus, präfrontalen Cortex und anterioren Circularcortex gegeben werden. So werden die Aktivität dieser 4 für Depressionen so wichtigen Hirnareale beeinflusst und die erwünschten neuen korrigierenden Erfahrungen möglich, die die Normalisierung der Größe dieser Areale bedingen.

Ein Fallbeispiel: Konzentrationsstörungen und Gedächtnisschwäche

Anamnese

Eine 47-jährige Patientin kommt in Behandlung, weil sie zunehmend an Konzentrationsstörungen und Gedächtnisschwäche leidet. Ihre Mutter ist dement. Die Patientin fürchtet sich, die gleiche Erkrankung zu entwickeln. Dies ist aber nicht ihre einzige Sorge, denn bei ihrer Arbeit als Leiterin einer Werkstatt läuft es nicht rund. Die schlechte Atmosphäre am Arbeitsplatz empfindet sie als sehr belastend.

Diagnose

Die Antlitzdiagnose (**Abb. 6.11**) ergibt neben einem Hinweis auf Konzentrationsstörungen und Gedächtnisschwäche im psychischen Bereich deutliche Hinweise auf eine Depression; im organischen Bereich deuten mehrere Zeichen auf Funktionsstörungen von Herz und Leber hin. Hinweise auf ihre Probleme, sich zu konzentrieren und zu erinnern, geben ihre extrem schmalen Augenbrauen. Sehr auffällig sind mehrere Zeichen in Richtung

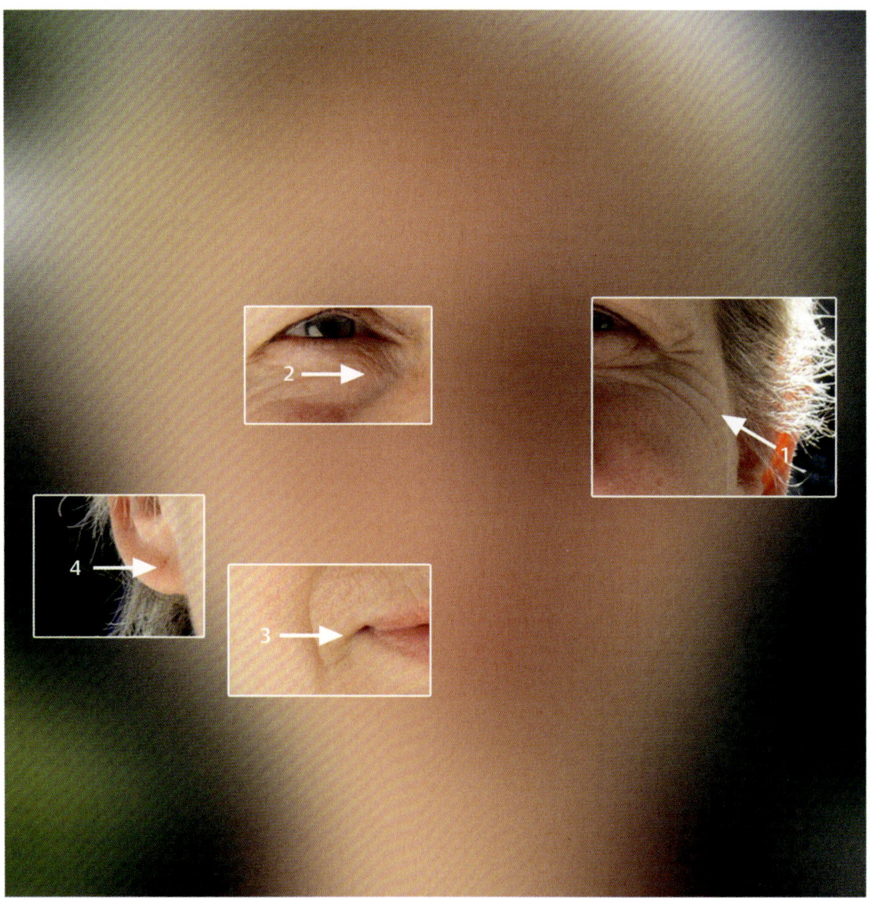

Abb. 6.11 Im Gesicht der Patientin mit Gedächtnisschwäche und Konzentrationsstörungen weisen auf den Wangen (1) Traurigkeits-, Kummer- und Trauerfalten, (2) feine Linien vom Augeninnenwinkel abwärts, (3) Enttäuschungsfalten an den Mundwinkeln und (4) eine Stressfurche auf den Ohrläppchen auf eine depressive Episode hin.

Depression: Auf den Wangen verlaufen typische senkrechte Falten durch Kummer, Traurigkeit und Trauer. Von den Mundwinkeln führen Enttäuschungsfalten schräg abwärts und auf den Ohrläppchen sind diagonale Stressfalten zu erkennen. Außerdem weisen viele Zeichen in ihrem Gesicht auf eine geschwächte Herzfunktion: Die Nasen-Lippen-Furche reicht bis in den Kinnbereich. Auf ihrer Nasenscheidewand verläuft eine senkrechte Furche. Sie hat einen schmalen Nasenrücken, angewachsene Ohrläppchen, glänzende Unterlider und dünne Augenbrauen. Auch ihre Leberfunktion ist offensichtlich beeinträchtigt: Mund- und Augenwinkel sind gelblich. Der Rand der Unterlider glänzt wächsern und neben den Nasenflügeln sind feine Gefäßreißer zu erkennen.

Schlussfolgerung

Auch wenn die Patientin über keine depressive Symptomatik klagt, deuten die Zeichen in ihrem Gesicht auf eine Depression. Ihre Konzentrations- und Gedächtnisstörungen sind wahrscheinlich eine Begleiterscheinung ihrer depressiven Episode. Die Funktionsstörungen von Herz und Leber können sowohl Ursache als auch Folge der depressiven Störung sein; vermutlich begünstigen sie ihre Vergesslichkeit.

Behandlung

Um die Selbstregulation der Patientin anzuregen, werden neben ihren kognitiven Funktionen auch ihre momentanen individuellen Schwächen mitbehandelt – insbesondere Psyche, Herz und Leber. Die depressive Symptomatik einschließlich der Konzentrations- und Gedächtnisschwäche werden über Ohrakupunktur therapiert. Dafür werden die druckdolenten Punkte Antidepression, Point de Jérôme (29b) und Shen Men (55) 4 Wochen lang 2 × wöchentlich für 30 min akupunktiert. Herz und Leber regt sie durch Derivatio H (3 × tgl. 2 Tbl.) an. Sie trinkt täglich mindestens 2 l Wasser, um die Akupunktur zu unterstützen, die Ausleitung zu fördern und „in Fluss zu kommen".

Bereits nach wenigen Akupunkturbehandlungen fühlt sie sich sowohl psychisch als auch körperlich erheblich vitaler.

Das ist in ihrem Gesicht nicht nur für Professionelle, sondern auch für Laien sichtbar: Sie erhält von ihren Mitmenschen verstärkt Komplimente, wie „gut" sie aussieht. Die neuen korrigierenden Erfahrungen zeichnen sich auch hinsichtlich ihres Orientierungshorizonts ab, denn sie plant, die Beschäftigungszeit an ihrem alten Arbeitsplatz zu reduzieren und stattdessen eine neue selbstständige Tätigkeit aufzunehmen.

6.3 Angst

Im Gesicht können sich Angststörungen durch verschiedene typische Zeichen offenbaren. Die Kenntnis dieser Angstzeichen dient sowohl dazu, eine komplementäre Diagnose bei Beschwerden zu entwickeln, als auch Ängste auf einen Blick zu erkennen. Das ist besonders dann wichtig, wenn Patienten ihre Gefühle nicht verbal äußern können oder wollen. In solchen Fällen können Ängste als Ursache psychosomatischer oder somatoformer Erkrankungen identifiziert werden. Antlitzdiagnose erlaubt hier eine kausale Therapie.

> **Info**
> In Deutschland leiden ca. 12 Millionen Menschen unter Angststörungen. Frauen sind doppelt so häufig wie Männer betroffen. Nach Einschätzung der DGPPN und GAF wird annähernd die Hälfte aller Angststörungen nicht erkannt und deshalb nicht richtig behandelt (DGPPN 2017).

6.3.1 Charakteristika von Angststörungen

Bei objektiven Gefahren und Bedrohungen ist Angst vernünftig. Physiologische Reaktionen bei Angst, d. h. schnellerer Herzschlag, raschere Atmung, erhöhter Muskeltonus und verstärkte Wachsamkeit, machen den Menschen flucht- und kampfbereit. Pathologisch wird Angst dann, wenn sie irrational ist. Bei Angststörungen steht die heftige Angstreaktion in keiner „vernünftigen" Relation zum Auslöser.

Angststörungen treten in Form von Phobien, Panikattacken, Hypochondrie, generalisierten Angststörungen und „getarnt" als psychosomatische oder somatoforme Störungen auf.

An der Entstehung von Angststörungen können sowohl biologische als auch psychosoziale Faktoren beteiligt sein:

- **Genetische Disposition:** Familien- und Zwillingsstudien zeigen, dass die Erblichkeit von Angststörungen etwa 30 % beträgt (Gottschalk 2017). Genetische Studien weisen auf eine Beteiligung von Genabweichungen im Bereich der Serotonin-, Dopamin-, Noradrenalin- und Adrenalin-Neurotransmitter hin (Maron 2017).
- **Neurobiologische Faktoren:** Bei Patienten mit Angststörungen sind das Volumen und die Aktivität der Amygdala und des präfrontalen Cortex stark erhöht. Gleichzeitig sind die anatomischen Verbindungen und der Signalverkehr zwischen diesen Arealen vermindert. Sowohl durch eine psychotherapeutische als auch medikamentöse Behandlung normalisieren sich Größe, Aktivität und Signalverkehr der Amygdala.
- **Psychische Belastungen:** Akuter und chronischer Stress bewirken über das autonome Nervensystem und das Neuroendokrinum unbewusst und automatisch Angststörungen.
- **Symptom organischer Funktionsstörungen:** Funktionsstörungen der Schilddrüse, der Nebennieren oder des Herz-Kreislauf-Systems (Herzrhythmusstörungen) kommen oftmals in Ängsten zum Ausdruck. Auch Hormonumstellungen (Pubertät, Wechseljahre) äußern sich oft über Ängste.
- **Nebenwirkungen von Medikamenten:** Stoffwechselaktivatoren wie Schilddrüsenhormone, Magnesium oder Vitamin D, Kreislaufmedikamente, Prostatamittel, Haarwuchsmittel und Erektionsmittel können ebenso wie Energydrinks Angst und Panikattacken auslösen.
- **Drogen:** Cannabis, Ecstasy, Kokain und Heroin verursachen häufig Angststörungen.

Diese Faktoren können allein oder gemeinsam zu einer Angststörung führen. Sie äußern sich dann sowohl durch dezente als auch prägnante Hinweise im Gesicht als Projektionsfeld psychischer Funktionsschwächen.

6.3.2 Zeichen im Gesicht

Die Zeichen für eine Angststörung sind nicht in einer bestimmten Projektionszone im Gesicht lokalisiert, sondern offenbaren sich über verschiedene Zeichen auf mehreren Gesichtszonen. Übermäßige Ängste signalisieren vor allem charakteristische Falten auf

- der Stirn,
- den Wangen und
- dem Kinn.

Die Stirn

Kurze, wellenförmige, unterbrochene waagerechte Stirnfalten (**Abb. 6.12**) sind Angstzeichen. Sie sind ein Hinweis auf ein empfindliches vegetatives Nervensystem bzw. die Neigung zu vegetativen Überreaktionen. Sie signalisieren, dass in **Stresssituationen** exzessive, übertriebene Ängste aktiviert werden können.

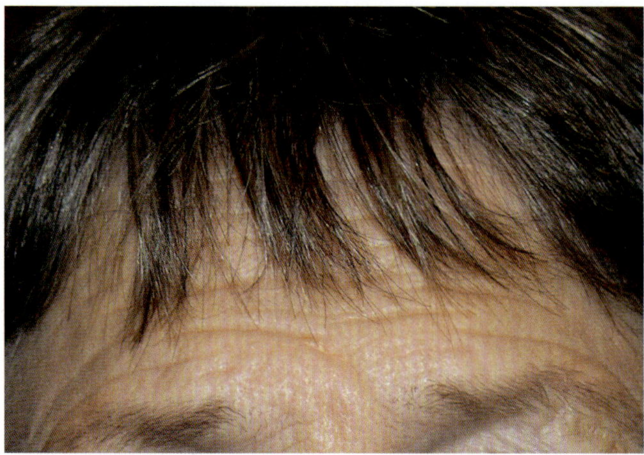

Abb. 6.12 Kurze wellenförmige Querfalten der Stirn signalisieren eine vegetative Hyperaktivität mit der Neigung zu Ängsten.

Die Wangen

Der häufigste und auffälligste Hinweis auf viele unangemessene Ängste sind **Pergamentfalten** (**Abb. 6.10**).

> **Differenzialdiagnostischer Hinweis**
> Außerdem können Pergamentfalten auch Ausdruck von Trauer, Wehmut und Depressionen sein sowie auf Funktionsstörungen von Milz, Nieren und Nebennieren hinweisen.

Auch eine fehlende oder **sehr kurze Nasen-Lippen-Falte** (**Abb. 6.13**) kann die Disposition zu „unrealistischen" Ängsten offenbaren. Sie ist ein Kennzeichen für sehr sensible Menschen mit einem außerordentlich empfindlichen vegetativen Nervensystem. Psychische Belastungen verursachen oft nicht nur körperliche Beschwerden – vor allem im Verdauungssystem –, sondern auch Ängste.

Das Kinn

Typische Zeichen für Furcht und Angst sind **viele kleine senkrechte Falten am Kinn** (**Abb. 6.14**). Solange es nur Furcht und zeitweilig Angst ist, sind diese senkrechten Falten am Kinn nur schlecht zu erkennen. Wenn die Angst chronisch wird, kommt häufig zu den Angstfurchen noch „Orangenhaut" am Kinn hinzu.

Oft sind Patientinnen und Patienten mit einem **nach unten überstehenden Kinn** sehr sensibel. Häufig neigen sie zu Hypochondrie und anderen Ängsten.

6.3.3 Weiterführende Diagnostik

Anamnese Auffällig faltige Gesichter, insbesondere solche mit Pergamentfalten auf den Wangen und vielen Fältchen auf dem Kinn, signalisieren Ängste. Hier muss sowohl nach psychosozialen Belastungen und psychischen Erkrankungen in der Familie gefragt werden als auch nach Alkoholkonsum (z. B. bei Frauen mehr als ein kleines Glas Wein [0,125 l] und bei Männern mehr als zwei kleine Gläser Bier [0,6 l] pro Tag) und nach Medikamenten wie Anregungs-, Beruhigungs-, Schlaf- oder Schmerzmitteln, die ohne ärztliche Verschreibung in hoher Dosierung eingenommen werden.

Fragebögen

- Beck-Angst-Inventar (BAI) (Hoyer et al. 2005)
- PAS (Panik- und Agoraphobie-Skala) (Hoyer 2005)

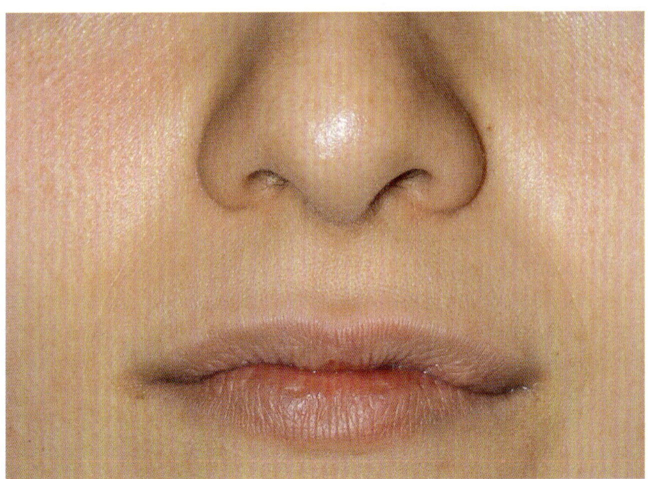

Abb. 6.13 Eine kurze Nasolabialfalte zeigt ein sensibles vegetatives Nervensystem mit der Disposition zu psychischen Beschwerden wie Ängsten an.

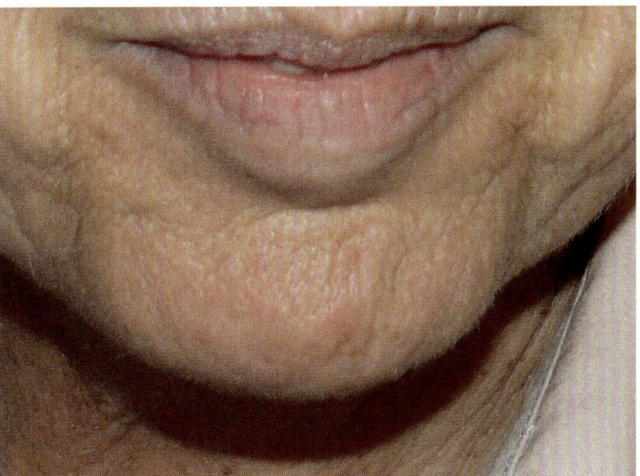

Abb. 6.14 Viele kleine vertikale Falten am Kinn sind ein Indiz für viele Ängste.

6.3.4 Komplementäre Therapie

In der Behandlung von Angststörungen hat sich eine Kombination aus Neuropsychotherapie, Ohrakupunktur, homöopathischen Einzel- und Komplexmitteln und Bewegungstherapie bewährt.

Ernährung

Der Mangel an Antioxidanzien bei Angststörungen kann mit Artischocken, Brokkoli, Beeren, Bohnen und Äpfeln ausgeglichen werden.

Den Magnesiummangel bilanzieren Spinat, Hülsenfrüchte, Nüsse und Vollkorn.

Wirksam gegen Ängste sind Spargel, Safran und Kurkuma, Probiotika wie Kefir und Joghurt und zinkhaltige Nahrungsmittel wie Austern und Cashewkerne.

Avocados und Mandeln sind reich an B-Vitaminen und unterstützen die Freisetzung von Neurotransmittern (Serotonin, Dopamin).

Lachs, Thunfisch, Sardinen, Makrelen, Leinsamen und Sojabohnen helfen, durch ihren hohen Omega-3-Fettsäuregehalt Ängste abzubauen.

Ordnungstherapie

Körperliche Bewegung ist bei Angststörungen von zentraler Bedeutung. Sportliche Aktivitäten wie Joggen oder Walking lindern einerseits akute Ängste und vermindert andererseits die Häufigkeit und Intensität von Angstanfällen. Ergänzend können Entspannungstechniken wie Autogenes Training, Progressive Muskelrelaxation, Yoga, Achtsamkeitstraining oder Atemübungen die Spannungen regulieren.

Wesentlich ist darüber hinaus insofern ein ganz bewusster Medienkonsum, als die Rezeption angstaktivierender Nachrichten in Zeitungen, Fernsehen und Internet vermieden werden sollte.

Phytotherapie

> **Merke**
> Bei einer akuten Angststörung stellt Phytotherapie keine adäquate Option dar.

Bei leichten und mittelschweren Angstzuständen wirkt allerdings Johanniskraut mit einer Dosis von 500–1000 mg/d. Die Kombination mit Baldrianwurzel, Hopfenzapfen und Passionsblume unterstützt zusätzlich.

Homöopathie

Einzelmittel

Als klassische homöopathische Angstmittel haben sich Acidum nitricum, Aconitum, Argentum nitricum, Arsenicum album, Calcium carbonicum, Cuprum metallicum, Ignatia, Lycopodium, Natrium chloratum, Nux vomica, Phosphorus, Platinum, Pulsatilla und Stramonium bewährt.

> **Info**
> In die homöopathische Fallauswertung werden individuelle seelische „Symptome“ bzw. die hinter den Beschwerden verborgen Gefühle, manifeste „echte“ Körpersymptome und deutliche Allgemeinsymptome aufgenommen. Psychosomatische Hauptbeschwerden dürfen nicht ausgewertet werden, da sie pathognomonisch sind.

Komplexmittel

Bei leichten und mittelschweren Angstzuständen helfen:

- Metakaveron: 3 × tgl. 5 Glob.
- Kava Hevert Entspannungstropfen: 3 × tgl. 10 Tr.
- Kava Kava plus Globuli: 3 × tgl. 10 Glob.
- Pascoflair: 3 × tgl. 1 Tbl.
- Dysto-Loges: 3 × tgl. 1 Tbl./5 Tr.
- Dysto-Loges ILO: 3 × wöchentl. 1 Amp.
- Hypersativ: 3 × tgl. 20 Tr.
- Synergon Nr. 14 Platinum: 3 × tgl. 20 Tr.

Biochemie nach Dr. Schüßler

Nr. 5 Kalium phosphoricum D6 (3 × tgl. 2 Tbl.) beruhigt die Nerven („Kalium statt Valium!“) und hilft besonders bei Platzangst (Agoraphobie).

Wenn sich Angst über Aufregung, Zittern und Herzklopfen äußert, entspannt und beruhigt Nr. 7 Magnesium phosphoricum D6 (3 × tgl. 2 Tbl.).

Bei nächtlichen Angstanfällen, v. a. bei Kindern, hilft Nr. 14 Kalium bromatum D6.

Anthroposophische Medizin

Neurodoron (3–4 × tgl. 1 Tbl.) wirkt bei Stress und nervöser Erschöpfung mit den Begleitsymptomen Nervosität, Unruhe und Angst.

Akupunktur

Zur Kriseninterventon bei akuten Ängsten eignet sich die Nadelung von EX-KH1.

Ohrakupunktur

Französische Punkte Angst, Vegetativum II, Polster (29), Point de Jérôme (29b), Valium, Antidepression, Kummer/Sorge, Antiaggression, Thalamus (26a)

Chinesische Punkte Shen Men (55), Vegetativum(51)

Bei vegetativen Beschwerden hat sich die Behandlung mit maximal 3 Dauernadeln oder Kristall-Punktur-Tattoos (Mandel 1996) pro Ohr bewährt.

Ein Fallbeispiel: Panikattacken

Anamnese

Die 28-jährige Patientin kommt in die Praxis, weil sie seit einiger Zeit an bis zu 30 min dauernden Panikattacken leidet. Sie hat vor kurzer Zeit ihr Studium abgeschlossen und begonnen, als freie Mitarbeiterin für einen Fernsehsender zu arbeiten. Um ihr Existenzminimum zu sichern, kellnert sie zusätzlich in einem Szenelokal. Den ersten Angstanfall hatte sie vor wenigen Wochen abends im Bett – ganz ohne einen für sie erkennbaren Grund. Einige Tage später litt sie auch in der Öffentlichkeit unter Panik. Wie aus heiterem Himmel rast ihr Herz, ihr ist schwindelig, sie schwitzt und zittert. Sie fühlt sich, als ob sie neben sich steht, und nimmt ihre Umgebung als ungewohnt und fremd wahr. Ihre Wohnung verlässt sie nur noch, wenn sie unbedingt muss. Sie geht zu ihrem Hausarzt, der ihr Atosil verordnet – ohne für sie spürbaren Erfolg.

Diagnose

Antlitzdiagnostisch (**Abb. 6.15**) lassen sich Hinweise gewinnen, die ihre Angst und eine gestörte Funktion der Leber anzeigen. Die Patientin wirkt angespannt. Ihr Gesicht scheint nahezu unbeweglich zu sein. Ihre Nasen-Lippen-Falte ist kaum vorhanden. Mehrere Zeichen deuten auf eine Funktionsstörung der Leber: Augen- und Mundwinkel sind gelblich gefärbt. Die Augenlider wirken bräunlich. Ihre Gesichtshaut hat viele kleine gelbe und braune Pigmente.

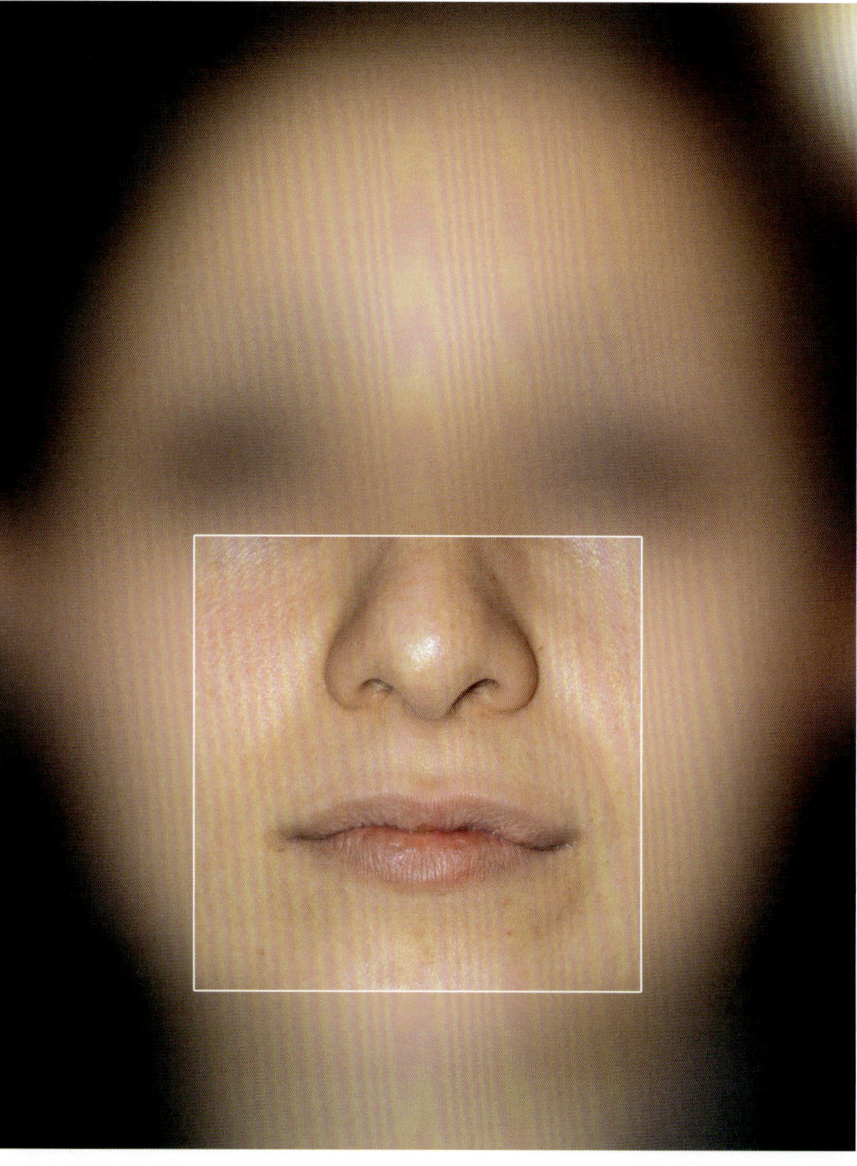

Abb. 6.15 Im Gesicht der Patientin weist eine kaum sichtbare Nasen-Lippen-Falte auf ihre Angststörung hin.

Schlussfolgerung

Auch wenn die Patientin „nur“ über Panikattacken klagt, deuten die Zeichen in ihrem Gesicht darüber hinaus auf eine momentane Schwäche der Leberfunktion. Die psychische Belastung durch die Schwellensituation scheint auch die Leberfunktion zu beeinträchtigen.

Behandlung

Die ganzheitliche, kausale Therapie der Patientin besteht aus einer Kombination aus Ohrakupunktur, Komplexmittelhomöopathie, homöopathischem Konstitutionsmittel und Ordnungstherapie. Die Behandlung beginnt als Basis mit der Akupunktur der aktiven Punkte am Ohr: Point de Jérôme, Angst und Shen Men mit Dauernadeln. So werden direkt Impulse auf Amygdala und Hippocampus gegeben, um die erwünschten neuen korrigierenden Erfahrungen zu ermöglichen und die Normalisierung der Größe dieser Areale anzuregen.

Zur psychischen Unterstützung nimmt sie über mehrere Wochen Hypersativ (3 × tgl. 1 Tbl., bei Bedarf auch mehr). Nach Repertorisation erhält sie eine Einmalgabe Lycopodium C 200. Das stärkt sowohl ihre Konstitution als auch ihre geschwächte Leberfunktion. Das Atosil wirft sie noch bei mir in der Praxis in den Papierkorb.

Um sich auf Befehl hin entspannen zu können und grundsätzlich entspannter zu sein, übt sie täglich Progressive Muskelentspannung. Zusätzlich trainiert sie – so wie als Jugendliche – wieder Karate: zum Spannungsabbau, für Körpergefühl, Atemtechnik, Meditation und Selbstbewusstsein.

Als sie nach 2 Wochen wiederkommt, erzählt sie sehr erleichtert, dass sie keine einzige Panikattacke mehr erleben musste.

Teil 4
Anhang

7 Literatur

[1] Beck AT, Brown GK, Steer RA. Beck-Depressions-Inventar-FS (BDI-FS). Manual. Deutsche Bearbeitung von Sören Kliem und Elmar Brähler. Frankfurt a.M.: Pearson Assessment; 2013

[2] Brähler E, Zenger M, Kemper CJ. Psychologische und sozialwissenschaftliche Kurzskalen: Standardisierte Erhebungsinstrumente für Wissenschaft und Praxis. Berlin: Medizinisch Wissenschaftliche Verlagsgesellschaft; 2015

[3] Deutsche Gesellschaft für Psychiatrie und Psychotherapie, Psychosomatik und Nervenheilkunde e. V. (DGPPN). Wenn Angst krankhaft wird. Berlin: DGPPN; 2017

[4] DGPPN, BÄK, KBV, AWMF, AkdÄ, BPtK, BApK, DAGSHG, DEGAM, DGPM, DGPs, DGRW (Hrsg) für die Leitliniengruppe Unipolare Depression*. S 3-Leitlinie/Nationale VersorgungsLeitlinie Unipolare Depression – Langfassung, 1. Auflage. Version 5. 2009, zuletzt verändert: Juni 2015: 67, 73. Available from: www.depression.versorgungsleitlinien.de; [cited: 01.07.2020]; DOI: 10.6101/AZQ/000239

[5] Ekman P. Gefühle lesen. Heidelberg: Spektrum Akademischer Verlag; 2010

[6] Fuchs T. Leib, Raum, Person. Entwurf einer phänomenologischen Anthropologie. Stuttgart: Klett-Cotta; 2000

[7] Gottschalk MG, Domschke K. Genetics of generalized anxiety disorder and related traits. Dialogues Clin Neurosci 2017; 19(2): 159–168

[8] Havas D, Glenberg A, Gutowski K et al. Cosmetic use of botulinum toxin-a affects processing of emotional language. Psychol Sci 2009; 21(7): 895–900

[9] Hoyer J, Helbig S, Margraf J. Diagnostik der Angststörungen. Göttingen: Hogrefe; 2005

[10] Laporte C de. Homöopathie bei psychischen Erkrankungen. Stuttgart: Haug; 2006

[11] LeDoux DJ. Das Netz der Gefühle. Wie Emotionen entstehen. München: Deutscher Taschenbuchverlag; 2010

[12] Leitzmann C. Ernährung in Prävention und Therapie. Stuttgart: Hippokrates; 2009

[13] Löwe B, Spitzer RL, Zipfel S, Herzog W. Gesundheitsfragebogen für Patienten (PHQ D). Komplettversion und Kurzform. Testmappe mit Manual, Fragebögen, Schablonen. 2. Aufl. Karlsruhe: Pfizer; 2002

[14] Mandel P. Farben: die Apotheke des Lichtes. Bruchsal: esogetics; 1996

[15] Maron E, Nutt D. Biological markers of generalized anxiety disorder. Dialogues Clin Neurosci 2017; 19(2): 147–158

[16] Robert Koch-Institut (RKI). Gesundheit in Deutschland – die wichtigsten Entwicklungen. Berlin: RKI; 2016

[17] Rogers CR. Die nicht direktive Beratung. München: Kindler; 1972

[18] Rossi F, Gianfranceschi C, Rosetto O. Long distance retrograde effects of botulinum neurotoxin A. J Neurosci 2008; 28(14): 3689–3696

Weiterführende Literatur

[19] Bach HD. Sprechende Gesichter. Tutzing: BIO Ritter; 2003

[20] Bach HD. Äußere Kennzeichen innerer Erkrankungen. Tutzing: BIO Ritter; 2007

[21] Bach HD. Krankheit und Zunge. Tutzing: BIO Ritter; 2008

[22] Bergner TMH. Burnout-Prävention. Stuttgart: Schattauer; 2007

[23] Bergner TMH. Wie geht`s uns denn? Stuttgart: Schattauer; 2009

[24] Bridges L. Gesichtsdiagnose in der chinesischen Medizin. München: Elsevier; 2014

[25] Castrian W. Praxis der Psycho-Physiognomik. Stuttgart: Haug; 2006

[26] Castrian W. Lehrbuch der Psycho-Physiognomik. Stuttgart: Haug; 2010

[27] Dobos G. Mind-Body-Medizin. München: Elsevier; 2011

[28] Droste R. Gesichter sprechen – Das Rezept aus dem Gesicht. Nordhorn: Kattwiga; 2008

[29] Droste R. Gesichter lesen – Praxis der Antlitzdiagnose. Nordhorn: Kattwiga; 2012

[30] Droste R. Die Therapie aus dem Gesicht – Antlitzdiagnose im Kontext von Naturheilkunde und psychosomatischer Medizin. Naturheilpraxis 2013; 66(1): 20–22

[31] Droste R. Zur Bedeutung nonverbaler Kommunikation für Diagnose und Therapie. Naturheilpraxis 2013; 66(1): 69–72

[32] Droste R. Zeichen und Spuren im Gesicht – Antlitzdiagnose und der Therapeut als „Sherlock Holmes". Naturheilpraxis 2014; 67(10): 4–7

[33] Droste R. Grundlagen der Antlitzdiagnose. Nordhorn: Kattwiga; 2016

[34] Ferronato N. Praxis der Pathophysiognomik. Stuttgart: Haug; 2014

[35] Fleck FG. Atlas der Pathophysiognomik. Nordhorn: Kattwiga; 1973

[36] Görlitz G. Körper und Gefühl in der Psychotherapie. Stuttgart: Klett-Cotta; 2008

[37] Grawe K. Psychologische Therapie. Göttingen: Hogrefe; 2000

[38] Guy W. Clinical Global Impressions. Rockville: U.S. Department of Health, Education, and Welfare; 1976

[39] Haiduk V. Gesichtsdiagnose. München: Gräfe & Unzer; 2009

[40] Hautzinger M, Keller F, Kühner C. BDI-II: Beck-Depressions-Inventar. Frankfurt a.M.: Pearson Assessment; 2009

[41] Huter C. Menschenkenntnis, Körperformen und Gesichtsausdruckskunde. Nürnberg: PPV Psycho-Physiognomik; 2009

[42] Jaeggi E. Und wer therapiert die Therapeuten? Stuttgart: Klett-Cotta; 2002

[43] Lindemann G. Augendiagnostik. München: Pflaum; 1997

[44] Markgraf A. Die genetischen Informationen in der visuellen Diagnostik. Bände 1–8. Sulzbach: Energetik Verlag; 1993

[45] Molcho S. Körpersprache. München: Mosaik; 1983

[46] Müller M. Das Gesicht als Spiegel der Gesundheit. Stuttgart: Haug; 2006

[47] Navarro J. Menschen lesen. München: MVG; 2011

[48] Ornish D. Revolution in der Herztherapie. Stuttgart: Kreuz; 2006

[49] Rau C, Rau E. Physiognomik: Was Körper und Gesicht verraten. Stuttgart: Haug; 2016

[50] Schmidbauer W. Wenn Helfer Fehler machen. Reinbeck: Rowohlt; 1999

[51] Seligman MEP. Erlernte Hilflosigkeit. München: Urban & Schwarzenberg; 1979

[52] Tepperwein K. Pathophysiognomik. München: MVG; 2005

[53] Yalom I. Die rote Couch. München: btb; 1998

[54] Yalom I. Der Panama-Hut oder Was einen guten Therapeuten ausmacht. München: btb; 2002

Sachverzeichnis